MANUAL PARA EL CUIDADO DE PERSONAS MAYORES Y DEPENDIENTES

TÉCNICAS DE HIGIENE, MOVILIZACIÓN, ALIMENTACIÓN Y CUIDADOS

MANUAL PARA EL CUIDADO DE PERSONAS MAYORES Y DEPENDIENTES

TÉCNICAS DE HIGIENE, MOVILIZACIÓN, ALIMENTACIÓN Y CUIDADOS

BEATRIZ CORONADO GARCÍA

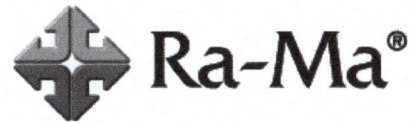

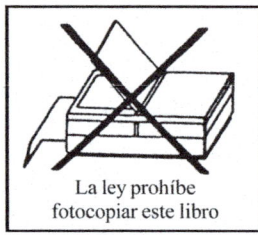

La ley prohíbe
fotocopiar este libro

Manual para el cuidado de personas mayores y dependientes
Thema: MBPN Asistencia domiciliaria / Residencias de personas mayores / Residencias
Bisac: FAM017000
© Beatriz Coronado García
© De la edición: Ra-Ma 2025

Editado por:
RA-MA Editorial
Calle Jarama, 3A, Polígono Industrial Igarsa
28860 PARACUELLOS DE JARAMA, Madrid
Teléfono: 91 658 42 80
Fax: 91 662 81 39
Correo electrónico: info@grupoeditorialrama.com
Internet: www.ra-ma.es y www.ra-ma.com
ISBN impreso: 979-13-8776-426-5
ISBN ePub: 979-13-87764-27-2
Depósito legal:M-10360-2025
Maquetación: Antonio García Tomé
Diseño de portada: Antonio García Tomé
Filmación e impresión: Safekat
Impreso en España en mayo de 2025

Índice

Acerca de la autora

Beatriz Coronado García

Máster en Prevención de Riesgos Laborales (3 especialidades) por la Universidad Francisco de Vitoria (2020-2021). Intensivo de experto en desarrollo de aplicaciones web por la Universidad San Jorge–SEAS (2021-2022). Grado en Sociología por la Universidad Rey Juan Carlos (2013-2017).

Profesional autónoma especializada en la gestión de proyectos editoriales y desarrollo de contenido formativo, con experiencia en tecnologías educativas y desarrollo web. Actualmente, trabaja con varias editoriales. Tiene experiencia en la utilización de diversas IA en el entorno laboral: ChatGPT 4.0, Copilot, Perplexity, Gemini y Midjourney, así como en el manejo de Microsoft 365 Business Standard. Además, cuenta con amplios conocimientos en lenguajes de programación como HTML5, CSS3 y JavaScript, y en sistemas de gestión de contenidos como WordPress.

Contacto

Introducción

El cuidado de personas mayores y dependientes en domicilios o instituciones requiere una atención integral, que combine sensibilidad, conocimientos técnicos y un profundo compromiso ético. Este manual se ha diseñado como una guía práctica y completa para que cualquier persona, incluso sin conocimientos sociosanitarios, pueda mejorar la calidad de vida de las personas mayores o dependientes mediante intervenciones eficaces, dignas y respetuosas.

La atención sociosanitaria no se limita a la ejecución de tareas cotidianas, como la higiene personal o la alimentación. Va mucho más allá: implica reconocer las necesidades especiales de cada persona, aplicar cuidados sanitarios adecuados, colaborar en su movilización, intervenir en situaciones de urgencia y garantizar en todo momento un entorno seguro y confortable. Este enfoque integral contempla también el acompañamiento emocional y la adaptación a contextos diversos, como la ausencia de red familiar o la convivencia con enfermedades crónicas o degenerativas.

En estas páginas encontrarás un recorrido estructurado por los procedimientos esenciales: desde las técnicas higiénico-sanitarias, la prevención de úlceras por presión, la recogida de excretas o la limpieza del entorno, hasta los cuidados sanitarios básicos, la observación del estado general del usuario, la administración de primeros auxilios y el trabajo en equipo multidisciplinar.

Además, se abordan los aspectos fundamentales que ayudan a humanizar la intervención profesional: la empatía, la comunicación efectiva y el respeto por la autonomía de cada persona, adaptando las actuaciones al grado de dependencia y al estado de salud de cada usuario.

Este manual combina teoría y práctica: cada capítulo incluye explicaciones claras, esquemas visuales, casos reales, notas informativas y actividades de reflexión que permiten trasladar los contenidos al día a día. Se trata de una herramienta útil tanto para quienes se están formando como para quienes ya ejercen de cuidadores y se desean actualizar o reforzar sus conocimientos.

Con este enfoque integral, buscamos contribuir a una atención sociosanitaria más profesional, humana y de calidad, que potencie el bienestar, la seguridad y la dignidad de las personas más vulnerables de nuestra sociedad.

PARTE I

ATENCIÓN HIGIÉNICO-ALIMENTARIA

1

Realización de la higiene y aseo de la persona dependiente y de su entorno

El mantenimiento de la **higiene personal** es una necesidad básica que incide directamente en la **salud, el bienestar y la dignidad** de las personas dependientes. En el ámbito institucional, donde los usuarios pueden presentar distintos grados de dependencia, la higiene, además de tener un valor funcional, influye en su autoestima y calidad de vida.

Las prácticas de higiene personal incluyen actividades como el **baño, el aseo bucal, el cuidado del cabello y uñas, y la higiene íntima**. Estas actividades deben adaptarse a las condiciones físicas y cognitivas del usuario, empleando **técnicas específicas y productos adecuados** para cada situación. Además, la higiene no se limita al cuerpo, sino que también abarca el **mantenimiento del entorno**, lo que implica garantizar espacios limpios y ordenados para evitar infecciones y mejorar la comodidad de los usuarios.

El aseo y la higiene de la persona dependiente deben contemplar los siguientes aspectos esenciales:

▼ **Individualización del cuidado:**

Cada usuario tiene necesidades específicas en función de su estado de salud, nivel de movilidad y preferencias personales.

▼ **Respeto por la dignidad y privacidad:**

La intervención debe realizarse de manera cuidadosa, asegurando que el usuario se sienta cómodo y protegido.

▼ **Prevención de infecciones:**

El uso de guantes, desinfectantes y técnicas adecuadas minimiza el riesgo de contagio.

▼ **Observación de la piel y otras estructuras corporales:**

Durante el aseo, es fundamental detectar signos de lesiones, enrojecimiento o cambios en la piel que puedan indicar problemas de salud.

▼ **Apoyo emocional y social:**

Para algunos usuarios, el momento del aseo puede generar incomodidad o vergüenza. La empatía y el trato respetuoso favorecen una experiencia positiva.

El entorno de la persona dependiente también debe mantenerse en **óptimas condiciones higiénico-sanitarias**. Se debe garantizar un espacio limpio, bien ventilado y adaptado a las necesidades del usuario, evitando la acumulación de suciedad y la proliferación de microorganismos.

1.1 PRINCIPIOS ANATOMOFISIOLÓGICOS DEL ÓRGANO CUTÁNEO Y FUNDAMENTOS DE HIGIENE CORPORAL. PATOLOGÍA MÁS FRECUENTE

El **órgano cutáneo**, compuesto por la piel y sus anexos (uñas, pelo y glándulas sudoríparas y sebáceas), es la barrera de protección primaria del organismo frente a agresiones externas. Su estructura y funciones son fundamentales para el mantenimiento de la homeostasis y la prevención de infecciones.

Las principales **características** de la piel incluyen:

▼ **Protección:**

Actúa como barrera frente a microorganismos, sustancias químicas y radiación ultravioleta.

▼ **Termorregulación:**

Regula la temperatura corporal mediante la sudoración y la dilatación o contracción de los vasos sanguíneos.

▼ **Sensibilidad:**

Contiene terminaciones nerviosas que permiten la percepción del tacto, temperatura y dolor.

▼ **Síntesis de vitamina D:**

▼ Facilita la producción de esta vitamina esencial para la absorción de calcio.

La piel se compone de tres capas principales:

1. **Epidermis:**

Es la capa más externa, formada por células epiteliales que se renuevan constantemente. Contiene melanocitos, responsables de la pigmentación.

2. **Dermis:**

Es la capa intermedia, donde se localizan los vasos sanguíneos, glándulas sudoríparas y sebáceas, y los folículos pilosos.

3. **Hipodermis:**

Capa más profunda, formada por tejido adiposo que proporciona aislamiento térmico y protección mecánica.

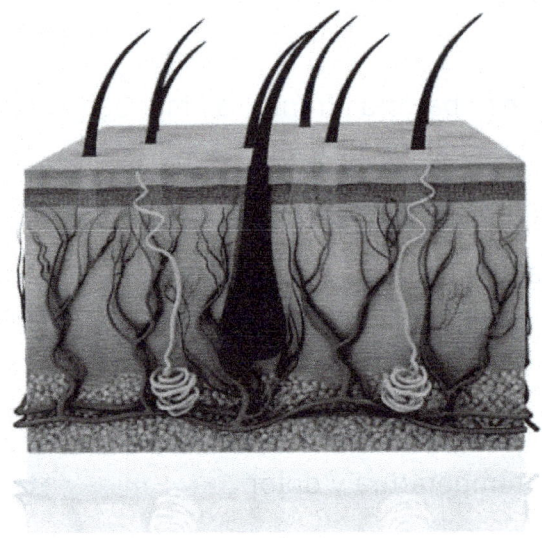

En personas dependientes, especialmente en aquellas con movilidad reducida o enfermedades crónicas, pueden presentarse diversas afecciones cutáneas que requieren atención especializada:

▼ **Úlceras por presión (UPP):**

Se producen por la presión prolongada en zonas del cuerpo en contacto con superficies duras, lo que genera una disminución del flujo sanguíneo y necrosis tisular. Las áreas más afectadas suelen ser los talones, sacro y caderas.

▼ **Dermatitis por incontinencia:**

Provocada por la exposición prolongada a la humedad de la orina o heces, que irrita la piel y favorece la aparición de infecciones.

▼ **Infecciones cutáneas:**

La piel debilitada es propensa a infecciones por hongos (candidiasis), bacterias (celulitis) o virus (herpes zóster).

▼ **Xerosis (piel seca):**

La falta de hidratación provoca descamación y picor, lo que puede derivar en fisuras y riesgo de infecciones.

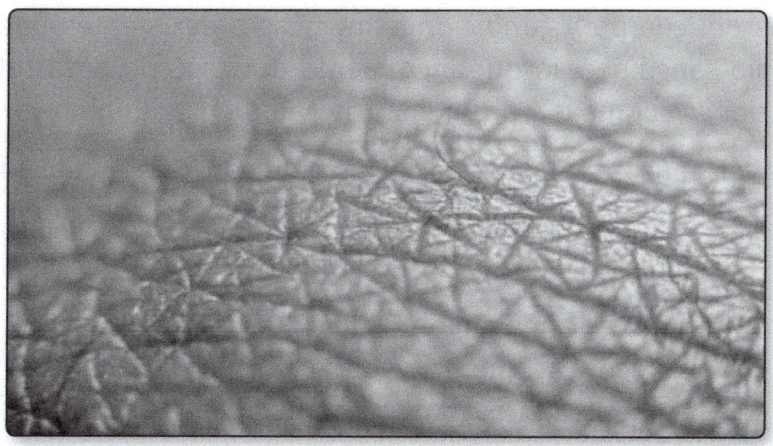

ⓘ NOTA

La piel de las personas mayores es más frágil y susceptible a lesiones. Su grosor disminuye con la edad, lo que hace que se deshidrate con facilidad y pierda elasticidad. Por ello, es fundamental aplicar hidratantes, evitar productos agresivos y minimizar la fricción durante el aseo.

▼ **Hematomas y equimosis:**

En personas con fragilidad capilar, pequeños golpes pueden generar sangrados subcutáneos.

Las afecciones cutáneas en personas dependientes pueden estar influenciadas por diversos factores, como la **desnutrición**, la **deshidratación**, el **uso de ciertos medicamentos** (como corticoides o anticoagulantes), y la **reducción de la circulación sanguínea**. Un déficit en la ingesta de proteínas, vitaminas y minerales esenciales, como el zinc y la vitamina C, puede dificultar la regeneración de la piel y aumentar la susceptibilidad a infecciones y heridas.

Concretamente, la **reducción de la circulación sanguínea** es un problema frecuente en personas **dependientes**, especialmente en aquellas con movilidad reducida, enfermedades crónicas o edad avanzada. La falta de actividad física, la presión prolongada sobre ciertas áreas del cuerpo y condiciones médicas preexistentes pueden afectar el flujo sanguíneo, lo que incrementa el riesgo de desarrollar diversas afecciones cutáneas y problemas de salud en general.

Las causas principales de la disminución de la circulación sanguínea son las siguientes:

1. **Inmovilidad prolongada**:
   La falta de movimiento dificulta la circulación venosa, lo que favorece la acumulación de sangre en las extremidades inferiores y aumenta el riesgo de trombosis venosa profunda.

2. **Presión sostenida en determinadas áreas**:
   En personas encamadas o que permanecen en sillas de ruedas durante largos períodos, la presión constante en puntos específicos (sacro, talones, caderas) puede obstruir el flujo sanguíneo, provocando úlceras por presión y necrosis tisular.

3. **Enfermedades cardiovasculares y metabólicas**:
   Patologías como la diabetes, la insuficiencia venosa crónica y la aterosclerosis contribuyen a una circulación deficiente, reduciendo la llegada de oxígeno y nutrientes a los tejidos.

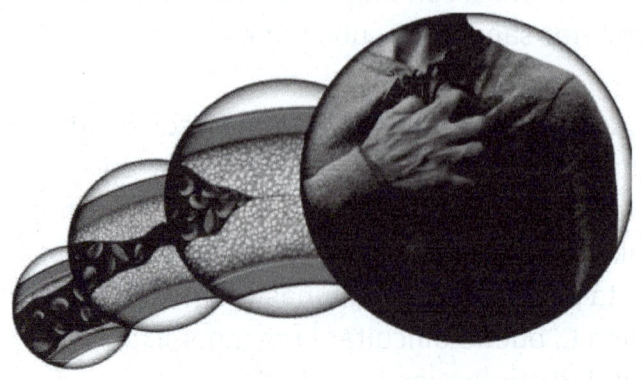

4. **Envejecimiento y fragilidad capilar**:

   Con la edad, los vasos sanguíneos pierden elasticidad, lo que dificulta el transporte eficiente de la sangre y aumenta la predisposición a hematomas y equimosis ante mínimos traumatismos.

5. **Factores nutricionales y deshidratación**:

   Una dieta inadecuada y la falta de líquidos pueden hacer que la sangre se vuelva más espesa y circule con mayor dificultad, además de afectar la regeneración celular.

La mala circulación sanguínea tiene consecuencias en la salud de la piel:

▼ **Úlceras por presión (UPP)**:

Debido a la falta de irrigación, el tejido afectado no recibe oxígeno ni nutrientes suficientes, lo que lleva a la necrosis y formación de úlceras que pueden agravarse si no se tratan adecuadamente.

▼ **Piel seca y frágil**:

La mala circulación reduce la hidratación natural de la piel, lo que provoca **xerosis**, descamación y mayor susceptibilidad a fisuras o infecciones.

▼ **Retención de líquidos e hinchazón (edema)**:

La insuficiencia circulatoria dificulta el drenaje venoso y linfático, lo que genera **edemas**, principalmente en piernas y tobillos, aumentando la sensación de pesadez y riesgo de heridas.

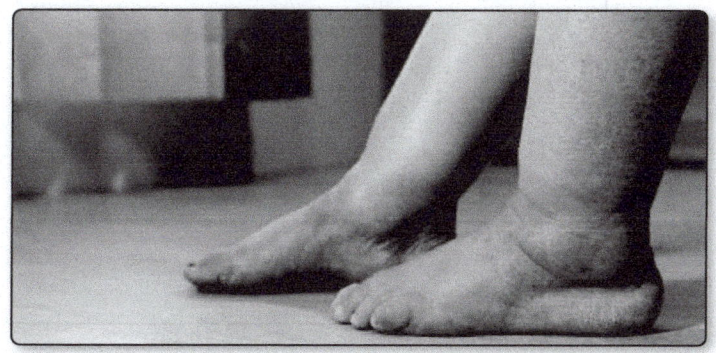

▶ **Cicatrización lenta y riesgo de infecciones**:

La reducción del flujo sanguíneo impide la llegada de células reparadoras a las heridas, retrasando la cicatrización y facilitando la proliferación de microorganismos patógenos.

Las medidas preventivas y cuidados específicos incluyen lo siguiente:

▶ **Movilización frecuente**:

Se recomienda cambiar de posición cada 2 horas en personas encamadas y favorecer la movilidad pasiva o activa según sea posible.

▶ **Uso de medias de compresión**:

Ayudan a mejorar el retorno venoso y a reducir el riesgo de trombosis o edemas en las extremidades.

▶ **Masajes y estimulación circulatoria**:

Masajes suaves y ejercicios de movilización pasiva pueden mejorar la circulación en las zonas afectadas.

▶ **Hidratación y alimentación adecuada**:

Una dieta rica en proteínas, vitaminas C y E, y ácidos grasos esenciales favorece la regeneración de la piel y mejora la circulación.

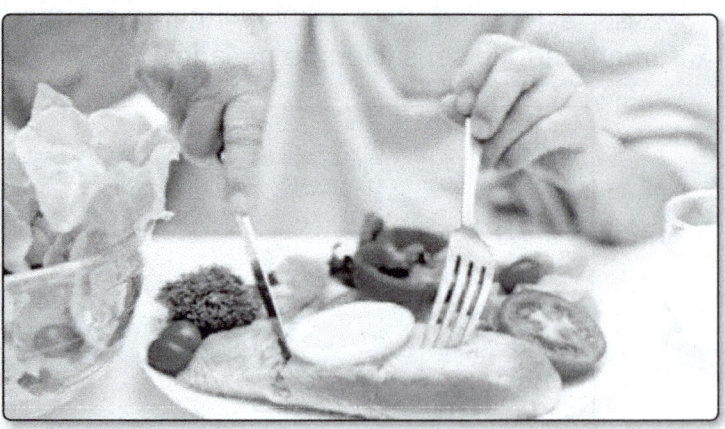

▶ **Uso de dispositivos especializados**:

Colchones antiescaras, cojines especiales y vendajes compresivos pueden aliviar la presión en puntos de riesgo y mejorar la circulación.

Saber más

En el 6.º Estudio Nacional del GNEAUPP 2022, publicado en la revista Gerokomos, se investigó la prevalencia de lesiones cutáneas relacionadas con la dependencia en residencias de mayores y centros sociosanitarios de España. El estudio abarcó 74 centros, revelando que solo el 9,5% de ellos no tenían residentes con este tipo de lesiones en el momento de la recopilación de datos. La prevalencia global de estas lesiones fue del 9,28%, lo que representa un incremento del 3% en comparación con estudios anteriores.

Es importante destacar que el 85,2% de estas lesiones eran de origen nosocomial, es decir, se originaron en la propia residencia u otra institución residencial, mientras que solo el 10,9% se desarrollaron en los domicilios de los pacientes. Este incremento en la prevalencia subraya la necesidad de implementar estrategias efectivas de prevención y manejo de lesiones cutáneas en entornos residenciales.

Las cifras específicas de prevalencia para cada tipo de lesión fueron:

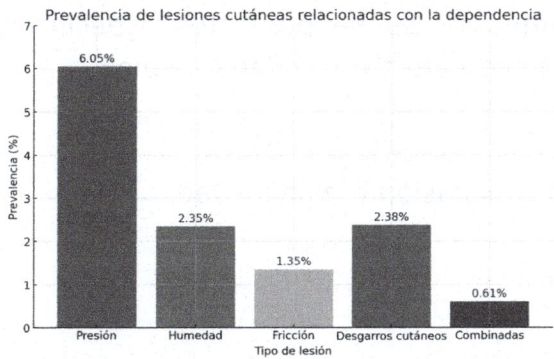

Elaboración propia a partir de datos extraídos de https://scielo.isciii.es/scielo.php?script=sci_arttext&pid=S1134-928X2023000400008

La higiene corporal en personas dependientes implica el cuidado preventivo para evitar complicaciones cutáneas y mejorar su bienestar general. Existen diferentes técnicas de aseo según el grado de movilidad y el estado de salud del usuario:

▸ **Baño en bañera o ducha:**

Recomendado para usuarios con cierto grado de movilidad. Se deben utilizar ayudas técnicas como sillas de baño, barras de sujeción y suelos antideslizantes.

▸ **Baño en la cama:**

Aplicado a usuarios con movilidad reducida o encamados. Se realiza con esponjas impregnadas de agua y jabón, asegurando el secado adecuado para evitar humedad en pliegues corporales.

▸ **Baño de personas con alzhéimer:**

Requiere un enfoque calmado y estructurado, utilizando estímulos positivos para reducir la ansiedad del usuario.

▸ **Cuidado de los pies en personas con diabetes:**

Se debe prestar especial atención a cortes y heridas, ya que la cicatrización es más lenta y existe un mayor riesgo de infecciones.

Por otro lado, el uso de productos específicos es clave para garantizar una limpieza efectiva sin dañar la piel:

▸ **Jabones neutros y sin perfume:**

Reducen la irritación y la sequedad.

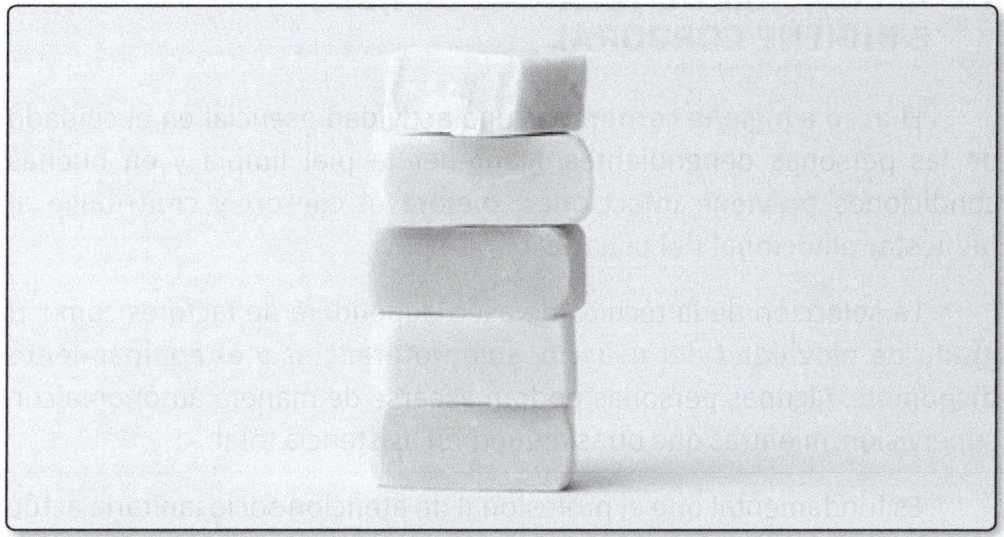

▼ **Emolientes e hidratantes:**

Ayudan a restaurar la barrera cutánea.

▼ **Esponjas suaves:**

Evitan la fricción excesiva.

▼ **Toallas de algodón:**

Facilitan el secado sin generar abrasión.

Ejemplo

María, una residente de 82 años con movilidad reducida, presenta enrojecimiento en la zona sacra debido a la fricción con la ropa de cama.

Se le aplica una crema barrera para proteger la piel, se realizan cambios posturales cada 2 horas y se refuerza la hidratación con cremas específicas. Tras una semana, la piel mejora y no se desarrollan úlceras.

1.2 APLICACIÓN DE TÉCNICAS DE ASEO E HIGIENE CORPORAL

El **aseo e higiene corporal** es una actividad esencial en el cuidado de las personas dependientes. Mantener la piel limpia y en buenas condiciones **previene infecciones, mejora el confort y contribuye al bienestar emocional del usuario.**

La selección de la técnica de aseo dependerá de factores como **el grado de movilidad del usuario, sus preferencias y el equipamiento disponible**. Algunas personas podrán asearse de manera autónoma con supervisión, mientras que otras requerirán asistencia total.

Es fundamental que el profesional de atención sociosanitaria actúe con **respeto, paciencia y delicadeza**, asegurando en todo momento la **dignidad y privacidad** del usuario.

1.2.1 Baño en bañera o ducha

El baño en bañera o ducha es el método de aseo más completo y recomendado para personas que **mantienen cierto grado de movilidad**. Además de garantizar una higiene adecuada, favorece la circulación sanguínea, relaja los músculos y mejora el bienestar general del usuario.

Sin embargo, en el caso de **personas mayores o con movilidad reducida**, pueden existir riesgos asociados, como caídas o sensación de inseguridad. Para minimizar estos riesgos, es imprescindible utilizar **ayudas técnicas y adaptar el espacio**.

Para garantizar la seguridad del usuario durante el baño, se deben seguir las siguientes recomendaciones:

▼ **Instalar barras de apoyo y asideros** para facilitar la movilidad.

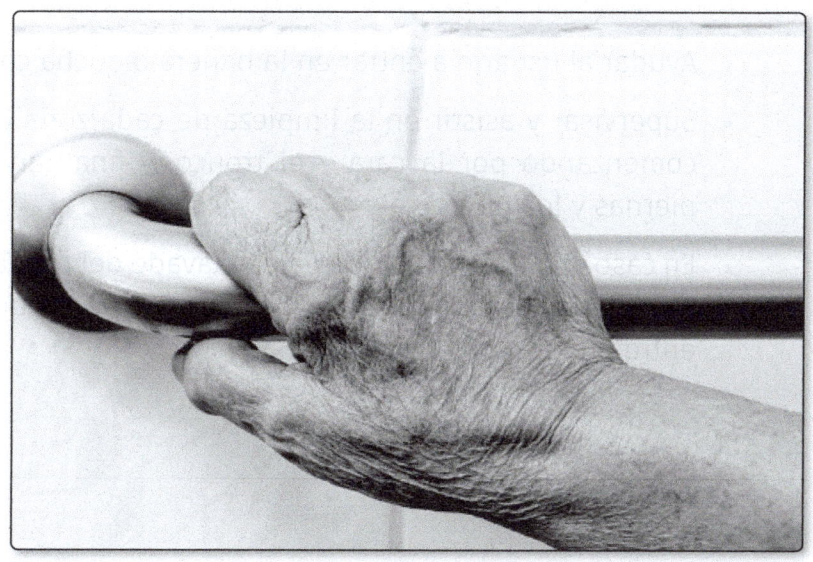

▶ **Utilizar sillas o bancos de ducha** en caso de que el usuario no pueda permanecer de pie durante todo el proceso.

▶ **Asegurar la accesibilidad del baño**, retirando obstáculos y colocando alfombrillas antideslizantes.

▶ **Regular la temperatura del agua** (aproximadamente 37 °C) para evitar quemaduras o sensaciones de frío.

▶ **Acompañar y supervisar** en todo momento al usuario, asegurándose de que pueda entrar y salir de la bañera o ducha sin riesgo.

El procedimiento del baño en bañera o ducha es el siguiente:

1. **Preparación del espacio y del material:**

   • Comprobar que el agua tenga una temperatura adecuada.

   • Colocar toallas y ropa limpia al alcance.

   • Preparar productos de higiene como gel, champú y esponjas.

2. **Asistencia al usuario:**

- Ayudar al usuario a entrar en la bañera o ducha con cuidado.

- Supervisar y asistir en la limpieza de cada zona del cuerpo, comenzando por la cara y el tronco, y finalizando con las piernas y los pies.

- En caso de necesitar ayuda para el lavado del cabello, inclinar la cabeza suavemente hacia atrás para evitar que el agua entre en los ojos.

3. **Finalización del baño:**

- Enjuagar completamente el jabón y el champú para evitar irritaciones.

- Secar la piel con toallas suaves, prestando especial atención a los pliegues cutáneos.

- Aplicar crema hidratante si es necesario y vestir al usuario con ropa limpia y cómoda.

ⓘ NOTA

El baño en bañera o ducha debe adaptarse a las necesidades de cada usuario. Algunas personas pueden necesitar asistencia parcial, mientras que otras requerirán ayuda total. Es importante respetar la autonomía del usuario en la medida de lo posible, fomentando su independencia.

1.2.2 Baño en la cama

El **baño en la cama** es una técnica utilizada cuando el usuario **no puede trasladarse al baño** debido a su estado de salud, discapacidad o grado de dependencia. Aunque no proporciona la misma sensación de frescura que un baño en bañera o ducha, permite mantener una higiene adecuada, evitando problemas cutáneos y aumentando la comodidad del usuario.

El material necesario es el siguiente:

- Palangana con agua tibia (37 °C aprox.).
- Esponjas o toallitas húmedas.
- Jabón neutro e hidratante.
- Toallas y paños de secado.
- Ropa limpia y pañales absorbentes si fueran necesarios.

Por otro lado, el procedimiento del baño en la cama consiste en:

1. **Preparación del espacio:**

   - Colocar una toalla grande bajo el usuario para proteger la cama.

   - Asegurar una temperatura ambiente agradable para evitar que el usuario sienta frío.

2. **Limpieza por zonas (de arriba hacia abajo):**

   - **Cara y cuello:**

     Utilizar una esponja limpia sin jabón.

   - **Brazos y manos:**

     Lavar con jabón y aclarar con una esponja humedecida.

   - **Tórax y abdomen:**

     Asegurar que el usuario esté cómodo y tapar con una toalla las zonas que no se están lavando.

   - **Piernas y pies:**

     Seguir el mismo procedimiento que en los brazos.

   - **Zona íntima:**

     En caso de incontinencia, limpiar cuidadosamente la zona perineal, siempre de adelante hacia atrás en mujeres para evitar infecciones.

   - **Finalización:**

     Secar cada zona con toallas suaves.

     Aplicar crema hidratante si es necesario.

     Cambiar la ropa de cama si se ha mojado y colocar al usuario en una postura cómoda.

Ejemplo

Manuel, de 85 años, sufre una fractura de cadera y no puede moverse de la cama.

Se le realiza un baño en la cama cada mañana con ayuda de dos cuidadores, asegurando una limpieza adecuada y aplicando crema hidratante en las zonas de apoyo para prevenir úlceras por presión.

1.2.3 Baño de personas con alzhéimer

El **baño en personas con alzhéimer** requiere una atención especial, ya que pueden experimentar miedo, confusión o resistencia ante esta rutina diaria. Es fundamental adaptar el procedimiento para que sea una experiencia lo menos estresante posible.

Algunas recomendaciones generales son:

▼ **Establecer una rutina:**

Realizar el aseo siempre a la misma hora y en un ambiente tranquilo.

▼ **Hablar con calma:**

Explicar cada paso de forma clara y pausada.

▼ **Respetar la autonomía:**

Permitir que la persona participe en la medida de sus capacidades.

▼ **Evitar estímulos excesivos:**

Reducir ruidos y mantener el baño a una temperatura agradable.

El procedimiento adaptado consiste en lo siguiente:

1. **Preparación:**

   - Ajustar la temperatura del baño antes de llevar al usuario.

   - Tener la ropa y toallas listas para minimizar el tiempo de espera.

2. **Acompañamiento durante el baño:**

   - Permitir que el usuario toque el agua antes de comenzar, para que se sienta seguro.

   - Evitar rociar agua directamente sobre la cara, ya que puede provocar ansiedad.

   - Utilizar gestos suaves y hablar con tono tranquilizador.

3. **Finalización:**

   - Secar al usuario con suavidad, asegurando que no quede humedad en pliegues cutáneos.

   - Aplicar crema hidratante si es necesario.

   - Vestirlo con ropa cómoda y asegurarse de que se siente tranquilo después del baño.

ⓘ NOTA

Las personas con alzhéimer pueden rechazar el baño por miedo o desorientación. En estos casos, se recomienda utilizar técnicas como el baño con esponja o fragmentar la higiene en varias partes del día para evitar estrés.

1.2.4 Cuidado de los pies de personas con diabetes

Las personas con **diabetes** requieren un **cuidado especial de los pies** debido a que pueden sufrir **neuropatía diabética** (pérdida de sensibilidad en los nervios) y problemas circulatorios. Estas condiciones aumentan el riesgo de **úlceras, infecciones y amputaciones**, por lo que es fundamental establecer **una rutina de higiene y revisión diaria**.

Las pautas para el cuidado de los pies en personas diabéticas son las siguientes:

1. **Higiene diaria:**

   Lavar los pies **con agua tibia y jabón neutro**, evitando temperaturas extremas.

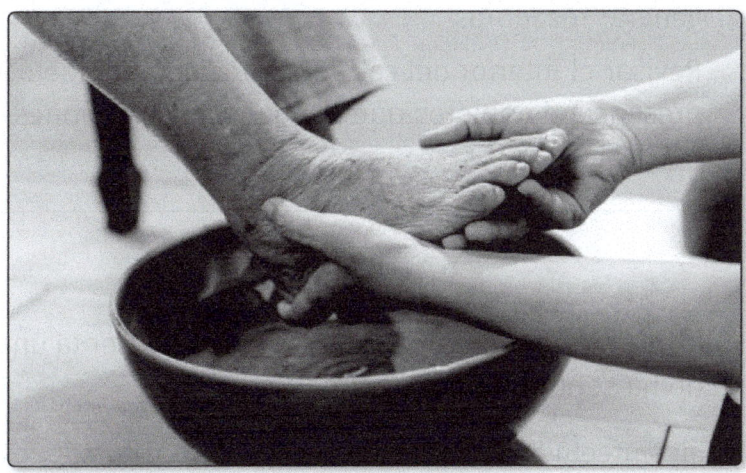

   Secar **suavemente** con una toalla, prestando especial atención a los espacios entre los dedos para evitar la humedad.

2. **Hidratación y prevención de grietas:**

   Aplicar **crema hidratante**, excepto entre los dedos, para evitar la maceración.

   Evitar productos con alcohol o perfumes, ya que pueden resecar la piel.

3. **Corte de uñas seguro:**

Cortar las uñas **en línea recta**, sin redondear los bordes para prevenir uñas encarnadas.

Si el usuario tiene dificultades para cortarse las uñas, derivar a un podólogo.

4. **Revisión diaria:**

Inspeccionar los pies en busca de heridas, enrojecimiento, ampollas o zonas endurecidas.

En caso de alteraciones, consultar al equipo sanitario.

5. **Elección de calzado adecuado:**

Usar zapatos cómodos, sin costuras internas que puedan generar rozaduras.

Revisar el interior del calzado antes de ponérselo, para evitar la presencia de objetos que puedan causar lesiones.

Ejemplo

Ana, una mujer de 68 años con diabetes, presenta una herida en el pie que no ha sentido debido a la neuropatía.

Se desinfecta la zona, se le coloca un apósito especial y se deriva al podólogo para prevenir complicaciones.

1.2.5 Higiene bucal

El mantenimiento de una **correcta higiene bucal** es esencial para prevenir **caries, infecciones, halitosis y enfermedades periodontales**. En personas dependientes, el deterioro de la salud bucodental puede afectar su capacidad para **ingerir alimentos y comunicarse**.

> **ⓘ NOTA**
>
> En personas con enfermedades neurodegenerativas, como el alzhéimer, el cepillado puede generar rechazo. En estos casos, se pueden emplear cepillos con mango adaptado o toallitas húmedas dentales.

Las pautas generales de higiene bucal en personas dependientes son las siguientes:

1. **Cepillado de dientes y encías:**

   Realizar el cepillado **después de cada comida**, con un cepillo de cerdas suaves y pasta con flúor.

   En personas con movilidad reducida, se puede utilizar un **cepillo eléctrico**.

2. **Limpieza de prótesis dentales:**

   Retirar la prótesis después de cada comida y limpiarla con **jabón neutro y agua templada**.

   Dejar la prótesis en un recipiente con agua durante la noche.

3. **Uso de enjuagues bucales:**

   Enjuagar la boca con soluciones antisépticas recomendadas por el odontólogo.

4. **Hidratación y cuidado de labios:**

   Aplicar **bálsamos hidratantes** para evitar sequedad o grietas en los labios.

5. **Prevención de infecciones:**

   En personas con dificultades para mantener la higiene oral, se pueden usar **gasas humedecidas** para limpiar dientes y encías.

   Realizar **revisiones odontológicas periódicas**.

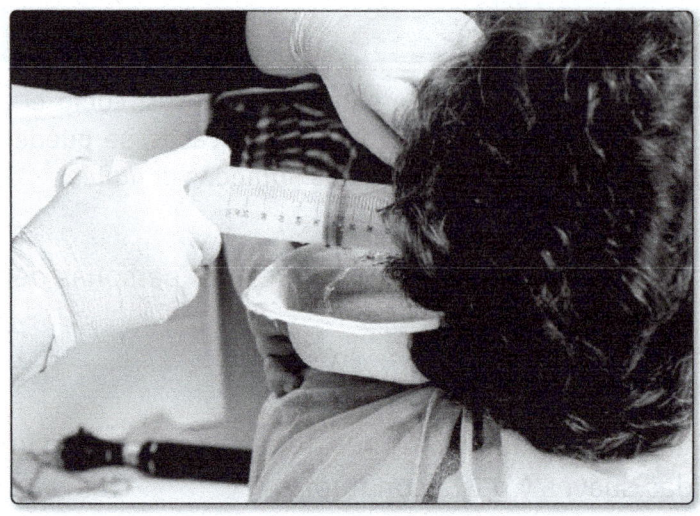

Saber más

El artículo "Enfermedades periodontales y su tratamiento en los pacientes ancianos" destaca la creciente prevalencia de enfermedades periodontales en la población mayor, subrayando la importancia de proporcionar tratamientos periodontales adecuados a este grupo etario. Se señala que la microflora patógena presente en la placa bacteriana es la causante de gingivitis y periodontitis. Además, se menciona que el sistema inmunitario puede sufrir alteraciones propias de la edad, lo que influye en la predisposición a padecer estas enfermedades. Estudios han demostrado que las gingivitis inducidas experimentalmente en sujetos de edad avanzada provocan reacciones inflamatorias más intensas y una mayor acumulación de placa. Sin embargo, el pronóstico del tratamiento periodontal en pacientes mayores es más favorable, ya que en este colectivo la enfermedad suele tener una progresión más lenta. Los estudios clínicos realizados han mostrado que, con citas de revisión periódicas y una buena higiene bucal, los resultados del tratamiento se mantienen estables a largo plazo. En el paciente anciano, el riesgo de reinfección se debe principalmente al abandono de los hábitos de higiene bucal como consecuencia de la pérdida de destreza manual y la disminución de la agudeza visual, y posiblemente también a problemas de movilidad y a un peor estado de salud general, o a un cambio de prioridades.

Enlace al estudio: https://www.elsevier.es/es-revista-quintessence-9-articulo-enfermedades-periodontales-su-tratamiento-los-X0214098511209924

1.2.6 Limpieza de pliegues corporales

Los **pliegues corporales** (axilas, ingles, debajo de los senos, entre los dedos y pliegues abdominales) requieren **una higiene cuidadosa** para prevenir la acumulación de humedad y la proliferación de bacterias y hongos.

La acumulación de sudor y secreciones en estas zonas puede provocar:

Irritación cutánea

La **irritación cutánea** es una respuesta inflamatoria de la piel ante la **fricción constante, el exceso de humedad y la acumulación de secreciones**. En los pliegues del cuerpo, la combinación de calor y sudor crea un ambiente propicio para el enrojecimiento, escozor y sensación de ardor en la piel.

Los factores que favorecen la irritación son los siguientes:

▼ Uso de ropa ajustada o tejidos sintéticos que dificultan la transpiración.

▼ Sudoración excesiva, especialmente en climas cálidos o en personas con sobrepeso.

▼ Contacto prolongado con residuos de jabón o productos de higiene inadecuados.

La irritación cutánea puede provocar una serie de síntomas:

▼ Enrojecimiento localizado.

▼ Sensación de ardor o picor.

▼ Sensibilidad aumentada al roce o contacto con ropa.

Las principales medidas preventivas son:

▼ Mantener la zona seca y limpia.

▼ Usar ropa transpirable de algodón o tejidos naturales.

▼ Aplicar cremas o ungüentos con ingredientes calmantes, como aloe vera o caléndula.

Maceración de la piel (piel blanda y frágil)

La **maceración cutánea** ocurre cuando la piel permanece húmeda durante períodos prolongados, lo que provoca su reblandecimiento y fragilidad. Esto se debe a la retención de sudor, secreciones y la falta de ventilación en los pliegues corporales.

Las consecuencias de la maceración son:

▼ Pérdida de la barrera protectora de la piel, haciéndola más vulnerable a infecciones.

▼ Aparición de fisuras o grietas, que pueden ser dolorosas y tardar en cicatrizar.

▼ Mayor riesgo de irritaciones o dermatitis por contacto.

Existen una serie de factores de riesgo:

▼ Uso de pañales, vendajes o apósitos que mantienen la piel húmeda.

▼ Sudoración excesiva sin una adecuada higiene o ventilación.

▼ Sobrepeso, ya que favorece el contacto constante de los pliegues de la piel.

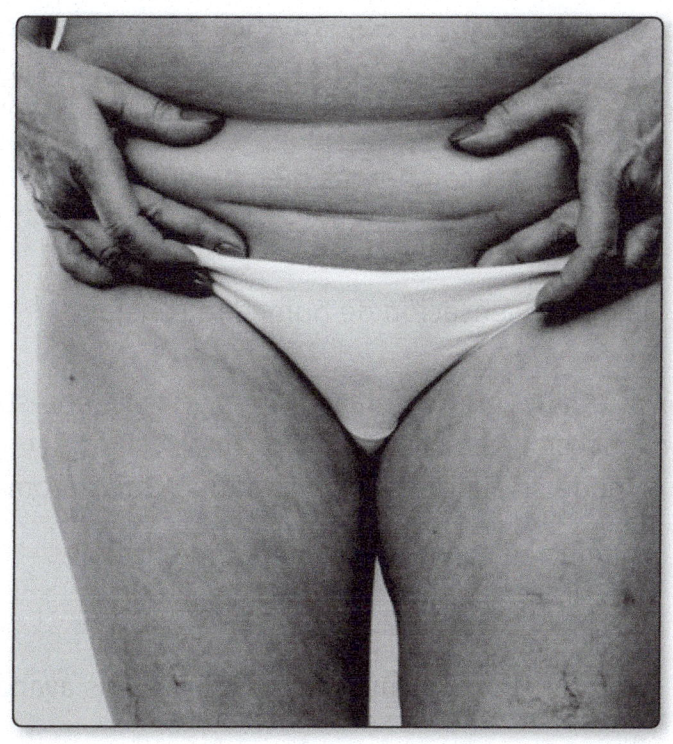

Para evitar la maceración de la piel, podemos tomar una serie de medidas preventivas:

- Secar cuidadosamente la piel después del baño, prestando especial atención a los pliegues.

- Utilizar polvos absorbentes o productos específicos para mantener la piel seca.

- Evitar el uso excesivo de productos con alcohol o perfumes que puedan sensibilizar la piel.

Infecciones fúngicas y bacterianas

Las infecciones en los pliegues cutáneos suelen ser consecuencia de la humedad acumulada, que crea el ambiente ideal para la proliferación de **hongos (candidiasis, tiñas) y bacterias (Staphylococcus, Streptococcus)**.

Las **infecciones por hongos** en los pliegues del cuerpo, como la **candidiasis intertriginosa**, son frecuentes en personas con sobrepeso, diabetes o en quienes sudan en exceso. Sus síntomas son los siguientes:

- Placas rojizas con bordes bien definidos.

- Descamación y picor intenso.

- Mal olor y sensación de humedad constante.

Por otro lado, la proliferación de **bacterias** en estas zonas puede provocar infecciones secundarias, como **celulitis o foliculitis**, que pueden extenderse si no se tratan a tiempo. Sus síntomas son:

- Inflamación con enrojecimiento intenso.

- Dolor o ardor en la zona afectada.

- Posible secreción purulenta en casos más avanzados.

Los factores que favorecen estas infecciones son los siguientes:

▼ Falta de higiene o secado inadecuado.

▼ Uso de ropa húmeda durante largos períodos.

▼ Sistema inmunológico debilitado o presencia de enfermedades crónicas.

Es por ello por lo que para evitar Infecciones fúngicas y bacterianas se deben tomar principalmente estas medidas preventivas:

▼ Mantener la piel limpia y seca en todo momento.

▼ Aplicar cremas antifúngicas o antibacterianas en caso de predisposición a infecciones.

▼ Cambiar la ropa con frecuencia, especialmente después de sudar.

Por último, las **técnicas de limpieza de pliegues corporales** se resumen en las siguientes:

1. **Limpieza con agua y jabón neutro:**

   Lavar suavemente cada pliegue con **esponjas húmedas**.

   No frotar en exceso para evitar irritaciones.

2. **Secado cuidadoso:**

   Utilizar **toallas de algodón** y asegurarse de que la piel queda completamente seca.

   Se recomienda **ventilar la zona antes de vestir al usuario**.

3. **Uso de productos específicos:**

   En caso de **sudoración excesiva**, se pueden aplicar **polvos absorbentes** sin talco.

   Para prevenir infecciones, se pueden usar **cremas barrera** en zonas de fricción.

Ejemplo

Juan, un residente con obesidad, presenta irritación en los pliegues abdominales debido al calor y la humedad.

Se realiza una limpieza cuidadosa con agua y jabón neutro, se seca bien la zona y se aplica crema barrera para prevenir el roce.

1.2.7 Limpieza de zonas de riesgo

Las **zonas de riesgo** incluyen áreas del cuerpo propensas a la formación de úlceras por presión o infecciones, como:

- Zona **sacra** (parte baja de la espalda).
- **Talones**.
- **Codos y caderas** en personas encamadas.
- **Zona perianal** en usuarios incontinentes.

¿Cuáles son los objetivos de la limpieza en zonas de riesgo?

- Evitar **úlceras por presión** en usuarios con movilidad reducida.
- Prevenir **infecciones en personas con incontinencia**.
- Mantener la piel en **óptimas condiciones de hidratación**.

El procedimiento para la limpieza de zonas de riesgo es el siguiente:

1. **Higiene en usuarios incontinentes:**

   - Limpiar **inmediatamente** después de cada episodio de incontinencia.

   - Usar **toallitas húmedas sin alcohol** o agua con jabón neutro.

   - Aplicar **crema protectora** en la zona perianal para evitar la irritación.

2. **Prevención de úlceras por presión:**

- Realizar **cambios posturales** cada 2-3 horas en usuarios encamados.

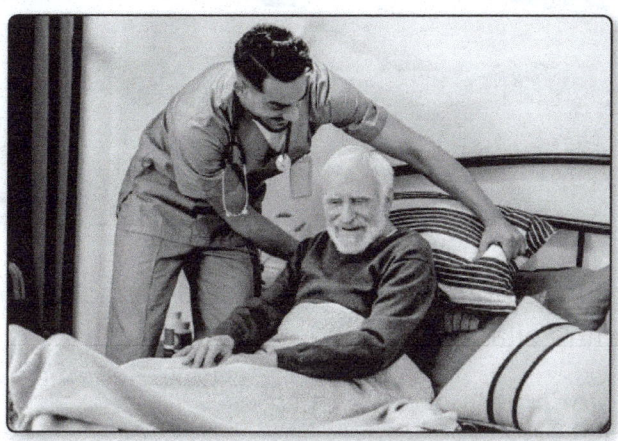

- Hidratar la piel con **cremas emolientes** para evitar la sequedad.

3. **Limpieza de zonas de fricción:**

- En personas con movilidad reducida, vigilar áreas como **codos, rodillas y tobillos**.

- Aplicar **cremas protectoras** en zonas expuestas a presión constante.

ⓘ NOTA

Las úlceras por presión pueden aparecer en menos de 2 horas si no se realizan cambios posturales. La vigilancia constante y el uso de colchones antiescaras reducen el riesgo de su formación.

Por último, en usuarios con **dolor crónico** o en **estado postoperatorio**, las rutinas de aseo pueden generar incomodidad, ansiedad e incluso empeorar su condición si no se realizan de manera adecuada. Es fundamental adoptar estrategias que minimicen el malestar y garanticen un procedimiento seguro y respetuoso.

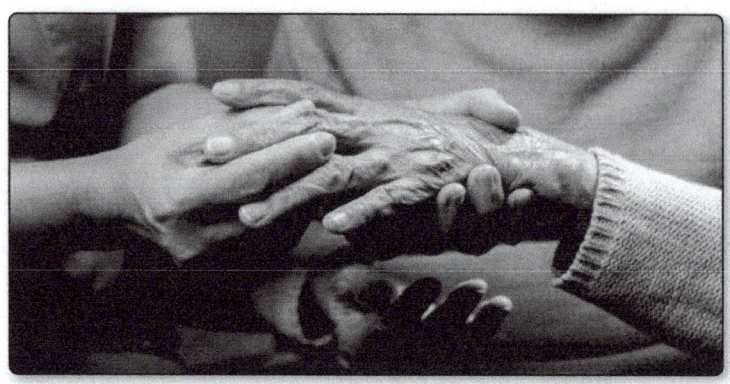

El dolor durante la higiene puede deberse a diversas condiciones médicas, entre ellas:

▸ **Dolor musculoesquelético**:
Pacientes con artritis, osteoporosis, fibromialgia o enfermedades reumáticas pueden experimentar rigidez y sensibilidad extrema en articulaciones y músculos.

▸ **Dolor neuropático**:
Personas con neuropatías diabéticas o lesiones nerviosas pueden sufrir hipersensibilidad o dolor punzante con el más mínimo contacto.

▸ **Dolor postquirúrgico**:
Individuos en recuperación tras cirugías ortopédicas, abdominales o neurológicas pueden presentar dolor agudo que limita su movilidad.

▸ **Úlceras por presión**:
En pacientes encamados, la manipulación inadecuada puede aumentar la presión sobre las zonas afectadas, exacerbando el dolor.

▸ **Heridas o inflamaciones cutáneas**:
Infecciones, erupciones o irritaciones cutáneas pueden hacer que el contacto con agua y productos de aseo resulte doloroso.

Para reducir las molestias durante el aseo de estos usuarios, se deben aplicar una serie de estrategias centradas en la comodidad, la prevención del dolor y la adaptación de las técnicas de higiene:

1. **Evaluación previa del dolor:**
   - Preguntar al usuario sobre su nivel de dolor antes de iniciar la higiene y ajustar la técnica según su estado.
   - Si el dolor es severo, coordinar con el equipo médico la administración de **analgésicos antes del aseo**.

2. **Ambiente confortable:**
   - Regular la **temperatura de la habitación y del agua** (entre 36-38°C) para evitar sensaciones desagradables.
   - Minimizar estímulos que puedan generar ansiedad, como **luces fuertes o ruidos innecesarios**.

3. **Uso de ayudas técnicas:**
   - En usuarios con movilidad reducida, utilizar **grúas o sillas de baño** para evitar movimientos dolorosos.

   Emplear **sábanas deslizantes o cinturones de transferencia** para movilizar al paciente con suavidad.

4. **Adaptación de las técnicas de aseo:**
   - **Higiene sin agua (si es necesario):**
     - En casos de dolor extremo o movilidad reducida, se pueden emplear **toallitas húmedas especiales, espumas sin aclarado o soluciones en spray**.
     - Limpiar por zonas y **secar sin frotar** para evitar irritación.
   - **Baño en cama sin generar presión:**
     - Si es necesario un **baño en cama**, colocar al usuario en una postura que minimice la presión en las zonas dolorosas.

- Utilizar **esponjas suaves** y aplicar agua con un paño en lugar de verterla directamente.

- **Movilización cuidadosa:**

  - Evitar cambios bruscos de postura, movilizando al usuario en **bloque y con apoyo**.

  - Aplicar **masajes suaves** en áreas musculares tensas para aliviar la rigidez antes del aseo.

- **Selección de productos adecuados:**

  - Usar **jabones neutros, hipoalergénicos y sin perfumes** para prevenir irritaciones.

  - Aplicar **emolientes o aceites humectantes** tras el baño para mejorar la hidratación de la piel.

5. **Manejo del dolor durante el aseo bucal:**

- En personas con **úlceras bucales o sensibilidad dental**, utilizar **cepillos de cerdas extra suaves** y enjuagues sin alcohol.

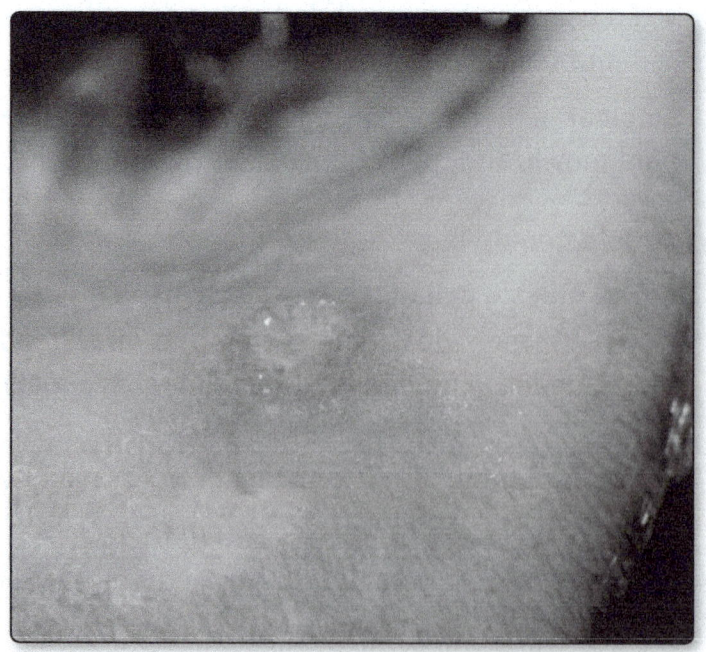

- En casos de **disfagia o dificultad para enjuagar**, emplear gasas humedecidas para limpiar encías y lengua.

Además, es importante tener en cuenta una serie de consideraciones psicológicas y emocionales:

- ▶ Explicar cada paso del procedimiento y permitir que el usuario exprese sus sensaciones.

- ▶ Asegurarle que **su dolor será tomado en cuenta** para generar confianza.

- ▶ Si el usuario puede colaborar, permitirle participar en el aseo dentro de sus posibilidades.

- ▶ Proporcionar **adaptaciones ergonómicas**, como esponjas de mango largo o grifos con sensor.

- ▶ Incluir ejercicios de respiración profunda o musicoterapia para reducir la tensión antes y durante el aseo.

El manejo del dolor en la higiene personal es clave para garantizar el bienestar y la dignidad de los usuarios con condiciones dolorosas. Una higiene adaptada, con técnicas de movilización cuidadosas y productos adecuados, **minimiza el malestar y mejora la calidad de vida** de las personas en situación de dependencia.

Actividad

Imagina que eres un profesional de atención sociosanitaria en una institución. Durante tu jornada laboral, debes enfrentarte a diversas situaciones relacionadas con la higiene y aseo de las personas dependientes. Reflexiona sobre las siguientes preguntas y explica cómo actuarías en cada caso para garantizar el bienestar del usuario.

1. Cuidado de los pies de personas con diabetes

   Un usuario con diabetes tiene las uñas muy largas y piel seca en los pies, pero menciona que no siente molestias. ¿Cómo actuarías ante esta situación para prevenir complicaciones? ¿Qué recomendaciones le darías para el cuidado diario de sus pies?

2. Higiene bucal

   Un residente con movilidad reducida tiene dificultades para cepillarse los dientes y lleva una prótesis dental que no se ha limpiado correctamente. ¿Cómo lo asistirías para garantizar una higiene bucal adecuada? ¿Qué medidas tomarías para que el usuario no sufra infecciones ni molestias en la boca?

3. Limpieza de pliegues corporales

   Al asear a un usuario con obesidad, notas que presenta enrojecimiento e irritación en los pliegues de la piel. ¿Qué pasos seguirías para limpiar correctamente estos pliegues y prevenir infecciones? ¿Qué productos o técnicas adicionales emplearías para mejorar la salud cutánea del usuario?

4. Limpieza de zonas de riesgo

   Durante el aseo de un usuario encamado, observas que tiene enrojecimiento en la zona sacra y en los talones. ¿Cómo procederías para evitar la aparición de úlceras por presión? ¿Qué medidas tomarías para mantener la piel protegida y reducir el riesgo de complicaciones?

5. Adaptación del baño a las necesidades del usuario

   Un residente con alzhéimer muestra resistencia al momento del baño, se siente ansioso y se niega a entrar en la ducha. ¿Qué estrategias utilizarías para tranquilizar al usuario y facilitar el proceso de higiene? ¿Cómo adaptarías el entorno para que el baño sea una experiencia más segura y cómoda?

6. Baño en la cama

   Un usuario con una fractura de cadera debe ser aseado en la cama. ¿Cómo organizarías el procedimiento para garantizar su higiene y comodidad sin causarle molestias? ¿Qué medidas tomarías para proteger su piel y evitar infecciones durante el proceso?

7. Seguridad en el baño en bañera o ducha

   Un usuario con movilidad reducida necesita asistencia para ducharse, pero teme caerse al entrar o salir de la ducha. ¿Qué ayudas técnicas y precauciones utilizarías para garantizar su seguridad? ¿Cómo podrías fomentar su autonomía en el proceso de aseo personal?

Después de responder a las preguntas, reflexiona: ¿Qué habilidades consideras más importantes para atender la higiene de personas dependientes? ¿Cómo puede impactar una correcta higiene en la calidad de vida y bienestar de los usuarios?

1.3 PREVENCIÓN Y TRATAMIENTO DE LAS ÚLCERAS POR PRESIÓN

Las **úlceras por presión (UPP)** son lesiones en la piel y los tejidos subyacentes causadas por una **presión prolongada sobre una zona del cuerpo**, generalmente en personas con movilidad reducida o encamadas. Estas lesiones pueden provocar **dolor, infecciones graves e incluso complicaciones sistémicas**, por lo que su prevención es fundamental en el cuidado de personas dependientes.

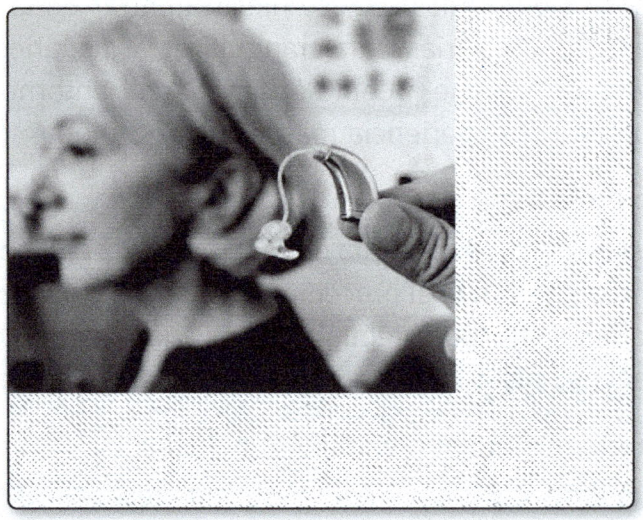

Las zonas más afectadas suelen ser:

- ▼ **Región sacra** (zona baja de la espalda).
- ▼ **Talones**.
- ▼ **Caderas**.
- ▼ **Codos y omóplatos**.
- ▼ **Región occipital** (parte posterior de la cabeza, en personas encamadas).

La prevención y tratamiento de las úlceras por presión **requiere una combinación de higiene adecuada, hidratación de la piel, cambios**

posturales y uso de materiales específicos que reduzcan la presión sobre las áreas vulnerables.

1.3.1 Higiene corporal

La higiene corporal es un pilar fundamental en la **prevención de úlceras por presión (UPP)**, ya que contribuye a mantener la piel en **óptimas condiciones**, evitando la acumulación de humedad y suciedad que pueden favorecer la aparición de lesiones. Para ello, es necesario establecer una rutina de limpieza diaria, adaptada a las necesidades y condiciones de movilidad de cada usuario.

El baño debe realizarse con **agua tibia y jabones neutros**, evitando temperaturas extremas que puedan resecar la piel o generar irritaciones. Es preferible emplear **productos sin perfumes ni alcohol**, ya que pueden alterar el pH natural de la piel y reducir su capacidad de protección frente a agentes externos. Además, se recomienda utilizar **esponjas suaves o toallitas húmedas**, evitando la fricción excesiva, especialmente en zonas vulnerables como los pliegues cutáneos, codos, talones y la zona sacra.

Tras la higiene, es esencial realizar un **secado minucioso y delicado**, asegurándose de que no queden restos de humedad, ya que esta puede provocar **maceración de la piel** y aumentar el riesgo de infecciones. Se debe prestar especial atención a los pliegues corporales, la zona perineal y aquellas áreas donde el usuario apoye su peso durante largos periodos. Para ello, es recomendable utilizar **toallas de algodón**, aplicando suaves presiones en lugar de frotar la piel.

En personas con **incontinencia urinaria o fecal**, la higiene debe reforzarse, asegurando una limpieza inmediata tras cada episodio. El uso de **productos barrera**, como cremas con óxido de zinc, es una medida eficaz para proteger la piel y prevenir irritaciones. Asimismo, la **frecuencia del cambio de pañales o ropa interior absorbente** debe ser suficiente para evitar la acumulación de humedad.

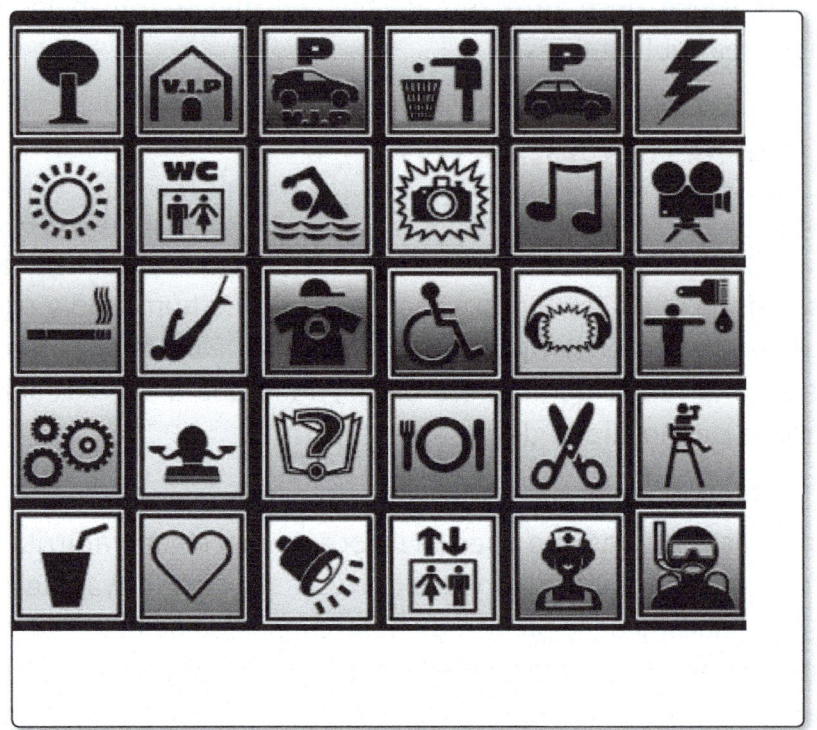

El entorno del usuario también influye en la prevención de úlceras. Es imprescindible que la **ropa y la ropa de cama estén limpias y secas**, y que se evite la acumulación de arrugas o dobleces que puedan generar presión excesiva sobre la piel. El tipo de textil utilizado debe ser **transpirable y libre de costuras prominentes**, de manera que favorezca la comodidad y reduzca el riesgo de fricción.

Además de la higiene corporal, es importante **observar la piel a diario** para identificar cualquier cambio en su coloración, textura o sensibilidad. Las **zonas de enrojecimiento**, la aparición de ampollas o la presencia de piel endurecida pueden ser señales de alerta que indiquen el inicio de una lesión por presión. Una detección temprana permite actuar a tiempo, aplicando medidas preventivas antes de que el problema se agrave.

1.3.2 Protección de la piel

La protección de la piel es un aspecto clave en la prevención de úlceras por presión, ya que ayuda a mantener la **integridad cutánea** y a reducir la vulnerabilidad frente a factores externos como la **presión prolongada, la fricción y la humedad**. Para lograrlo, es necesario combinar **cuidados tópicos**, uso de **materiales especializados** y una adecuada **movilización del usuario**.

El primer paso para proteger la piel es asegurar **una hidratación adecuada**. La piel seca es más propensa a sufrir grietas y fisuras, lo que aumenta el riesgo de infecciones. Se recomienda la aplicación diaria de **cremas emolientes**, especialmente en zonas de apoyo como los talones, codos y la zona sacra. Sin embargo, es importante evitar la acumulación de producto en pliegues cutáneos, ya que podría generar un exceso de humedad y favorecer la proliferación de microorganismos.

El **uso de apósitos y barreras protectoras** es una estrategia fundamental en la prevención y tratamiento de lesiones cutáneas en personas con movilidad reducida o en situación de dependencia. Estas soluciones ayudan a reducir la fricción y la presión en zonas vulnerables, previniendo la aparición de **úlceras por presión, irritaciones y lesiones dérmicas**. Además, contribuyen a mantener un **microambiente óptimo para la regeneración celular**, favoreciendo la cicatrización de heridas existentes y protegiendo la piel de agresiones externas.

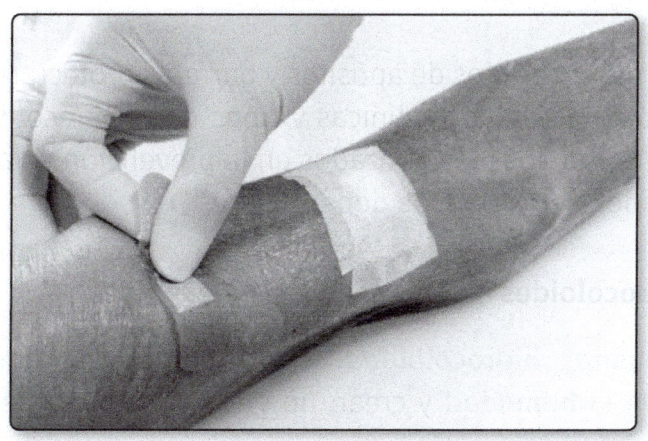

El uso de apósitos y barreras protectoras tiene una serie de beneficios:

▼ **Reducción de la fricción y la presión**:

Actúan como un colchón entre la piel y las superficies de contacto, minimizando el daño provocado por la fricción constante, especialmente en personas encamadas o en sillas de ruedas.

▼ **Mantenimiento de una humedad óptima**:

Evitan la deshidratación de la piel y previenen la maceración, factores clave en la aparición de úlceras y heridas abiertas.

▼ **Aceleración de la regeneración tisular**:

Al crear un entorno protegido y controlado, facilitan la proliferación celular y la reparación del tejido dañado.

▼ **Prevención de infecciones**:

Algunos apósitos contienen propiedades antimicrobianas que reducen la proliferación de bacterias y hongos, disminuyendo el riesgo de complicaciones infecciosas.

▼ **Mayor comodidad para el usuario**:

Disminuyen la sensación de dolor en zonas afectadas y evitan la exposición a agentes irritantes.

Existen diversos tipos de apósitos y barreras protectoras diseñados para diferentes necesidades clínicas y tipos de piel. A continuación, se detallan algunos de los más utilizados en la prevención y tratamiento de lesiones cutáneas en personas dependientes:

Apósitos hidrocoloides

Los **apósitos hidrocoloides** están compuestos por materiales que **absorben la humedad** y crean un gel protector sobre la piel. Son especialmente eficaces en heridas superficiales y en la prevención de úlceras por presión en estadios iniciales. Sus características y beneficios son los siguientes:

- Mantienen un ambiente húmedo que favorece la cicatrización.

- Protegen la piel de la fricción y el roce.

- Son autoadhesivos y se adaptan a diferentes partes del cuerpo.

Suelen aplicarse para:

- Prevención de úlceras en talones y zona sacra.

- Tratamiento de heridas superficiales sin infección.

- Protección de áreas de piel fina y frágil.

Apósitos de silicona

Los **apósitos de silicona** ofrecen una protección suave y adaptable, lo que los hace ideales para **zonas con alta movilidad o en pieles extremadamente frágiles**. Sus características y beneficios son los siguientes:

- Reducen el trauma en la piel al retirarlos.

- Ofrecen un excelente ajuste sin necesidad de adhesivos agresivos.

- Disminuyen la fricción en áreas propensas a lesiones.

Suelen aplicarse para:

- Protección en talones, codos y área sacra.

- Cuidado de pieles envejecidas o con tendencia a hematomas.

- Prevención de úlceras en pacientes con alto riesgo.

Barreras cutáneas protectoras

Las **barreras cutáneas protectoras** incluyen **cremas, películas líquidas y parches especiales** que protegen la piel contra la humedad excesiva, la fricción y los agentes irritantes. Sus características y beneficios son los siguientes:

- Forman una película transpirable que protege la piel de la incontinencia y la humedad.

- Son compatibles con la aplicación de otros apósitos.

- Pueden aplicarse en zonas extensas sin afectar la transpiración de la piel.

Suelen aplicarse para:

- Prevención de la **dermatitis por incontinencia**.

- Protección de la piel en contacto con dispositivos médicos.

- Reducción de la irritación en áreas sometidas a fricción constante.

A continuación, se exponen las principales recomendaciones para la correcta aplicación de apósitos y barreras protectoras:

1. **Evaluar la piel antes de aplicar el apósito:** identificar signos de **enrojecimiento, sequedad, maceración o heridas abiertas**.

2. **Seleccionar el tipo de apósito adecuado:** dependiendo de si la piel está intacta, lesionada o en riesgo de infección, se elige el producto más adecuado.

3. **Limpiar y secar la zona antes de la aplicación:** utilizar soluciones suaves sin alcohol para evitar irritaciones.

4. **Aplicar el apósito sin generar pliegues:** asegurar que la zona esté bien cubierta y evitar que el material se desplace con el movimiento.

5. **Sustituir el apósito según las indicaciones del fabricante:** la frecuencia de cambio varía según el tipo de apósito, pero es importante revisar la piel periódicamente para detectar signos de complicaciones.

Otro aspecto esencial en la protección de la piel es la **movilización del usuario**. Permanecer en una misma posición durante períodos prolongados genera una presión constante sobre ciertas zonas del cuerpo, lo que puede comprometer la circulación sanguínea y provocar necrosis tisular. Para evitarlo, es fundamental realizar **cambios posturales cada dos o tres horas**, adaptándolos a las necesidades individuales del usuario. En el caso de personas encamadas, se recomienda alternar posiciones **decúbito supino, lateral izquierdo y lateral derecho**, utilizando **cojines de posicionamiento** para reducir la presión en áreas específicas.

El uso de **colchones antiescaras** y **cojines especiales** es otra medida efectiva para distribuir la presión y minimizar el riesgo de lesiones cutáneas.

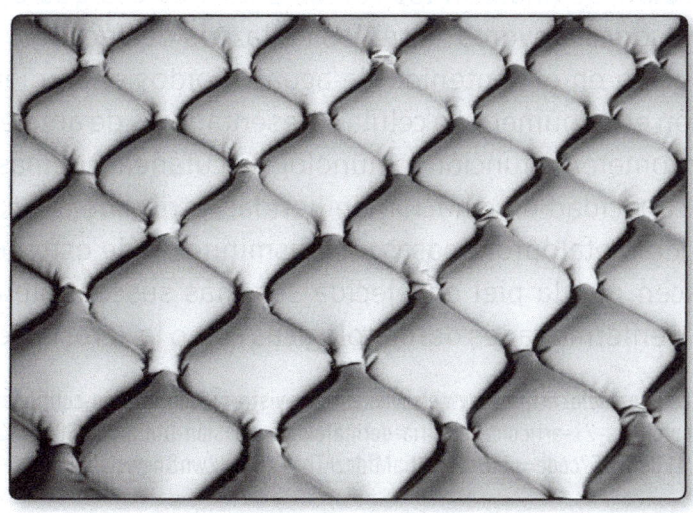

Existen distintos tipos de colchones, como los de **espuma viscoelástica, aire alternante o gel**, que ayudan a aliviar la presión en zonas críticas. Para los usuarios que pasan largos periodos en silla de ruedas, se recomienda el uso de **cojines adaptados**, que eviten la compresión excesiva en la zona glútea y coxis.

Además, es importante que el usuario utilice **ropa cómoda y adecuada**, preferiblemente de **algodón o tejidos transpirables**, que no generen calor ni acumulen humedad. Se debe evitar el uso de prendas ajustadas que puedan comprimir ciertas zonas del cuerpo, así como la presencia de costuras o etiquetas que puedan causar irritación o heridas.

Por último, el equipo de atención debe estar alerta a cualquier **signo de alteración cutánea**, realizando **inspecciones diarias** y documentando cualquier cambio en la piel. La detección temprana de áreas enrojecidas o con cambios en la sensibilidad es clave para implementar estrategias preventivas y evitar la progresión de la lesión.

Saber más

En una revisión publicada en la revista *Piel. Formación continuada en dermatología*, se analizan los cambios fisiológicos que experimenta la piel en personas mayores. Entre los hallazgos destacados, se observa una disminución en el contenido de agua y lípidos en la piel, así como una reducción en el número de células presentadoras de antígenos, lo que puede comprometer la función inmunológica cutánea. Además, se señala una menor capacidad de curación de heridas, atribuida a factores como el aumento de metaloproteinasas y la disminución de estrógenos. Estos cambios hacen que la piel envejecida sea más susceptible a lesiones, infecciones y enfermedades dermatológicas como la xerosis y el prurito.

Enlace al estudio: https://www.elsevier.es/es-revista-piel-formacion-continuada-dermatologia-21-articulo-geriatria-dermatologia-revision-literatura-S02139251 12003206?code=o5SJmH73ItiaMfdczATbNFy1VB8Zwn&newsletter=true

1.3.3 Cambios posturales

Los **cambios posturales** son una de las medidas más efectivas para la **prevención de úlceras por presión (UPP)** en personas con movilidad reducida o encamadas. Permanecer en una misma posición durante un tiempo prolongado genera una **presión constante sobre determinadas zonas del cuerpo**, lo que puede comprometer la circulación sanguínea y provocar necrosis tisular. Al redistribuir periódicamente el peso del usuario, se facilita el flujo sanguíneo y se reduce el riesgo de lesiones cutáneas.

Además de su papel en la prevención de UPP, los cambios posturales contribuyen a **mejorar la comodidad del usuario, reducir la rigidez muscular y prevenir complicaciones respiratorias y digestivas**. La planificación de estas movilizaciones debe realizarse de manera cuidadosa, asegurando que la persona no sufra molestias ni lesiones adicionales durante el proceso.

El protocolo general recomienda realizar **cambios de posición cada 2 o 3 horas** en personas encamadas y cada **hora en usuarios en silla de ruedas**. No obstante, la frecuencia puede ajustarse según las necesidades individuales del usuario, considerando factores como su estado de salud, nivel de movilidad y tolerancia a la presión.

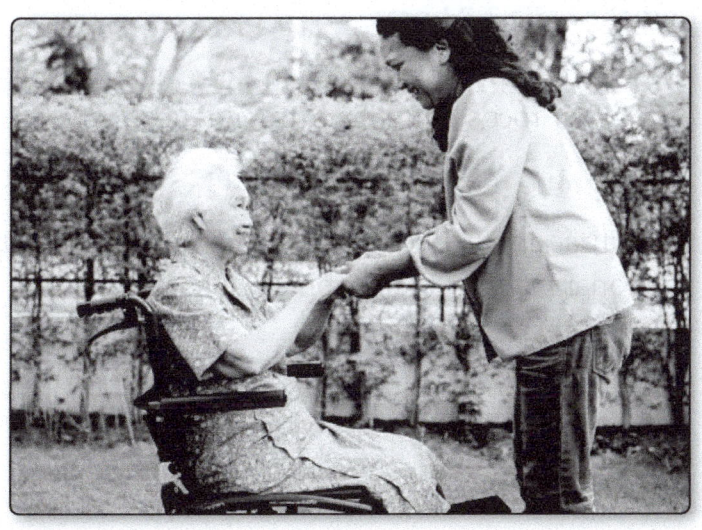

Antes de proceder con la movilización, es fundamental **valorar la condición del usuario y comunicarle la acción que se va a realizar,** para que se sienta seguro y cooperativo en la medida de sus posibilidades. Además, se deben **utilizar técnicas de movilización adecuadas y ayudas técnicas** cuando sea necesario, evitando movimientos bruscos que puedan generar molestias o lesiones.

Existen diversas posiciones que pueden adoptarse durante los cambios posturales, cada una con beneficios específicos según el estado del usuario:

1. **Decúbito supino (boca arriba):**
   - Es la posición más utilizada para el descanso en cama.
   - Se recomienda **colocar almohadas bajo los talones, lumbares y cabeza** para evitar puntos de presión excesiva.
   - No debe mantenerse de forma prolongada, ya que **incrementa el riesgo de úlceras en la zona sacra y los talones**.

2. **Decúbito lateral (izquierdo o derecho):**
   - Permite reducir la presión sobre la espalda y la zona sacra.
   - Se recomienda alternar entre **decúbito lateral izquierdo y derecho cada 2-3 horas**.
   - Es importante colocar **cojines entre las rodillas y tobillos** para evitar roces entre las extremidades.

3. **Decúbito prono (boca abajo):**
   - Se utiliza en algunos casos para mejorar la oxigenación pulmonar y aliviar la presión en la espalda.
   - No es recomendable para personas con problemas respiratorios o dificultad para movilizarse.

4. **Fowler (semiincorporado, 30°–45° de inclinación):**

- Muy utilizada en personas con problemas respiratorios o digestivos.

- Reduce la presión sobre la zona sacra y permite una mejor ventilación pulmonar.

- Se recomienda **evitar una inclinación mayor a 45°** durante largos períodos, ya que puede generar deslizamientos y fricción en la piel.

5. **Sedestación (posición sentado en silla o cama):**

- En usuarios en silla de ruedas, es importante realizar cambios posturales cada **hora**.

- Se recomienda el uso de **cojines antiescaras** para aliviar la presión en la zona glútea.

- Es fundamental mantener una postura **ergonómica**, asegurando el apoyo de la espalda y pies.

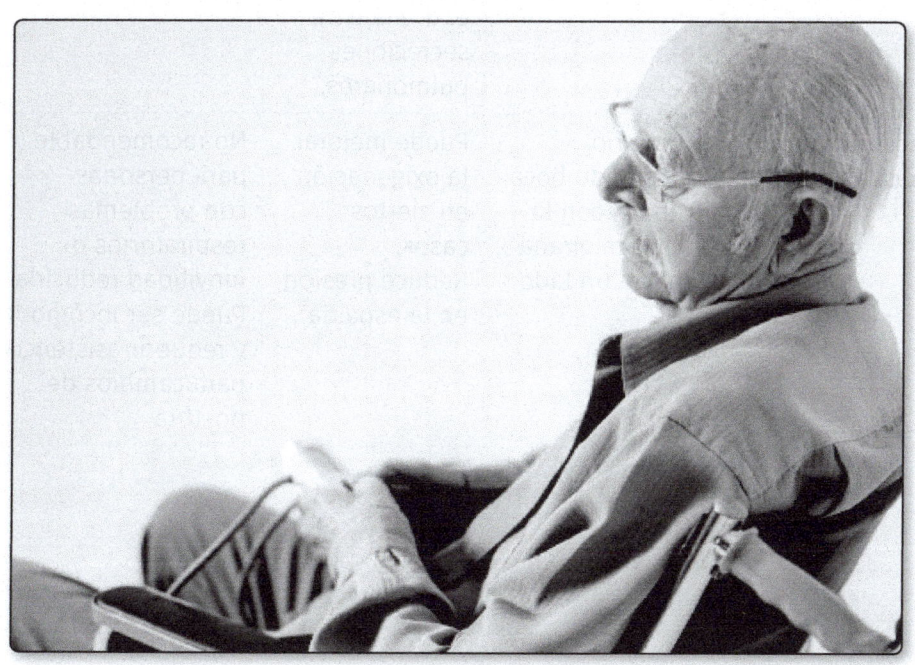

Por lo tanto, la comparación de posiciones durante los cambios posturales se puede resumir de la siguiente manera:

Posición	Descripción	Beneficios	Precauciones
Decúbito supino (boca arriba)	Usuario acostado boca arriba, la más utilizada para el descanso.	Descanso general. Facilita ciertos procedimientos médicos.	Aumenta el riesgo de úlceras en la zona sacra y talones si se mantiene por largos períodos. Requiere almohadas bajo talones, lumbares y cabeza para evitar puntos de presión.
Decúbito lateral (izquierdo o derecho)	Usuario de costado, alternando entre lado derecho e izquierdo.	Reduce presión sobre la espalda y zona sacra. Mejora la circulación y el drenaje de secreciones pulmonares.	Se debe cambiar de lado cada 2-3 horas. Es necesario colocar cojines entre rodillas y tobillos para evitar roces.
Decúbito prono (boca abajo)	Usuario acostado boca abajo, con la cabeza girada hacia un lado.	Puede mejorar la oxigenación en ciertos casos. Reduce presión en la espalda.	No recomendable para personas con problemas respiratorios o movilidad reducida. Puede ser incómoda y requerir asistencia para cambios de postura.

Posición	Descripción	Beneficios	Precauciones
Fowler (semiincorporado, 30°–45°)	Usuario con el respaldo elevado entre 30° y 45°.	Favorece la respiración y ventilación pulmonar. Útil en problemas digestivos y posturas para alimentación.	Evitar inclinaciones mayores a 45° durante largos períodos para prevenir deslizamientos y fricción en la piel.
Sedestación (sentado en silla o cama)	Usuario sentado con espalda apoyada y pies en el suelo o reposapiés.	Mantiene la autonomía y facilita la interacción. Reduce el riesgo de complicaciones por inmovilidad prolongada.	Realizar cambios posturales cada hora si está en silla de ruedas. Uso de cojines antiescaras para aliviar la presión en la zona glútea.

Para realizar un cambio postural de manera segura y efectiva, es fundamental **emplear técnicas adecuadas** que minimicen el esfuerzo del cuidador y eviten molestias en el usuario:

1. **Preparación del espacio y del usuario:**

   Asegurar que la cama esté a **una altura adecuada** para facilitar la movilización.

   Explicar al usuario lo que se va a hacer y solicitar su colaboración si es posible.

   Retirar cualquier obstáculo que pueda dificultar la maniobra.

2. **Uso de ayudas técnicas:**

   En personas con movilidad reducida, pueden utilizarse **sábanas deslizantes o arneses de movilización** para facilitar el cambio postural sin generar fricción en la piel.

Para los usuarios que permanecen en silla de ruedas, se recomienda el uso de **cojines y apoyos laterales**.

3. **Realización del cambio postural:**

   En caso de usuarios encamados, es recomendable **colocar una mano bajo la cadera y otra bajo el hombro**, girando el cuerpo suavemente en bloque.

   Utilizar el **peso del cuerpo del cuidador** para facilitar el movimiento, evitando forzar la espalda.

   Asegurar que el usuario queda en una postura cómoda, alineada y con los puntos de apoyo bien distribuidos.

Los cambios posturales ofrecen múltiples beneficios adicionales:

- **Favorecen la circulación sanguínea**, evitando la compresión prolongada de los vasos sanguíneos.

- **Reducen la rigidez muscular** y previenen la aparición de contracturas.

- **Mejoran la función pulmonar**, facilitando la expansión de los pulmones y reduciendo el riesgo de infecciones respiratorias.

- **Facilitan la digestión y la eliminación de secreciones**, previniendo problemas como el estreñimiento o la aspiración de alimentos.

- **Mejoran el confort y el bienestar emocional del usuario**, evitando el dolor asociado a la inmovilidad prolongada.

Ejemplo

Pedro, un paciente encamado tras una fractura de cadera, no puede moverse por sí solo y presenta enrojecimiento en la zona sacra.

Se establece un protocolo de cambios posturales cada 2 horas, alternando entre decúbito supino y lateral, y se utilizan cojines de posicionamiento para aliviar la presión en la zona afectada. Además, se aplica crema barrera para proteger la piel y se vigila su evolución diariamente.

Los cambios posturales deben combinarse con otros cuidados preventivos, como la **hidratación de la piel, la movilización pasiva de las extremidades y el uso de colchones antiescaras**. Esta combinación reduce significativamente el riesgo de complicaciones en personas con movilidad reducida.

Saber más

El artículo "Prevención de las úlceras por presión y los cambios de postura. Revisión integrativa de la literatura" analiza la efectividad de los cambios posturales en la prevención de úlceras por presión (UPP). Tras revisar 108 estudios, se incluyeron 13 relevantes: 6 ensayos clínicos, 1 estudio de cohortes, 4 revisiones sistemáticas, una revisión histórica y un estudio cualitativo. Los hallazgos indican que no hay evidencia sólida para recomendar cambios posturales cada 2 horas, pero sí se encontró evidencia que apoya cambios cada 4 horas cuando se combinan con superficies de apoyo viscoelásticas. Además, los pacientes en decúbito lateral a 90 grados tienen una tasa casi 4 veces superior de lesiones en comparación con aquellos posicionados a 30 grados.

Enlace al estudio: https://scielo.isciii.es/scielo.php?pid=S1134-928X2018000200092&script=sci_arttext&tlng=pt

1.4 APLICACIÓN DE CUIDADOS DEL USUARIO INCONTINENTE Y COLOSTOMIZADO

El cuidado de las personas con **incontinencia urinaria o fecal** y aquellas con una **colostomía** requiere una atención específica para **preservar su higiene, prevenir infecciones y evitar complicaciones cutáneas**. Estas condiciones pueden generar incomodidad, irritación de la piel y afectar la autoestima del usuario, por lo que es fundamental aplicar cuidados adecuados, respetando siempre su dignidad y privacidad.

La incontinencia puede presentarse de manera **temporal o permanente**, dependiendo de la causa subyacente. En cualquier caso, el mantenimiento de una higiene adecuada es esencial para **evitar irritaciones, infecciones urinarias y úlceras por presión**.

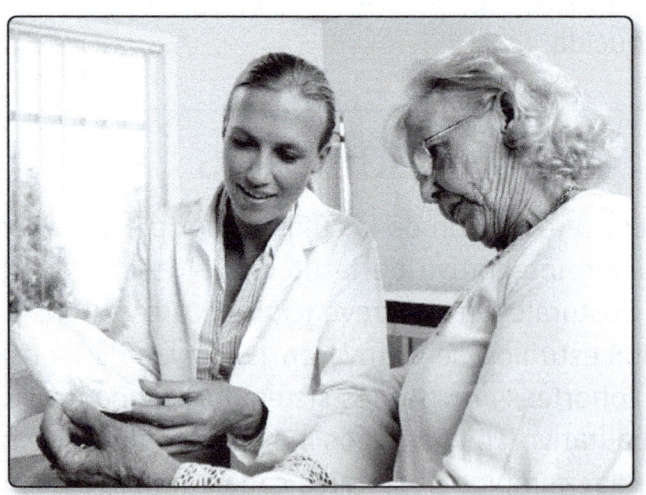

Los cuidados principales incluyen:

▸ **Cambio frecuente de pañales absorbentes** para evitar la acumulación de humedad en la piel. La frecuencia dependerá de la cantidad de excreciones, pero es recomendable revisarlos cada **3-4 horas** o tras cada episodio de incontinencia.

▼ **Higiene perineal después de cada episodio de incontinencia**, utilizando agua tibia y jabón neutro o toallitas especiales sin alcohol. Es importante secar bien la zona para evitar la **maceración cutánea**.

▼ **Aplicación de cremas barrera**, especialmente aquellas con **óxido de zinc**, para proteger la piel y reducir la irritación.

▼ **Uso de ropa y ropa de cama transpirables**, que permitan la ventilación de la piel y reduzcan el riesgo de infecciones por hongos.

En algunos casos, el usuario puede requerir la utilización de **sondas urinarias**. Su manejo debe realizarse con extrema higiene para evitar infecciones del tracto urinario, asegurando que el sistema de drenaje permanezca **limpio y libre de obstrucciones**.

Una **colostomía** es una abertura en el abdomen a través de la cual se expulsa el contenido intestinal cuando el intestino grueso no puede cumplir su función normal. El usuario colostomizado requiere cuidados específicos para el **mantenimiento de la bolsa de colostomía, la higiene de la piel periestomal y la prevención de infecciones**.

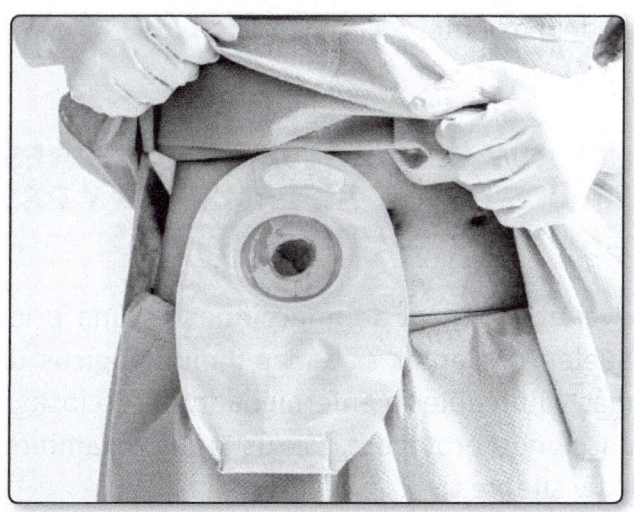

Las pautas básicas para el cuidado de una colostomía incluyen:

▼ **Vaciado de la bolsa de colostomía** cuando esté llena en un tercio de su capacidad para evitar fugas y prevenir olores desagradables.

▼ **Cambio periódico de la bolsa**, asegurando que se realice en un ambiente limpio y con guantes desechables para evitar la contaminación.

▼ **Higiene de la piel alrededor del estoma**, utilizando agua y jabón suave, evitando productos irritantes que puedan causar inflamación o infecciones.

▼ **Uso de protectores cutáneos**, como apósitos de hidrocoloide, para reducir la fricción y mejorar la adherencia de la bolsa.

▼ **Vigilancia de signos de complicaciones**, como enrojecimiento, inflamación o fugas en la bolsa, que pueden indicar la necesidad de ajustes en el cuidado.

El apoyo emocional también es clave, ya que muchos usuarios experimentan **ansiedad o rechazo** hacia la colostomía. La educación sobre su manejo y el refuerzo de su autonomía ayudan a mejorar la calidad de vida del paciente.

1.5 PREVENCIÓN Y CONTROL DE INFECCIONES. PROCEDIMIENTOS DE AISLAMIENTO Y PREVENCIÓN DE ENFERMEDADES TRANSMISIBLES

La **prevención y control de infecciones** es una prioridad, ya que los usuarios suelen presentar **sistemas inmunológicos debilitados**, lo que los hace más vulnerables a enfermedades infecciosas. Un adecuado control de infecciones protege a los usuarios y también al personal sanitario y a los visitantes.

Para reducir el riesgo de transmisión de enfermedades, es fundamental cumplir con una serie de normas higiénico-sanitarias:

▼ **Higiene de manos frecuente**, utilizando agua y jabón o soluciones hidroalcohólicas antes y después de cualquier procedimiento con el usuario.

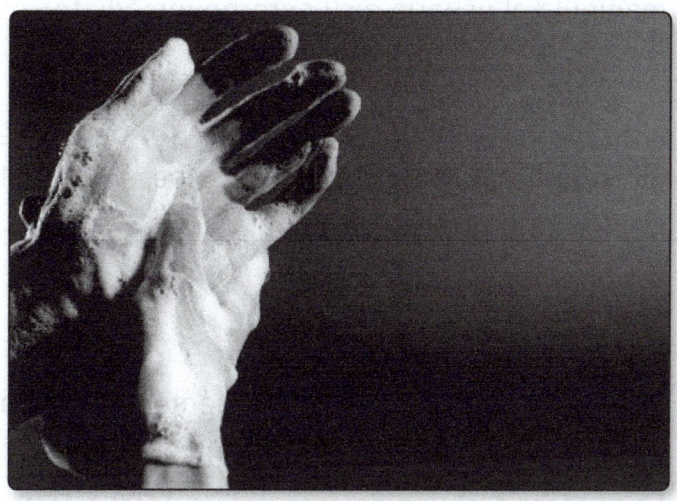

▼ **Uso adecuado de guantes, mascarillas y batas desechables** en situaciones que lo requieran, como la manipulación de fluidos corporales o el contacto con heridas abiertas.

▼ **Desinfección y limpieza regular de superficies y equipos médicos**, evitando la acumulación de microorganismos en objetos de uso común.

▼ **Gestión adecuada de residuos biomédicos**, asegurando que los materiales contaminados se eliminen en contenedores especiales.

Cuando un usuario presenta una **enfermedad infecciosa**, es necesario aplicar **protocolos de aislamiento** para evitar la propagación de agentes patógenos. Existen diferentes tipos de aislamiento según el modo de transmisión de la enfermedad:

1. **Aislamiento de contacto:**

   Se aplica en infecciones que se transmiten por contacto directo, como las infecciones por bacterias multirresistentes o por Clostridium difficile.

   Se requiere el uso de **guantes y batas desechables** cuando se manipula al usuario o su entorno inmediato.

2. **Aislamiento por gotas:**

   Indicado en enfermedades que se transmiten a través de **gotículas respiratorias**, como la gripe, el COVID-19 o la tosferina.

   Es obligatorio el uso de **mascarilla quirúrgica** y, en algunos casos, gafas de protección.

3. **Aislamiento por vía aérea:**

   Se aplica en enfermedades altamente contagiosas por aerosoles, como la tuberculosis o el sarampión.

   Es necesario el uso de **mascarillas FFP2 o FFP3** y el ingreso del usuario en una **habitación con presión negativa**, evitando la circulación del aire contaminado hacia otras áreas.

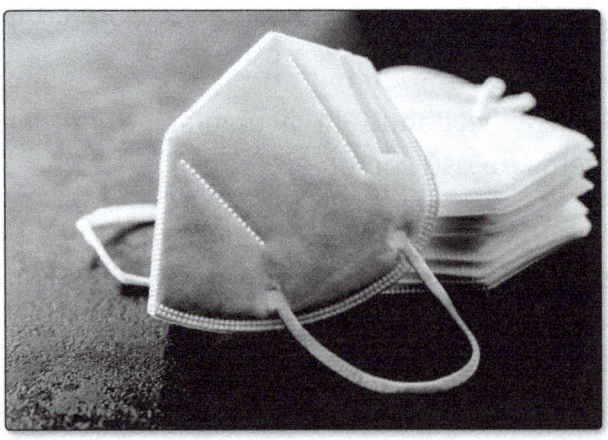

El cumplimiento riguroso de estos protocolos reduce el riesgo de brotes infecciosos.

Saber más

Las infecciones nosocomiales (adquiridas en centros sanitarios) pueden evitarse en gran medida mediante protocolos de higiene estrictos. La Organización Mundial de la Salud (OMS) recomienda el lavado de manos como la medida más efectiva para la prevención de infecciones hospitalarias.

Otro aspecto clave en la prevención de enfermedades infecciosas es la **vacunación del personal y los residentes**. Vacunas como las de la **gripe, neumococo o COVID-19** ayudan a reducir la incidencia de enfermedades respiratorias y sus complicaciones.

Además, la **educación sanitaria** juega un papel fundamental en la concienciación de usuarios, familiares y trabajadores sobre la importancia de la higiene y las medidas de prevención. Charlas informativas, carteles con indicaciones claras y la capacitación continua del personal favorecen el cumplimiento de las normas sanitarias.

Ejemplo

En un centro de mayores se detecta un brote de gripe entre los residentes.

Se establece un aislamiento por gotas, se refuerza la higiene de manos, se administra tratamiento sintomático a los afectados y se recomienda la vacunación a quienes no la hayan recibido. Además, se limita el acceso de visitas para evitar la propagación del virus.

1.6 ASISTENCIA AL USUARIO PARA VESTIRSE

El proceso de **vestirse** es una actividad básica de la vida diaria que contribuye al bienestar físico y emocional de las personas dependientes. En el ámbito institucional, la asistencia para vestirse no solo se enfoca en ayudar al usuario a colocarse la ropa, sino en **fomentar su autonomía** en la medida de lo posible y asegurar su **comodidad, seguridad e higiene**.

Para muchas personas con limitaciones de movilidad o problemas cognitivos, como aquellos con **alzhéimer, parálisis, artritis o hemiplejias**, vestirse puede representar un reto. Por ello, es fundamental que el cuidador emplee **técnicas adecuadas**, brinde apoyo emocional y utilice **ropa y accesorios adaptados** que faciliten el proceso.

Además de cubrir una necesidad funcional, vestirse es un acto de identidad personal. Respetar las **preferencias del usuario en cuanto a colores, texturas y estilos** ayuda a mantener su autoestima y dignidad.

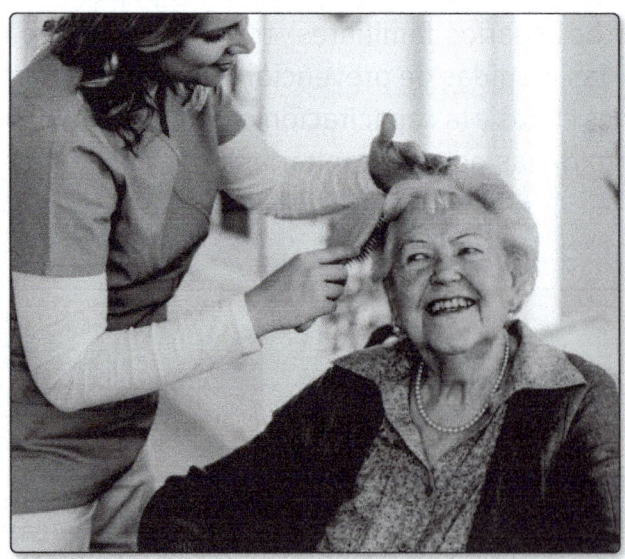

1.6.1 Manejo de la ropa y calzado del usuario

El manejo de la ropa y el calzado del usuario requiere ciertas consideraciones para garantizar su **comodidad, seguridad e higiene**.

La ropa de una persona dependiente debe ser **cómoda, funcional y segura**, evitando prendas que dificulten la movilidad o que puedan causar molestias. Para ello, se recomienda:

- ▸ **Ropa holgada y de tejidos transpirables**, como algodón o fibras suaves, que permitan libertad de movimiento y eviten irritaciones en la piel.

- ▸ **Cierre con velcro o cremalleras en lugar de botones pequeños**, facilitando el proceso de vestirse y desvestirse.

- ▸ **Evitar costuras gruesas o etiquetas que puedan causar rozaduras** en personas con piel sensible.

- ▸ **Ropa con aberturas laterales o elásticas** para facilitar su colocación en personas con movilidad reducida.

En el caso de usuarios encamados, se recomienda el uso de **pijamas o batas de hospital con apertura trasera**, que permiten realizar cambios de ropa con menos esfuerzo y sin generar incomodidad.

Cuando se asiste a una persona a vestirse, es importante seguir un procedimiento que garantice **su seguridad y confort**. Para ello:

1. **Explicar cada paso antes de realizarlo**, asegurando que el usuario comprenda el proceso.

2. **Fomentar la colaboración** en la medida de lo posible, permitiendo que el usuario participe si su estado lo permite.

3. **Vestir primero el lado menos móvil** en caso de que el usuario tenga limitaciones en un lado del cuerpo (por ejemplo, tras un ictus).

4. **Desvestir primero el lado más móvil**, facilitando la maniobra de extracción de la prenda sin generar molestias.

5. **Utilizar movimientos suaves y progresivos**, evitando tirones bruscos que puedan causar dolor o desequilibrio.

6. **Asegurar que la ropa quede bien colocada**, sin arrugas ni pliegues que puedan generar presión en la piel.

En el caso de los usuarios en silla de ruedas, es recomendable utilizar prendas **abiertas por la espalda**, lo que facilita la vestimenta sin necesidad de levantarlos completamente del asiento.

Por otro lado, el **calzado** es un elemento fundamental en la movilidad y el confort del usuario. Para garantizar su seguridad, se deben elegir zapatos con las siguientes características:

- **Suela antideslizante**, para evitar caídas.
- **Cierre con velcro o cordones elásticos**, facilitando su colocación.
- **Plantillas acolchadas y ergonómicas**, que reduzcan la presión en los pies.
- **Material transpirable**, evitando el exceso de humedad y la aparición de infecciones fúngicas.

En personas con problemas circulatorios o diabetes, el calzado debe ser **especialmente cómodo y sin costuras internas**, ya que cualquier roce prolongado puede derivar en **úlceras o heridas difíciles de cicatrizar**.

Ejemplo

María, una usuaria con artritis avanzada en las manos, tiene dificultades para abrochar botones y ponerse los zapatos.

Se le proporciona ropa con cierres de velcro y cremalleras, además de calzado con cordones elásticos y suela antideslizante. Para favorecer su independencia, se le enseña a utilizar una pinza de alcance para vestirse con menor esfuerzo.

1.6.2 Ayudas para su uso, accesorios

Existen diversos **accesorios y ayudas técnicas** diseñados para facilitar el proceso de vestirse en personas con movilidad reducida o con dificultades en la manipulación de objetos pequeños. Estos dispositivos permiten **reducir la dependencia del usuario**, brindándole mayor autonomía y comodidad.

Son los siguientes:

▼ **Bastón o pinza de alcance:**

Herramienta con una pinza en el extremo que permite recoger prendas del suelo o alcanzar ropa colgada sin necesidad de agacharse.

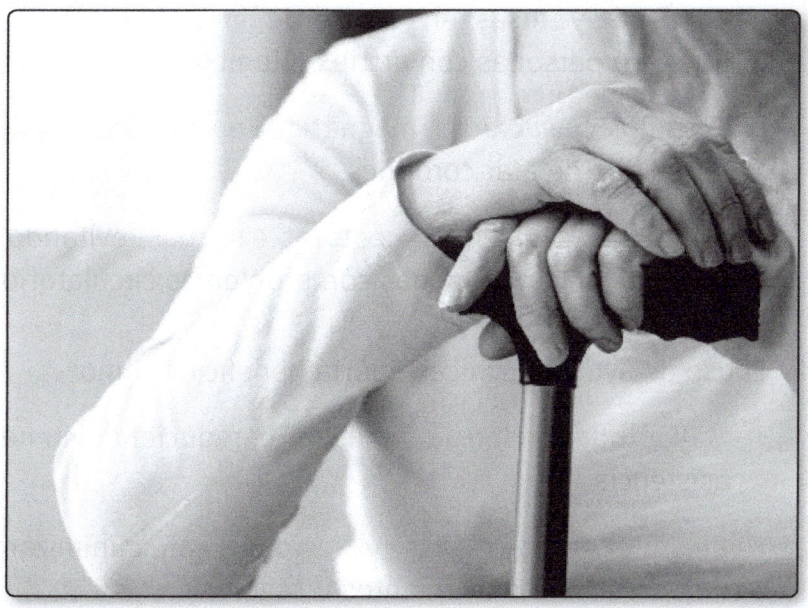

▼ **Abrochabotones y pasacremalleras:**

Dispositivo que ayuda a cerrar botones y subir cremalleras sin necesidad de realizar movimientos finos con los dedos.

▶ **Ganchos para calcetines o medias:**

Permiten colocar calcetines sin tener que agacharse o levantar excesivamente las piernas.

▶ **Bastones o andadores con soporte para vestirse:**

Algunos andadores incluyen soportes que permiten al usuario apoyarse mientras se viste.

Para facilitar el proceso de vestirse, se pueden realizar ciertas modificaciones en la ropa convencional:

▶ **Pantalones con cintura elástica** en lugar de botones o cinturones, que permiten mayor facilidad al subir y bajar la prenda.

▶ **Camisetas y blusas con velcro en lugar de botones**, especialmente útiles en personas con artritis o temblores.

▶ **Calzado con cierre magnético o elástico**, eliminando la necesidad de atar cordones.

▶ **Guantes y medias con costuras externas**, evitando la presión sobre la piel en personas con problemas circulatorios.

El uso de ayudas técnicas aporta beneficios como:

▶ **Mayor independencia del usuario**, reduciendo su necesidad de asistencia.

▶ **Prevención de caídas y lesiones**, al minimizar esfuerzos innecesarios o movimientos inseguros.

▶ **Aumento de la autoestima y bienestar emocional**, al permitir que el usuario mantenga su capacidad para realizar tareas cotidianas.

▶ **Reducción del tiempo y esfuerzo del cuidador**, optimizando la asistencia diaria.

Ejemplo

José, un hombre de 70 años con movilidad reducida en los brazos, tiene dificultades para ponerse los pantalones y los calcetines.

Se le proporciona una pinza de alcance y un gancho para calcetines, además de ropa con cierres laterales de velcro para facilitar el proceso. Tras un período de adaptación, logra vestirse sin ayuda.

El uso de ayudas técnicas mejora significativamente la calidad de vida de las personas dependientes. Existen numerosas adaptaciones disponibles en el mercado, y muchas pueden personalizarse según las necesidades individuales del usuario.

1.7 COLABORACIÓN EN LOS CUIDADOS POSTMORTEM

El **cuidado postmortem** es el conjunto de procedimientos realizados tras el fallecimiento de un usuario en un entorno institucional, con el objetivo de **preservar su dignidad, preparar el cuerpo para su traslado y acompañar a la familia en los primeros momentos del duelo**. Este proceso debe llevarse a cabo con **respeto, profesionalidad y siguiendo los protocolos establecidos** en la institución.

El fallecimiento de una persona en una institución sociosanitaria puede generar un impacto emocional en los profesionales y en otros residentes o pacientes. Por ello, es fundamental actuar con **sensibilidad y empatía**, asegurando que el proceso se realice con la máxima serenidad y discreción.

¿Cuáles son los objetivos de los cuidados postmortem?

▼ Preservar la dignidad y el respeto hacia la persona fallecida.

▼ Evitar el deterioro del cuerpo hasta su recogida por los servicios funerarios.

▼ Facilitar el duelo de los familiares, ofreciendo apoyo en los primeros momentos.

▼ Cumplir con la normativa legal y los protocolos institucionales.

Cuando ocurre un fallecimiento en una institución sanitaria o sociosanitaria, el personal debe seguir una serie de pasos para garantizar un procedimiento adecuado.

En primer lugar, el **médico de la institución** o el profesional autorizado debe confirmar oficialmente la muerte del usuario y expedir el **certificado de defunción**. Una vez realizado este paso, es necesario **informar a los familiares**, siempre con **empatía y sensibilidad**, respondiendo a sus inquietudes y brindando apoyo emocional.

Si el usuario expresó previamente deseos específicos sobre su despedida, estos deben ser respetados en la medida de lo posible, en coordinación con la familia y los servicios funerarios.

Una vez confirmada la defunción, se inicia la **preparación del cuerpo**, también conocida como **amortajamiento**, con el fin de **preservar su dignidad y facilitar su traslado a la funeraria**. Este proceso debe realizarse con **guantes desechables** y siguiendo las medidas de higiene adecuadas.

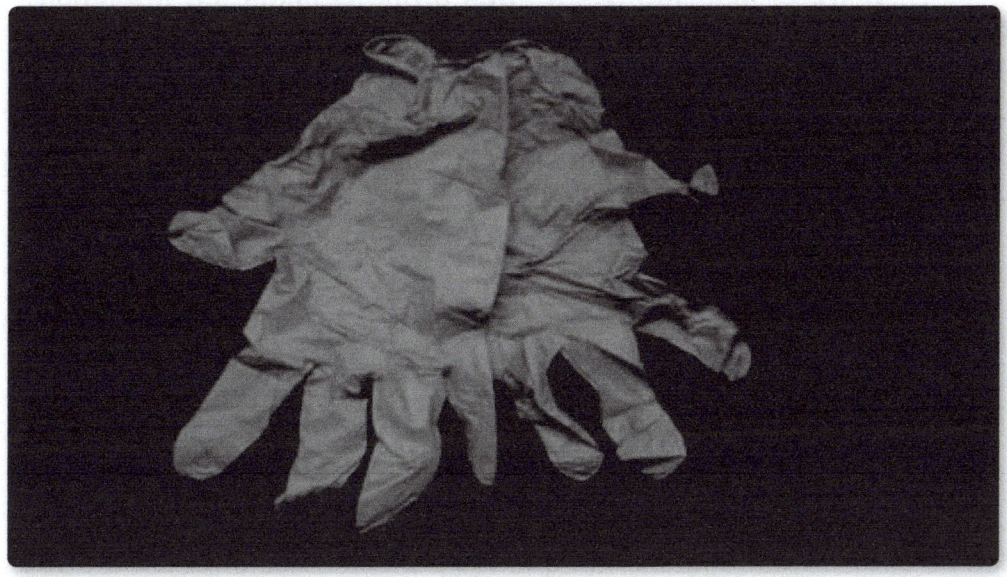

Los pasos principales incluyen:

1. **Colocar el cuerpo en posición supina (boca arriba), con las extremidades alineadas**. Si es necesario, se utilizan almohadas para mantener una postura natural.

2. **Cerrar los ojos suavemente** utilizando un leve masaje en los párpados. Si es necesario, se pueden colocar gasas humedecidas sobre los párpados para evitar que se abran.

3. **Cerrar la boca**, utilizando una toalla enrollada bajo el mentón o una banda de sujeción para evitar que la mandíbula quede abierta.

4. **Limpieza del cuerpo**, asegurándose de que la piel esté en buenas condiciones y eliminando restos de fluidos corporales. En algunos casos, puede ser necesario el uso de apósitos absorbentes.

5. **Vestir al fallecido con la ropa proporcionada por la familia o con la bata de la institución**, según lo establecido. Si la persona tenía deseos específicos sobre su vestimenta, estos deben respetarse.

6. **Colocar una sábana o sudario limpio**, dejando el rostro visible si la familia desea despedirse.

En casos en los que se prevea una espera prolongada hasta la recogida del cuerpo, se recomienda **mantener el ambiente fresco y ventilar la habitación**, evitando factores que aceleren el deterioro del cuerpo.

El fallecimiento de un usuario puede generar un fuerte impacto en su entorno. Es fundamental que los profesionales ofrezcan un **trato respetuoso y cercano** a los familiares, acompañándolos en los primeros momentos del duelo.

¿Cuáles son las pautas de acompañamiento a la familia?

▸ **Brindar un espacio privado** para que los familiares puedan despedirse de su ser querido en tranquilidad.

▸ **Evitar expresiones impersonales o poco sensibles**. Frases como *"sé cómo te sientes"* deben evitarse, ya que cada persona experimenta el duelo de manera diferente.

▸ **Responder a las dudas de los familiares sobre el proceso funerario**, guiándolos en los trámites necesarios.

▸ **Facilitar apoyo emocional**, ofreciendo contacto con profesionales especializados si fuera necesario.

En algunos casos, puede ser útil proporcionar información sobre **grupos de apoyo al duelo** o recursos psicológicos disponibles en la comunidad.

Una vez trasladado el cuerpo, se procede a la **gestión del espacio y los objetos personales del fallecido**:

1. **Limpieza y desinfección de la habitación o área donde ocurrió el fallecimiento**, para garantizar condiciones higiénicas adecuadas.

2. **Entrega de los efectos personales a los familiares**, asegurando un registro detallado de los objetos entregados.

3. **Notificación a otros residentes o compañeros** si es necesario, especialmente si el fallecido compartía espacios comunes con otros usuarios.

En instituciones sociosanitarias, la muerte de un usuario puede afectar emocionalmente a otros residentes. En estos casos, es recomendable proporcionarles **información adaptada a su capacidad cognitiva**, ayudándolos a procesar la pérdida.

El cuidado postmortem debe realizarse con **máximo respeto y confidencialidad**, cumpliendo con los principios de **dignidad y privacidad** del fallecido:

Ejemplo

Los cuidados postmortem varían según la cultura y religión. En algunas tradiciones, el lavado del cuerpo debe ser realizado por familiares o miembros de la comunidad religiosa. Es importante conocer y respetar estas prácticas en el entorno sociosanitario.

▶ **Se deben respetar las creencias y tradiciones religiosas** del usuario y su familia, ajustando los procedimientos en la medida de lo posible.

▶ **Los datos personales y clínicos del usuario fallecido deben mantenerse en estricta confidencialidad**, de acuerdo con la legislación vigente.

▶ **En casos de muerte no natural o sospechosa, es obligatorio notificar a las autoridades** para la realización de una autopsia si fuera necesario.

Cada institución cuenta con **protocolos específicos** para la gestión del fallecimiento, por lo que el personal debe estar debidamente formado en su aplicación.

Ejemplo

Un usuario de 85 años fallece en una residencia tras una enfermedad prolongada. Su familia desea despedirse en la habitación antes del traslado.

Se procede a la preparación del cuerpo con discreción, respetando los protocolos higiénicos y asegurando que el usuario luzca presentable. Se ofrece un espacio privado a la familia para la despedida y se les acompaña en el proceso, proporcionándoles información sobre los trámites necesarios.

2

Mantenimiento del orden y condiciones higiénicas de la habitación del usuario

El mantenimiento de la **higiene y el orden en la habitación** de una persona dependiente es un aspecto fundamental dentro del ámbito institucional, ya que influye directamente en su **bienestar, salud y seguridad**. Un entorno limpio y organizado contribuye a la **prevención de infecciones, mejora la calidad del descanso y favorece un ambiente más agradable para el usuario y sus cuidadores**.

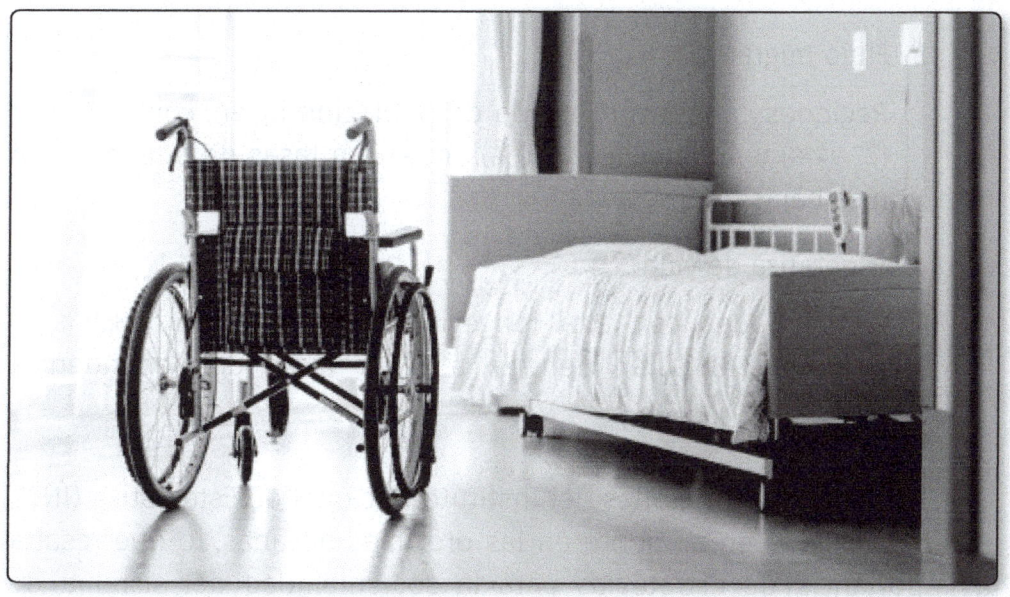

La habitación debe estar adaptada a las necesidades del usuario, garantizando que **los espacios sean accesibles, los objetos estén bien dispuestos y se eviten riesgos de caídas o accidentes**. Asimismo, la limpieza regular y la gestión adecuada de los residuos son esenciales para minimizar la presencia de **microorganismos y alérgenos** que podrían comprometer la salud del usuario.

Saber más

La tasa de dependencia de la población mayor de 64 años es un indicador demográfico que mide la relación entre la población en edad de jubilación y la población en edad de trabajar. Se calcula como el porcentaje de personas mayores de 64 años respecto a la población de 16 a 64 años. Los factores que influyen en la tasa de dependencia son:

- Envejecimiento poblacional:

  Comunidades como Asturias (45,76%) y Castilla y León (43,98%) presentan tasas más altas debido a la baja natalidad y el éxodo de jóvenes.

- Flujo migratorio:

  Regiones con mayor llegada de población joven, como Madrid (27,94%) y Andalucía (28,30%), muestran tasas de dependencia más bajas.

- Esperanza de vida:

  Comunidades con alta longevidad, como Galicia (43,24%) y Cantabria (38,03%), tienden a tener tasas de dependencia elevadas.

Según las proyecciones del Instituto Nacional de Estadística (INE), esta tasa seguirá en aumento en las próximas décadas, lo que resalta la importancia de estrategias para la sostenibilidad del sistema de bienestar en España. En 2024, la tasa de dependencia de la población mayor de 64 años por comunidad autónoma es la siguiente:

	2024
Total Nacional	31,30
01 Andalucía	28,30
02 Aragón	35,24
03 Asturias, Principado de	45,76
04 Balears, Illes	24,26
05 Canarias	25,52
06 Cantabria	38,03
07 Castilla y León	43,98
08 Castilla - La Mancha	30,25
09 Cataluña	29,78
10 Comunitat Valenciana	30,96
11 Extremadura	34,93
12 Galicia	43,24
13 Madrid, Comunidad de	27,94
14 Murcia, Región de	25,13
15 Navarra, Comunidad Foral de	32,46
16 País Vasco	38,01
17 Rioja, La	34,87
18 Ceuta	19,55
19 Melilla	18,48

Fuente: INE (Instituto Nacional de Estadística)

2.1 DISPOSICIÓN Y LIMPIEZA DE LOS EFECTOS PERSONALES DEL USUARIO

El usuario dependiente debe sentirse cómodo en su habitación, por lo que es importante **respetar su espacio y sus pertenencias,** asegurando que todos sus objetos estén organizados de manera funcional y accesible. La disposición de los efectos personales debe facilitar la movilidad del usuario y reducir la posibilidad de accidentes, evitando obstáculos o acumulación innecesaria de elementos.

Cada usuario tiene objetos de uso frecuente que deben estar ubicados en lugares estratégicos para facilitar su acceso. Para lograr una distribución adecuada, se deben seguir algunas pautas:

- **Artículos de uso diario** (gafas, teléfono, agua, pañuelos, controles remotos) deben estar **al alcance del usuario**, generalmente en la mesilla de noche o en una superficie accesible desde la cama.

- **Ropa y calzado** deben estar organizados en el armario, diferenciando las prendas de temporada y evitando la acumulación innecesaria. Se recomienda utilizar **perchas y separadores** para facilitar la selección de prendas.

- **Medicamentos y productos de higiene personal** deben guardarse en un lugar seguro, lejos del calor y la humedad, y en envases correctamente etiquetados para evitar confusiones.

- **Objetos de valor o documentos personales** deben guardarse en un espacio seguro para evitar pérdidas o deterioro.

Es importante realizar revisiones periódicas para **descartar objetos en desuso o que puedan representar un riesgo**, como cables sueltos, muebles inestables o acumulación de ropa innecesaria.

Mantener una limpieza adecuada es esencial para prevenir enfermedades y garantizar un ambiente saludable. En una habitación de un usuario dependiente, la limpieza debe realizarse con mayor frecuencia y de manera más exhaustiva, considerando que las personas con movilidad reducida pueden **acumular más residuos o ser más vulnerables a infecciones respiratorias y cutáneas**.

La limpieza de la habitación debe seguir un protocolo estructurado, diferenciando entre **tareas diarias, semanales y mensuales**:

▶ **Diariamente:**

- Ventilación del espacio para renovar el aire y reducir la humedad.

- Eliminación de residuos en papeleras o contenedores sanitarios.

- Limpieza de superficies de contacto frecuente (mesilla, barandillas, mandos, interruptores) con productos desinfectantes.

- Organización de la ropa y objetos personales.

▶ **Semanalmente:**

- Cambio de sábanas, toallas y ropa de cama.

- Limpieza de suelos con productos desinfectantes adecuados.

- Revisión de armarios y espacios de almacenamiento para evitar acumulaciones de polvo y objetos innecesarios.

▶ **Mensualmente:**

- Desinfección de colchones y almohadas con productos antibacterianos o exposición al sol si es posible.

- Limpieza profunda de muebles y ventanas.

- Inspección de humedad o moho en paredes y techos.

El uso de **productos de limpieza neutros y sin fragancias fuertes** es recomendable, ya que los olores intensos pueden generar molestias en personas con problemas respiratorios o sensibilidad química. Además, los desinfectantes deben ser seguros para su uso en entornos con pacientes vulnerables.

En el entorno institucional, la gestión adecuada de residuos es fundamental para evitar la propagación de infecciones. Se deben utilizar **contenedores diferenciados** según el tipo de residuo generado:

▸ **Residuos comunes:**

Papel, envases y restos de comida deben eliminarse en bolsas de basura convencionales.

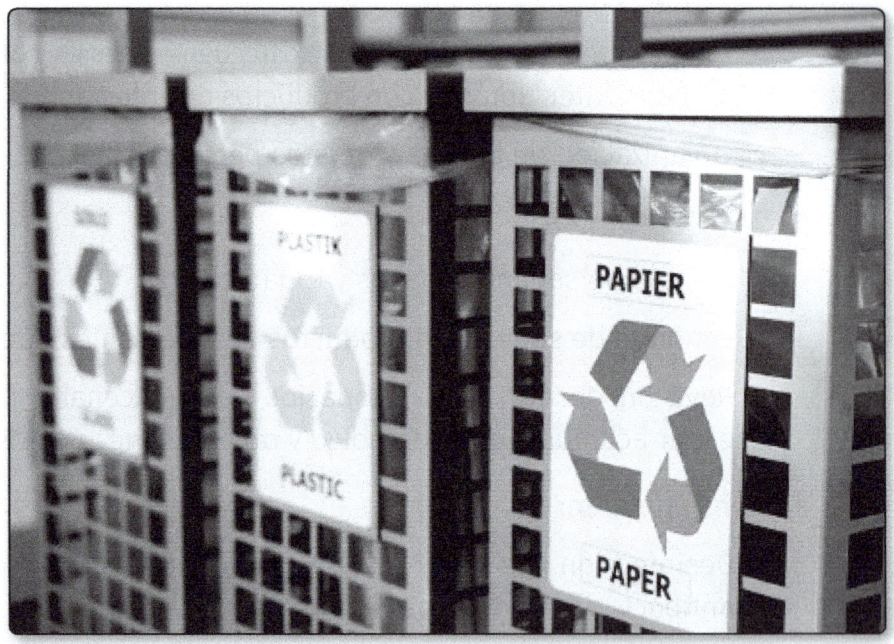

▸ **Residuos biológicos y sanitarios:**

Gasas, pañales, toallitas húmedas y otros materiales con fluidos deben desecharse en bolsas específicas y cerradas correctamente.

▸ **Medicamentos caducados:**

Deben depositarse en contenedores especiales ubicados en farmacias o centros de salud.

Es importante recordar que los residuos sanitarios no deben mezclarse con la basura común, ya que pueden representar un riesgo para la salud del usuario y del personal que maneja los desechos.

El orden y la limpieza en la habitación de un usuario dependiente tienen un impacto significativo en su **bienestar físico y psicológico**. Un entorno desordenado o sucio puede generar estrés, afectar la calidad del sueño y aumentar el riesgo de enfermedades.

Además, una correcta disposición de los objetos y un ambiente limpio favorecen la seguridad, reduciendo el riesgo de **caídas, golpes o accidentes**. Para lograrlo, es esencial involucrar al usuario en la medida de lo posible en la organización de su espacio, respetando sus hábitos y preferencias.

Ejemplo

Carmen, una mujer de 82 años con movilidad reducida, suele acumular ropa sobre la silla de su habitación y deja objetos pequeños en el suelo, aumentando el riesgo de caídas.

Se reorganiza su espacio, colocando la ropa en el armario con separadores y facilitando una mesa auxiliar donde pueda depositar sus objetos personales sin que queden en el suelo. Se le explica la importancia de mantener despejado el espacio para mejorar su seguridad.

Además, un ambiente limpio y ordenado reduce el estrés y mejora el estado de ánimo de las personas dependientes.

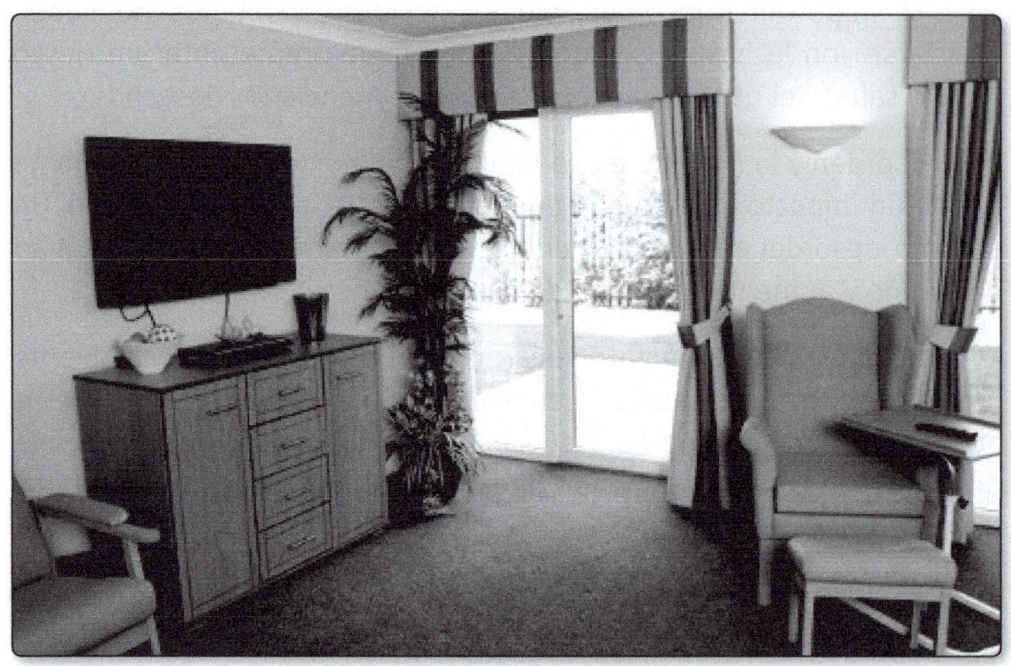

Estudios han demostrado que los espacios organizados favorecen la sensación de control y bienestar en personas mayores o con discapacidad.

2.2 CONTROL DE LAS CONDICIONES AMBIENTALES

El ambiente de la habitación de un usuario dependiente influye directamente en su **bienestar, salud y calidad de vida**. Factores como la **luminosidad, la temperatura, la ventilación y el ruido** deben ser controlados de manera adecuada para garantizar **comodidad, seguridad y un descanso adecuado**.

Un entorno bien regulado contribuye a la **prevención de enfermedades respiratorias, problemas musculares, estrés y alteraciones del sueño**. En el caso de personas con movilidad reducida, enfermedades crónicas o deterioro cognitivo, estos factores cobran aún más importancia, ya que pueden afectar su estado físico y emocional.

Los principales aspectos a considerar en la regulación de las condiciones ambientales son **la luminosidad, la temperatura, la ventilación y la reducción de ruidos molestos**.

2.2.1 Luminosidad

La **iluminación** de la habitación del usuario debe estar adaptada a sus necesidades específicas, permitiendo una correcta percepción del entorno sin causar molestias visuales. La luz influye en el **ritmo biológico, la actividad diaria y el estado de ánimo**, por lo que es fundamental encontrar un equilibrio entre **luminosidad suficiente y confort visual**.

Una buena iluminación es importante por las siguientes razones:

- **Facilita la movilidad y reduce el riesgo de caídas**, asegurando que el usuario pueda desplazarse de manera segura.
- **Favorece el bienestar emocional**, ya que la luz natural está vinculada a la regulación de la **melatonina y serotonina**, hormonas que influyen en el sueño y el estado de ánimo.
- **Mejora la orientación espacial**, especialmente en personas con deterioro cognitivo o alzhéimer, ayudando a evitar confusiones.
- **Facilita la realización de actividades diarias**, como leer, escribir o ver televisión, sin generar fatiga visual.

Para proporcionar un entorno visual adecuado, es recomendable combinar distintos tipos de luz según el momento del día y la actividad a realizar:

1. **Luz natural:**

   Se debe fomentar la entrada de **luz natural** a la habitación, ya que mejora el estado de ánimo y favorece la sincronización del **reloj biológico**.

Las cortinas deben ser **traslúcidas** para evitar deslumbramientos, permitiendo el paso de luz sin ser excesivamente intensa.

2. **Luz artificial:**

Se recomienda una iluminación **cálida y regulable**, evitando luces blancas intensas que puedan generar fatiga visual.

Las bombillas de **LED de bajo consumo** son una buena opción, ya que proporcionan **una iluminación homogénea y sin parpadeos**.

3. **Iluminación específica según la zona:**

- **Lámpara de mesilla de noche:**

  Permite una iluminación tenue para evitar la oscuridad total y facilitar la movilidad nocturna.

- **Luces de guía o sensores de movimiento:**

Indicadas para personas con riesgo de caídas, proporcionando iluminación automática en pasillos o cerca de la cama.

- **Focos dirigidos o flexibles:**

  Útiles para la lectura y actividades específicas, evitando sombras molestas.

Además, debemos considerar ciertas adaptaciones para personas con necesidades especiales:

▸ Para usuarios con **baja visión**, se recomienda utilizar **lámparas con luz direccional y amplificadores de contraste**.

▸ En personas con **sensibilidad a la luz** o migrañas, es preferible **evitar luces fluorescentes** y optar por iluminación cálida.

▸ En el caso de **usuarios con alzhéimer o demencia**, mantener una iluminación estable a lo largo del día ayuda a reducir la confusión y el estrés.

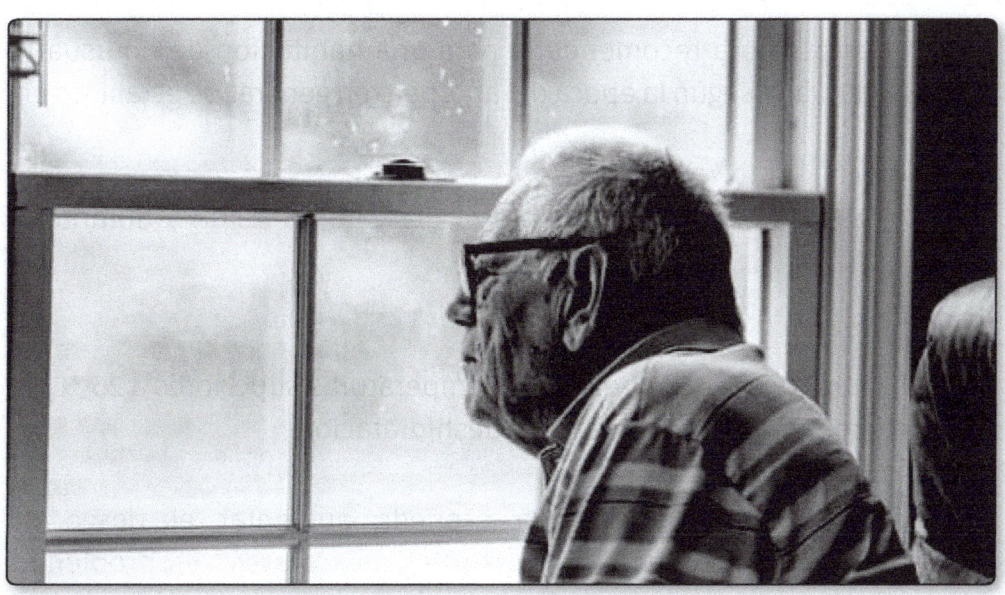

Ejemplo

Pedro, un residente de 80 años con visión reducida, se siente inseguro al desplazarse por la habitación debido a la falta de iluminación.

Se instalan luces LED con sensores de movimiento en su habitación y baño, mejorando su seguridad y reduciendo el riesgo de caídas nocturnas.

2.2.2 Temperatura

El control de la **temperatura** en la habitación del usuario es fundamental para **prevenir enfermedades respiratorias, mejorar el confort térmico y evitar riesgos asociados a temperaturas extremas**. Tanto el **frío excesivo** como el **calor extremo** pueden afectar negativamente la salud de las personas dependientes, especialmente en adultos mayores o personas con enfermedades crónicas.

La temperatura recomendada para una habitación de un usuario dependiente varía según la época del año, pero en general, se establece en:

- ► **Invierno:**

    Entre **21 °C y 23 °C** durante el día y **18 °C a 20 °C** durante la noche.

- ► **Verano:**

    Entre **22 °C y 25 °C**, evitando temperaturas superiores a 26 °C, ya que pueden causar fatiga y deshidratación.

Un ambiente **demasiado frío** puede aumentar el riesgo de **infecciones respiratorias, contracturas musculares y problemas circulatorios**, mientras que un exceso de calor puede provocar **deshidratación, golpes de calor y alteraciones en la presión arterial**.

Algunos factores que influyen en el confort térmico son los siguientes:

1. **Aislamiento de la habitación:**

   - Se debe asegurar un **buen aislamiento térmico**, evitando corrientes de aire y sellando ventanas en invierno.

   - El uso de **doble acristalamiento** en ventanas ayuda a mantener una temperatura estable.

2. **Uso de sistemas de climatización adecuados:**

   - **Calefacción en invierno:**

     Se recomienda utilizar **radiadores eléctricos o calefacción central**, evitando estufas de gas o braseros que puedan generar riesgo de intoxicación por monóxido de carbono.

   - **Aire acondicionado en verano:**

     Debe regularse a una temperatura moderada y nunca dirigir el flujo de aire directamente hacia el usuario para evitar resfriados o sequedad en las vías respiratorias.

3. **Uso de ropa y textiles adecuados:**

   - En invierno, es preferible el uso de **ropa de algodón y mantas térmicas**, evitando materiales sintéticos que no permitan la transpiración.

   - En verano, se recomienda **ropa ligera y tejidos frescos**, manteniendo la piel bien hidratada.

4. **Hidratación y alimentación adaptada a la temperatura:**

   - Durante el verano, se debe fomentar el consumo de líquidos para **evitar la deshidratación**, especialmente en adultos mayores.

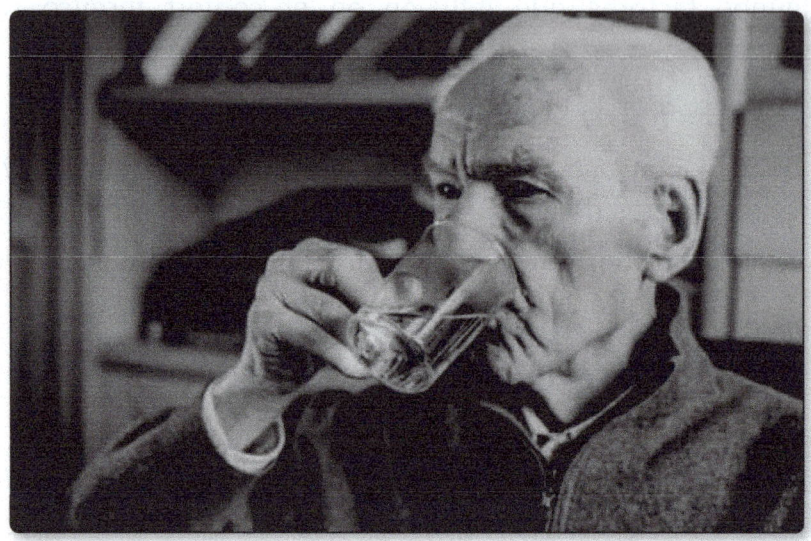

- En invierno, las comidas calientes como caldos o infusiones pueden ayudar a mantener el calor corporal.

Ejemplo

María, una usuaria de 85 años con insuficiencia respiratoria, presenta dificultad para dormir debido al aire seco generado por la calefacción en invierno.

Se instala un humidificador de aire, ajustando la temperatura de la habitación a 21 °C y asegurando una buena ventilación durante el día para evitar acumulación de aire seco.

Los cambios bruscos de temperatura pueden afectar la salud de las personas mayores. Se recomienda evitar contrastes térmicos excesivos entre el interior y el exterior de la habitación, asegurando una transición progresiva en la temperatura.

2.2.3 Ventilación

La **ventilación** en la habitación de un usuario dependiente es un factor fundamental para garantizar un ambiente saludable y confortable. Un flujo de aire adecuado contribuye a la **renovación del oxígeno, la eliminación de partículas contaminantes y la reducción de la humedad**, lo que ayuda a prevenir **infecciones respiratorias, alergias y proliferación de microorganismos** como hongos y bacterias.

El aire en espacios cerrados tiende a acumular **gases, polvo, ácaros y compuestos volátiles**, lo que puede afectar la salud del usuario, especialmente en aquellos con problemas respiratorios como asma, enfermedad pulmonar obstructiva crónica (EPOC) o insuficiencia respiratoria.

Los beneficios de una ventilación adecuada son los siguientes:

- ▶ **Mejora la calidad del aire** y reduce la acumulación de contaminantes y olores.

- ▶ **Previene infecciones respiratorias**, ya que reduce la carga de microorganismos en el ambiente.

- ▶ **Controla la humedad**, evitando la aparición de moho y ácaros.

- ▶ **Favorece el bienestar y la concentración**, al mantener un flujo de oxígeno constante.

- ▶ **Reduce la transmisión de enfermedades**, especialmente en entornos institucionales donde el riesgo de contagio es elevado.

Existen diversas formas de ventilar un espacio, cada una con características específicas:

1. **Ventilación natural:**
   - Se logra abriendo ventanas y puertas para permitir la circulación del aire.

- Se recomienda ventilar la habitación **al menos dos veces al día durante 10-15 minutos,** preferiblemente en las primeras horas de la mañana y al final de la tarde.

- En épocas frías, es preferible abrir las ventanas de forma parcial para evitar la pérdida excesiva de calor.

2. **Ventilación mecánica:**

- En habitaciones sin acceso a ventanas, pueden utilizarse **sistemas de ventilación mecánica** con filtros de aire que capturan partículas contaminantes.

- Los **purificadores de aire con filtros HEPA** son una opción eficaz en espacios con alta carga de polvo o en entornos con riesgo de transmisión de virus.

3. **Uso de deshumidificadores y humidificadores:**

- En lugares con **humedad excesiva**, los deshumidificadores ayudan a evitar la proliferación de moho y hongos.

- Si el aire es demasiado seco, un humidificador puede equilibrar la humedad relativa, especialmente en invierno, cuando la calefacción tiende a secar el ambiente.

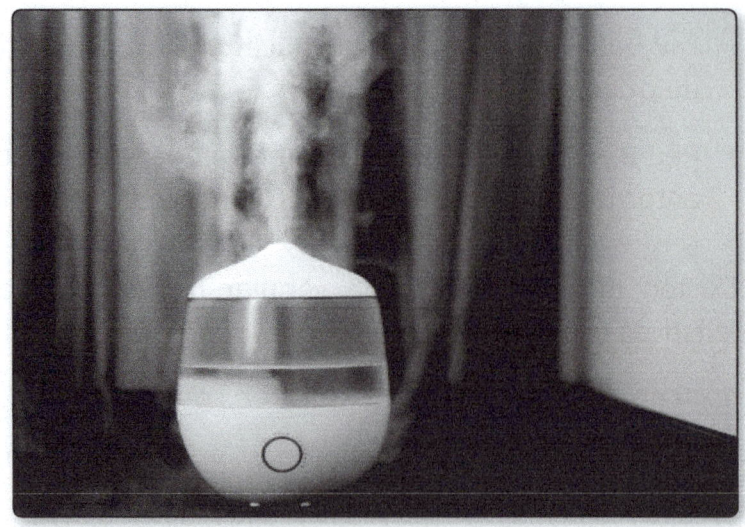

Ejemplo

Andrés, un residente con EPOC, presenta dificultades respiratorias debido a la acumulación de polvo en su habitación.

Se establece una rutina de ventilación natural diaria, combinada con un purificador de aire con filtro HEPA, reduciendo así los niveles de polvo y mejorando la calidad del aire.

El aire viciado y la falta de ventilación pueden aumentar el riesgo de infecciones respiratorias. En hospitales y residencias, la ventilación adecuada es clave para reducir la propagación de enfermedades como la gripe o el COVID-19.

2.2.4 Ruido

El **ruido ambiental** es un factor que puede afectar la **calidad del sueño, la concentración y el bienestar general del usuario**. Un ambiente demasiado ruidoso puede generar **estrés, irritabilidad, alteraciones en el ritmo cardíaco y dificultades para el descanso**, especialmente en personas mayores o con problemas de salud.

En entornos institucionales, el ruido suele provenir de **conversaciones, movimientos de personal, alarmas, televisores, electrodomésticos y tráfico exterior**. Aunque en muchos casos es inevitable, es posible minimizar su impacto mediante estrategias de control acústico.

Los efectos negativos del ruido en personas dependientes son los siguientes:

- ► **Alteraciones del sueño**, lo que puede provocar fatiga y cambios en el estado de ánimo.

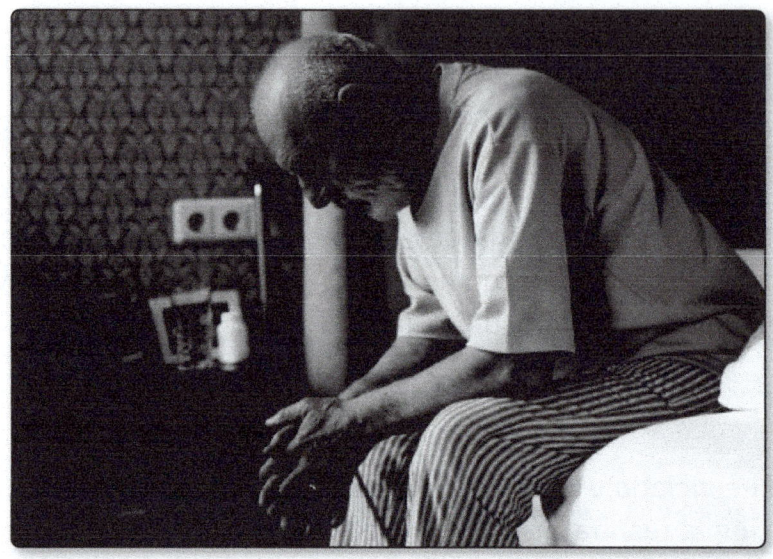

▼ **Aumento del estrés y la ansiedad**, afectando la sensación de confort.

▼ **Dificultad en la comunicación**, especialmente en personas con problemas auditivos.

▼ **Irritación o desorientación**, en casos de usuarios con demencia o enfermedades neurodegenerativas.

▼ **Mayor riesgo de hipertensión y alteraciones cardiovasculares**, debido a la exposición constante a ruidos elevados.

Algunas estrategias para reducir el ruido en la habitación del usuario son las siguientes:

1. **Aislamiento acústico:**

   • Utilizar **ventanas de doble acristalamiento** en habitaciones expuestas a ruidos externos.

   • Colocar **alfombras o cortinas gruesas**, que absorben parte del sonido ambiental.

2. **Regulación del volumen de dispositivos:**

- Mantener el **televisor o la radio a un volumen moderado**, evitando ruidos innecesarios.

- Limitar el uso de teléfonos móviles y dispositivos electrónicos con sonido en zonas de descanso.

3. **Control de ruido en los pasillos y zonas comunes:**

- Sensibilizar al personal y visitantes para que mantengan un tono de voz adecuado.

- Evitar **puertas que golpeen al cerrarse**, instalando mecanismos de cierre suave.

4. **Uso de elementos para reducir el impacto del ruido:**

- En casos donde el ruido no pueda evitarse, se pueden emplear **tapones para los oídos o dispositivos de ruido blanco**, que generan un sonido constante y uniforme para enmascarar otros ruidos molestos.

Ejemplo

Rosa, una usuaria de 78 años con insomnio, tiene dificultades para conciliar el sueño debido a los ruidos.

Se instalan burletes en la puerta para reducir el sonido, y se recomienda el uso de ruido blanco mediante una aplicación móvil para mejorar la conciliación del sueño.

A continuación, se expone un resumen de los factores ambientales y sus consideraciones principales:

Factor	Aspectos principales	Recomendaciones clave
Luminosidad	Influye en el ritmo biológico, el estado de ánimo y la actividad diaria. Facilita la movilidad y la orientación.	Combinar luz natural y artificial según la actividad. Usar luz cálida regulable para confort visual. Adaptar iluminación específica para personas con baja visión o alzhéimer.
Temperatura	Control térmico previene enfermedades y mejora el confort. El frío o calor extremos afectan la salud.	Mantener entre 21-23 °C en invierno y 22-25 °C en verano. Usar ropa y textiles adecuados según la estación. Evitar cambios térmicos bruscos.
Ventilación	Favorece la renovación del aire y evita acumulación de contaminantes. Reduce el riesgo de infecciones respiratorias.	Ventilar al menos 10-15 minutos dos veces al día. Usar filtros HEPA en sistemas mecánicos. Controlar la humedad con deshumidificadores o humidificadores.
Ruido	El ruido constante puede alterar el sueño, causar estrés y afectar la comunicación. Aumenta el riesgo de problemas cardiovasculares.	Implementar aislamiento acústico (ventanas, cortinas gruesas). Regular el volumen de dispositivos electrónicos. Fomentar el uso de tapones para los oídos o dispositivos de ruido blanco.

2.3 TÉCNICAS DE REALIZACIÓN DE CAMAS

El mantenimiento de la cama en condiciones óptimas es esencial en el cuidado de personas dependientes. Una cama bien hecha, además de mejorar el confort y descanso del usuario, **previene problemas de salud**, como la aparición de úlceras por presión o la acumulación de humedad y microorganismos.

Las técnicas de realización de camas varían en función del **estado del usuario** (encamado, con movilidad reducida o autónomo) y del tipo de cama disponible en la institución. Un procedimiento adecuado debe garantizar que el usuario se encuentre cómodo, evitando arrugas en la ropa de cama que puedan causar irritaciones o molestias.

2.3.1 Tipos de camas y actuación ante las mismas

Las camas utilizadas en el ámbito sociosanitario pueden presentar diferentes características según las necesidades del usuario. Conocer sus particularidades es clave para realizar la cama de manera eficiente y segura.

Los tipos de camas en instituciones sociosanitarias son las siguientes:

1. **Cama hospitalaria articulada:**

   - Posee un sistema mecánico o eléctrico que permite regular la altura y la inclinación del respaldo y las piernas.

   - Facilita la movilidad del usuario y la realización de tareas de cuidado.

   - Puede incluir barandillas de seguridad y colchones antiescaras.

   - Se debe realizar la cama **con el usuario incorporado o en posición lateral**, evitando movimientos bruscos.

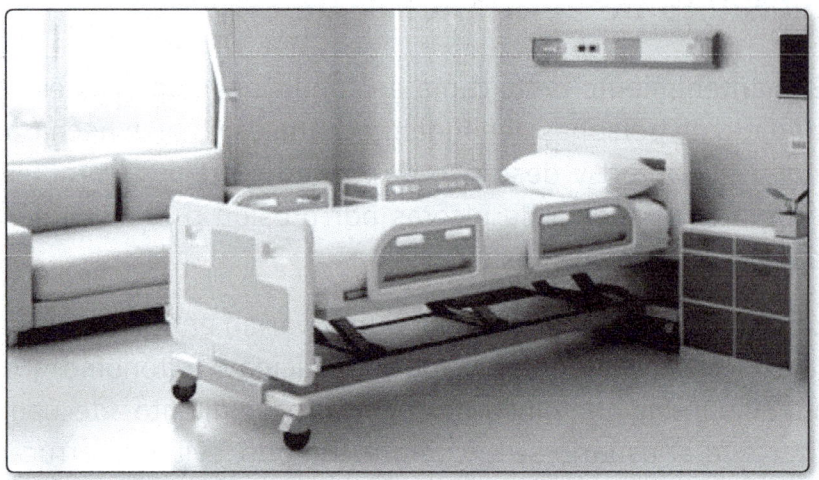

2. **Cama convencional (no articulada):**
   - Similar a una cama doméstica, sin ajustes mecánicos.
   - Se encuentra en residencias con usuarios **con mayor autonomía**.
   - Para hacer la cama, el usuario puede colaborar si su movilidad lo permite.

3. **Cama ortopédica o de cuidados intensivos:**
   - Diseñada para **usuarios con movilidad muy reducida o en estado crítico**.
   - Permite un acceso fácil para los cuidadores y suele contar con **colchones especiales** para la prevención de úlceras por presión.
   - La técnica de realización de la cama debe incluir **movimientos mínimos del usuario** para evitar incomodidades o riesgos.

4. **Camas geriátricas de baja altura:**
   - Especialmente diseñadas para personas mayores con riesgo de caídas.
   - Se debe adaptar la altura para facilitar el acceso del usuario.

5. **Cama con colchón antiescaras:**

- Se utiliza para **personas encamadas por largos períodos**.

- Su colchón puede ser de aire alternante o viscoelástico, distribuyendo la presión en el cuerpo.

- Para hacer la cama, se deben utilizar técnicas **sin levantar excesivamente al usuario**, evitando la presión en zonas de riesgo.

Algunos procedimientos de actuación según el tipo de cama son:

▶ **Cama desocupada**:

Se realiza el cambio de sábanas de manera convencional, retirando la ropa de cama usada y colocando la nueva sin la presencia del usuario.

▶ **Cama ocupada**:

Se emplea cuando el usuario no puede levantarse. Se realiza en **dos fases**, cambiando primero un lado de la cama y luego el otro, girando al usuario con cuidado.

▶ **Cama de emergencia o de quirófano**:

Se usa en situaciones médicas específicas y debe ser preparada según **protocolos de asepsia estrictos**.

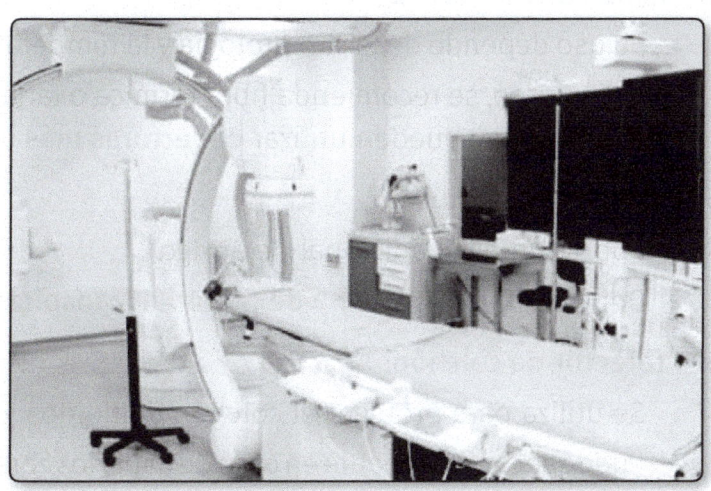

2.3.2 Ropa de cama: tipos, complementos, climatología

La elección de la **ropa de cama** es un aspecto fundamental en la higiene y el bienestar del usuario. Los materiales y complementos utilizados deben ser **suaves, transpirables y fáciles de lavar**, evitando la acumulación de humedad o la aparición de irritaciones en la piel.

Los tipos de ropa de cama son:

1. **Sábana bajera:**
   - Se ajusta al colchón y protege la superficie de contacto.
   - Puede ser de **algodón, poliéster o tejidos mixtos**.
   - Se recomienda cambiarla **cada 3-4 días o antes si hay suciedad visible**.

2. **Sábana encimera:**
   - Se coloca sobre la sábana bajera y permite regular la temperatura según la climatología.
   - En climas cálidos, puede utilizarse sin mantas.

3. **Funda de almohada:**
   - Protege la almohada de sudor y secreciones.
   - Debe cambiarse **con la misma frecuencia que las sábanas**.

4. **Mantas o cobertores:**
   - Su uso depende de la climatología y la temperatura ambiente.
   - En invierno, se recomienda fibra térmica o lana, mientras que en verano se pueden utilizar **cobertores más ligeros**.

5. **Colcha o edredón:**
   - Aporta un nivel adicional de abrigo.
   - Debe ser **fácil de lavar y de material transpirable**.

6. **Protector de colchón:**
   - Se utiliza para proteger el colchón de fluidos y suciedad.
   - Puede ser **impermeable** en caso de usuarios con incontinencia.

La adaptación de la ropa de cama a la temperatura es clave para evitar **problemas de sudoración excesiva o enfriamiento del usuario**.

▶ **En invierno**:

Se recomienda utilizar **mantas de lana o tejidos térmicos**, combinadas con sábanas de algodón grueso.

▶ **En verano**:

Es preferible usar **sábanas ligeras de algodón o lino**, que permitan la transpiración.

▶ **En zonas de alta humedad**:

Se deben elegir tejidos **hipoalergénicos y con propiedades antibacterianas**, para evitar la proliferación de ácaros y moho.

El procedimiento para la realización de la cama es el siguiente:

▶ **Cama desocupada:**

1. Retirar la ropa de cama usada y ventilar el colchón durante unos minutos.

2. Colocar la sábana bajera, asegurándose de que quede bien ajustada sin arrugas.

3. Extender la sábana encimera y doblar en la parte superior para facilitar su colocación.

4. Colocar la manta o edredón según la climatología.

5. Ajustar la funda de almohada y asegurarse de que el usuario tenga acceso a su cabecera.

▶ **Cama ocupada (para usuarios con movilidad reducida):**

1. Explicar el procedimiento al usuario para evitar incomodidades.

2. Girar al usuario hacia un lado con suavidad y retirar la ropa de cama del lado opuesto.

3. Colocar la sábana bajera nueva y ajustar la mitad de la cama.

4. Girar al usuario hacia el lado contrario y terminar de colocar la sábana.

5. Extender la sábana encimera y cobertores, asegurándose de que el usuario esté bien abrigado pero sin sensación de opresión.

6. Acomodar la almohada y verificar que el usuario se sienta cómodo.

2.3.3 Posiciones de la cama

La **posición de la cama** es un factor muy importante en el cuidado de personas dependientes, ya que influye en su **confort, seguridad y estado de salud**. Ajustar la postura del usuario en función de sus necesidades permite prevenir **úlceras por presión, mejorar la respiración, facilitar la alimentación y reducir el riesgo de contracturas musculares**.

Las camas en entornos sociosanitarios suelen contar con sistemas de regulación mecánica o eléctrica que permiten modificar la inclinación del respaldo, la altura total y la elevación de las piernas. Dependiendo de la condición del usuario, se aplican diferentes posiciones para mejorar su bienestar y facilitar la atención sanitaria.

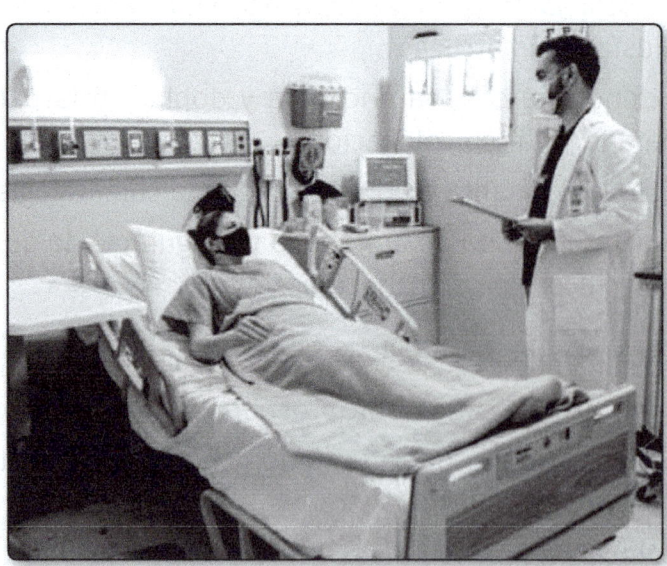

A continuación, se exponen las principales posiciones de la cama y sus aplicaciones:

▸ **Decúbito supino (posición horizontal boca arriba):**

Esta es la posición más habitual para el descanso, en la que el usuario se encuentra acostado boca arriba con la espalda apoyada en el colchón.

Esta posición está indicada para:

- Personas que pueden moverse con autonomía.
- Periodos de descanso prolongado.
- Recuperación tras ciertos procedimientos médicos.

No obstante, deben existir una serie de precauciones:

- Aumenta el riesgo de **úlceras por presión** en la zona sacra y los talones. Se recomienda alternar con otras posiciones y utilizar **colchones antiescaras** en usuarios con movilidad reducida.

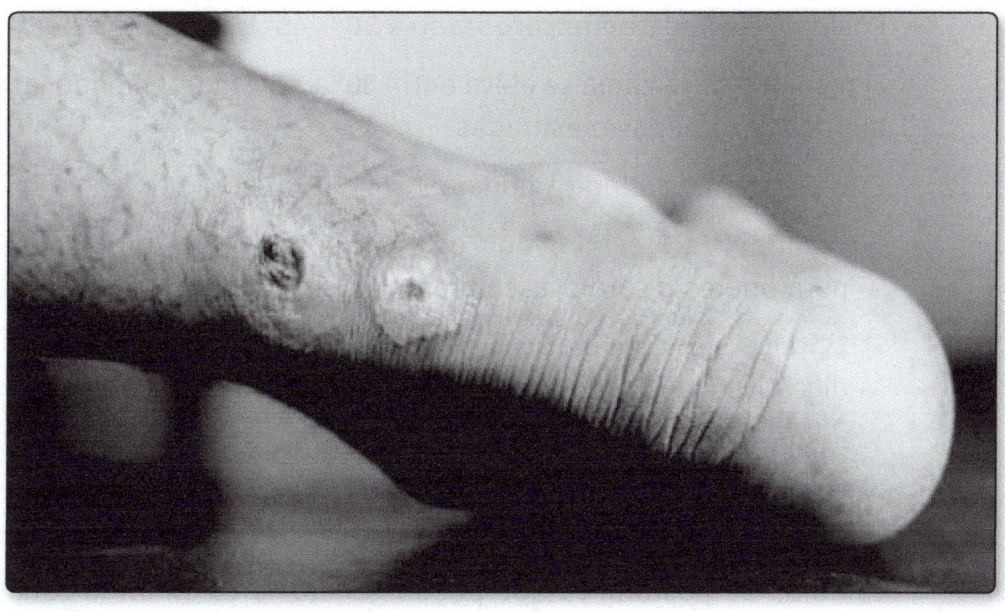

- **Decúbito lateral (izquierdo o derecho):**

  El usuario se coloca de costado, con una almohada entre las rodillas para evitar roces y presiones innecesarias.

  Esta posición está indicada para:

  - **Prevención de úlceras por presión**, alternando entre lado derecho e izquierdo.
  - Usuarios encamados que requieren cambios posturales frecuentes.
  - Facilitación del drenaje de secreciones en personas con afecciones respiratorias.

  No obstante, debemos considerar una serie de precauciones:

  - Es importante mantener una correcta alineación de la espalda y las extremidades para evitar molestias.
  - No se recomienda en personas con fracturas de cadera sin estabilización.

- **Posición Fowler (semiincorporado a 30° - 45°):**

  El respaldo de la cama se eleva entre 30° y 45°, manteniendo las piernas flexionadas o estiradas.

  Esta posición está indicada para:

  - **Facilitar la respiración** en pacientes con problemas pulmonares o cardiovasculares.
  - **Evitar el reflujo gastroesofágico** en personas con problemas digestivos.
  - Facilitar la **alimentación** en usuarios que no pueden sentarse en una silla.

  No obstante, no debe mantenerse durante largos periodos sin cambios de postura, ya que puede generar presión en la zona lumbar.

▼ **Posición Trendelenburg (cabeza más baja que los pies, inclinación de 15°- 30°):**

En esta posición, la parte superior del cuerpo se encuentra más baja que las piernas.

Esta posición está indicada para:

- **Casos de hipotensión grave** o shock, favoreciendo el retorno venoso.
- Algunos procedimientos quirúrgicos o de rehabilitación.

No obstante, puede generar **molestias respiratorias** y aumentar la presión craneal, por lo que solo debe usarse en indicaciones médicas específicas.

▼ **Posición Anti-Trendelenburg (cabeza más alta que los pies, inclinación de 15°- 30°):**

En esta posición, la parte superior del cuerpo se encuentra elevada con respecto a las piernas.

Esta posición está indicada para:

- **Facilitar la respiración** en pacientes con problemas pulmonares.
- Reducir el **reflujo gastroesofágico**.

Sin embargo, no es adecuada para pacientes con **hipotensión severa**, ya que puede disminuir aún más la presión arterial.

Ejemplo

María, una usuaria con EPOC, presenta dificultades respiratorias cuando está acostada completamente.

Se le ajusta la cama a una posición Fowler de 45° para facilitar su respiración y se le proporciona apoyo lumbar con almohadas.

A continuación, se expone un resumen de las principales posiciones de la cama y sus aplicaciones:

Posición	Descripción	Indicaciones	Precauciones
Decúbito supino (boca arriba)	Usuario acostado boca arriba con la espalda apoyada en el colchón.	Personas con autonomía en el movimiento. Periodos de descanso prolongado. Recuperación tras procedimientos médicos.	Aumenta el riesgo de úlceras por presión en zona sacra y talones. Se recomienda alternar con otras posiciones y usar colchón antiescaras en usuarios con movilidad reducida.
Decúbito lateral (izquierdo o derecho)	Usuario de costado con almohada entre las rodillas.	Prevención de úlceras por presión (alternando lados). Usuarios encamados que requieren cambios posturales. Facilitación del drenaje de secreciones en afecciones respiratorias.	Asegurar correcta alineación de espalda y extremidades para evitar molestias. No recomendable en fracturas de cadera sin estabilización.
Fowler (semiincorporado 30°-45°)	Respaldo de la cama elevado entre 30° y 45°, piernas flexionadas o estiradas.	Mejora la respiración en problemas pulmonares o cardiovasculares. Reduce el reflujo gastroesofágico. Facilita la alimentación en usuarios que no pueden sentarse en silla.	No mantener por largos periodos sin cambios de postura, ya que puede generar presión en la zona lumbar.

Posición	Descripción	Indicaciones	Precauciones
Trendelenburg (cabeza más baja que los pies, inclinación 15°-30°)	Cuerpo inclinado con la cabeza más baja que los pies.	Casos de hipotensión grave o shock (favorece el retorno venoso). Procedimientos quirúrgicos o de rehabilitación.	Puede causar molestias respiratorias y aumentar la presión craneal. Solo debe utilizarse bajo indicación médica.
Anti-Trendelenburg (cabeza más alta que los pies, inclinación 15°-30°)	Cuerpo inclinado con la cabeza más elevada que los pies.	Mejora la respiración en problemas pulmonares. Reduce el reflujo gastroesofágico.	No recomendable en pacientes con hipotensión severa, ya que puede disminuir aún más la presión arterial.

2.3.4 Protocolos de actuación para camas cerradas y ocupadas

En entornos sociosanitarios, es fundamental seguir protocolos específicos para la preparación y realización de camas. Dependiendo de si la cama está **cerrada (sin usuario) u ocupada (con usuario en la cama)**, los procedimientos varían para garantizar **higiene, seguridad y confort**.

Una cama cerrada es aquella que está lista para **recibir a un nuevo usuario** o que permanece sin uso. Debe estar limpia y en **perfectas condiciones de higiene y orden**.

El protocolo para la preparación de una cama cerrada es el siguiente:

1. **Retirar la ropa de cama usada** y ventilar el colchón.

2. **Limpiar y desinfectar la superficie del colchón** con un producto adecuado.

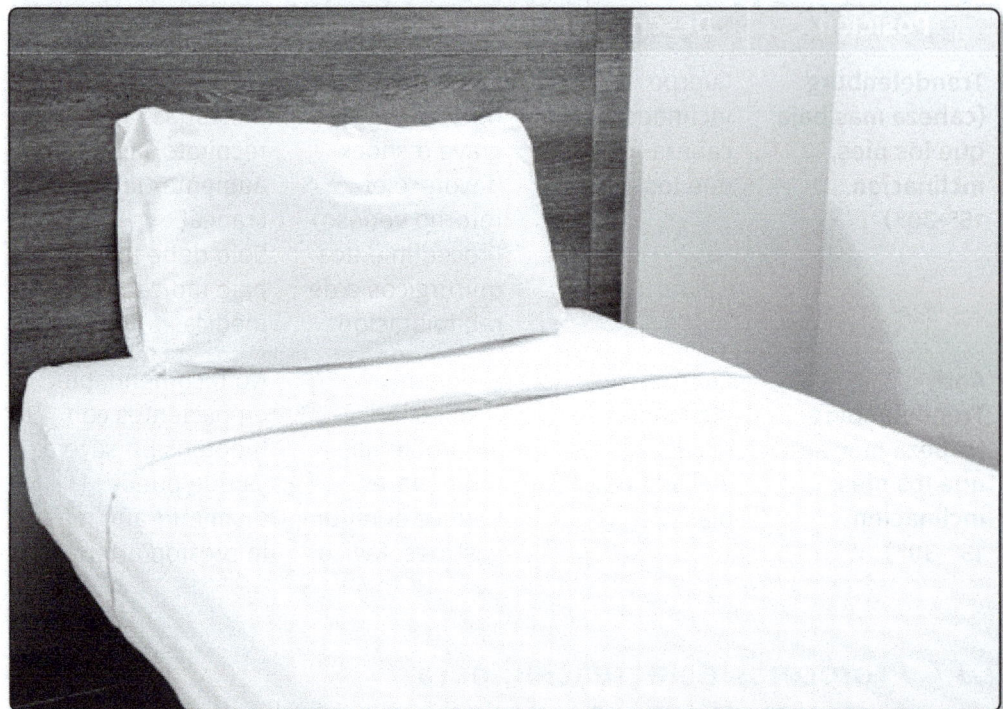

3. **Colocar la sábana bajera**, asegurándose de que quede bien ajustada sin arrugas.

4. **Extender la sábana encimera y doblar la parte superior** para facilitar su acceso.

5. **Colocar la funda de almohada** y verificar que esté limpia y en buen estado.

6. **Añadir mantas o edredón según la climatología**.

7. **Asegurar que la cama esté en posición baja** para facilitar la entrada del usuario.

En situaciones donde el usuario no puede levantarse, es necesario realizar la cama ocupada con técnicas que **minimicen su incomodidad y reduzcan el esfuerzo del cuidador**.

El protocolo para hacer una cama ocupada es el siguiente:

1. **Informar al usuario** sobre el procedimiento y pedir su colaboración si es posible.

2. **Colocar al usuario en decúbito lateral** para liberar un lado de la cama.

3. **Retirar la sábana bajera del lado expuesto** y enrollarla hacia el centro de la cama.

4. **Colocar la sábana limpia en el lado libre**, asegurando que esté bien ajustada.

5. **Girar al usuario hacia el lado limpio** y repetir el proceso en el otro lado.

6. **Colocar la sábana encimera y cobertores**, asegurando que el usuario esté bien abrigado pero sin sensación de opresión.

7. **Ajustar la funda de almohada y acomodar al usuario** en una postura cómoda.

Algunas precauciones que considerar son las siguientes:

▸ **Evitar movimientos bruscos** que puedan causar molestias al usuario.

▸ **Prestar atención a la postura** del usuario para evitar puntos de presión.

▸ **Revisar la piel del usuario** durante el proceso para detectar signos de irritación o úlceras.

Actividad

Imagina que trabajas en una residencia de personas mayores y tu tarea es garantizar la higiene y el confort de los usuarios a través de una correcta realización de camas. Basándote en los procedimientos estudiados, realiza la siguiente actividad:

1. Elige dos tipos de cama de los mencionados en la teoría (por ejemplo, cama hospitalaria articulada y cama con colchón antiescaras).

2. Diseña un ejemplo concreto para cada tipo de cama, detallando:

   - Contexto: tipo de institución y perfil de los usuarios.

   - Procedimiento de realización de la cama: explica los pasos a seguir en cada caso.

   - Adaptaciones necesarias: ¿Requiere la cama algún ajuste especial debido a la condición del usuario? ¿Es necesario el uso de material específico?

   - Beneficios esperados: resultados que podrían obtenerse al aplicar la técnica de manera adecuada.

3. **Explica cuál de los dos procedimientos consideras más complejo y por qué. Justifica tu respuesta con argumentos claros y fundamentados, teniendo en cuenta la movilidad del usuario, la necesidad de equipo especializado y el tiempo requerido.**

3

Administración de alimentos y recogida de eliminaciones

La **administración de alimentos y la recogida de eliminaciones** en entornos sociosanitarios es una tarea fundamental en el cuidado de personas dependientes. Asegurar una alimentación adecuada es esencial para el mantenimiento del **estado nutricional, la energía y la calidad de vida** del usuario. De la misma manera, la gestión correcta de la eliminación de desechos corporales es muy importante para garantizar la **higiene, la comodidad y la prevención de infecciones**.

Ambos procesos requieren **protocolos específicos**, adaptados a las condiciones de cada usuario. Mientras que la alimentación debe ajustarse a **las necesidades nutricionales y capacidades digestivas** de cada persona, la recogida de eliminaciones debe realizarse con el máximo respeto, privacidad y cumpliendo con las normas de higiene y bioseguridad.

3.1 EVOLUCIÓN DEL METABOLISMO EN EL CICLO VITAL

El **metabolismo** es el conjunto de procesos bioquímicos que permiten la obtención y utilización de la energía en el organismo. A lo largo de la vida, el metabolismo experimenta **variaciones significativas**, influenciadas por factores como **la edad, el nivel de actividad física, el estado de salud y los cambios hormonales**. Estas variaciones afectan la forma en que el cuerpo procesa los alimentos y elimina los desechos, lo que tiene implicaciones directas en la administración de alimentos y en el manejo de las funciones excretoras en personas dependientes.

Metabolismo en la infancia y adolescencia

Durante la infancia y la adolescencia, el metabolismo es **rápido y eficiente**, ya que el organismo necesita grandes cantidades de **energía y nutrientes** para el crecimiento y desarrollo.

Las características metabólicas en esta etapa son las siguientes:

- **Alto gasto energético**, especialmente en los primeros años de vida y durante la pubertad.

- Necesidad de **macronutrientes** (proteínas, grasas y carbohidratos) en proporciones adecuadas para el desarrollo óseo y muscular.

- Mayor requerimiento de **micronutrientes esenciales**, como **hierro, calcio y vitaminas**, para evitar déficits nutricionales.

- Desarrollo del sistema digestivo y regulación progresiva del metabolismo de la glucosa.

Algunas implicaciones en la administración de alimentos son:

- Es fundamental ofrecer **dietas equilibradas**, adaptadas a las necesidades específicas de cada etapa del crecimiento.

- En niños con dificultades para alimentarse de forma autónoma, se deben utilizar técnicas adecuadas de **asistencia en la ingesta**.

- Se debe controlar la **ingesta de azúcares y grasas saturadas**, evitando problemas metabólicos futuros.

Metabolismo en la adultez

En la edad adulta, el metabolismo tiende a **estabilizarse**, aunque depende en gran medida del **nivel de actividad física, la composición corporal y los hábitos alimenticios**.

Las características metabólicas en esta etapa son las siguientes:

- ▼ Mayor eficiencia en la **regulación del peso y la energía**, aunque con tendencia a la acumulación de grasa si el gasto calórico es bajo.

- ▼ Necesidad de una **dieta equilibrada** para el mantenimiento de la masa muscular y la prevención de enfermedades metabólicas.

- ▼ Dependencia de factores externos, como el estilo de vida, el estrés y la alimentación, en la regulación del metabolismo.

- ▼ Capacidad digestiva óptima, aunque algunas personas pueden experimentar **intolerancias alimentarias** o trastornos digestivos.

Algunas implicaciones en la administración de alimentos son:

- ▼ Se deben adaptar las dietas en función de **las necesidades específicas del usuario**, considerando alergias, intolerancias o enfermedades crónicas.

- ▼ Se recomienda fomentar una alimentación rica en **fibra, proteínas magras y grasas saludables**, promoviendo la salud cardiovascular y digestiva.

- ▼ En usuarios con **disminución de la actividad física**, se debe controlar la ingesta calórica para evitar el aumento de peso y el riesgo de enfermedades metabólicas.

Metabolismo en la vejez

En la tercera edad, el metabolismo experimenta una **disminución progresiva de su eficiencia**, lo que implica la necesidad de **ajustar la dieta y la ingesta calórica** para evitar complicaciones de salud.

Los cambios metabólicos en esta etapa son los siguientes:

- **Reducción del gasto energético basal**, lo que incrementa el riesgo de sobrepeso si no hay control de la alimentación.

- **Pérdida de masa muscular** (sarcopenia) y disminución de la densidad ósea, lo que aumenta el riesgo de caídas y fracturas.

- **Menor producción de enzimas digestivas**, lo que puede causar dificultad en la digestión de ciertos alimentos (por ejemplo, lácteos en casos de intolerancia a la lactosa).

- **Mayor riesgo de deshidratación**, ya que la sensación de sed disminuye con la edad.

- **Alteraciones en la absorción de nutrientes esenciales**, como el calcio, la vitamina D y la vitamina B12, que pueden generar deficiencias.

Saber más

El artículo "Envejecimiento y metabolismo: cambios y regulación" publicado en los Archivos Latinoamericanos de Nutrición en 2012 ofrece una revisión exhaustiva de las alteraciones metabólicas que ocurren durante el envejecimiento y las estrategias para su regulación. A medida que las personas envejecen, experimentan cambios fisiológicos significativos que afectan el metabolismo energético, la composición corporal y la función de diversos sistemas orgánicos.

Con la edad, se observa una disminución de la masa muscular (sarcopenia) y un aumento de la masa grasa, especialmente en la región abdominal. Esta redistribución de la composición corporal contribuye a una reducción en la tasa metabólica basal, lo que puede predisponer al individuo a un balance energético positivo y, consecuentemente, al sobrepeso y la obesidad. Además, la disminución de la actividad física común en edades avanzadas exacerba estos efectos, creando un círculo vicioso que impacta negativamente en la salud metabólica.

El envejecimiento está asociado con una mayor resistencia a la insulina, lo que incrementa el riesgo de desarrollar diabetes tipo 2. Los mecanismos propuestos incluyen alteraciones en la señalización de la insulina, acumulación de lípidos en tejidos no adiposos y cambios en la distribución de la grasa corporal. La resistencia a la insulina también se relaciona con un estado proinflamatorio crónico de bajo grado, común en personas mayores, que contribuye al desarrollo de enfermedades metabólicas.

El envejecimiento se asocia con una inflamación crónica de bajo grado, a menudo denominada "inflammaging". Este estado inflamatorio contribuye al desarrollo de diversas patologías relacionadas con la edad, como enfermedades cardiovasculares, neurodegenerativas y metabólicas. Factores como la acumulación de células senescentes, cambios en la microbiota intestinal y la activación del sistema inmunológico innato desempeñan roles clave en este proceso.

Enlace al estudio: https://www.alanrevista.org/ediciones/2012/3/art-7/

Algunas implicaciones en la administración de alimentos son:

- Es fundamental ofrecer **dietas adaptadas**, ricas en proteínas de alta calidad, calcio y vitamina D, para mantener la masa muscular y la salud ósea.

- Se debe controlar la ingesta de **sal y azúcares refinados**, reduciendo el riesgo de hipertensión y diabetes.

- En usuarios con dificultades de masticación o disfagia, se deben **adaptar las texturas de los alimentos**, utilizando dietas trituradas o espesantes.

- Es importante garantizar una **hidratación adecuada**, incentivando el consumo de líquidos a lo largo del día.

Además de la edad, el metabolismo también está determinado por otros factores que pueden modificar su funcionamiento en diferentes etapas:

- **Genética:**

    Influye en la rapidez del metabolismo y en la predisposición a enfermedades metabólicas.

- **Nivel de actividad física:**

    A mayor actividad, mayor gasto energético y mejor mantenimiento de la masa muscular.

- **Estado de salud:**

    Enfermedades como la diabetes, el hipotiroidismo o la insuficiencia renal afectan la regulación metabólica.

- **Alimentación y hábitos de vida:**

    Una dieta equilibrada y una buena hidratación favorecen un metabolismo saludable.

- **Estrés y calidad del sueño:**

    El estrés crónico y la falta de descanso pueden alterar la regulación hormonal y la gestión de la energía.

3.2 PRINCIPIOS ANATOMOFISIOLÓGICOS DE LOS SISTEMAS DIGESTIVO Y ENDOCRINO. PATOLOGÍA RELACIONADA

El cuerpo humano cuenta con diversos sistemas que trabajan en conjunto para garantizar el funcionamiento adecuado del organismo. Entre ellos, el **sistema digestivo** y el **sistema endocrino** desempeñan un papel fundamental en la nutrición, el metabolismo y el equilibrio interno del organismo.

El **sistema digestivo** se encarga de la **ingestión, digestión, absorción y eliminación de los alimentos**, mientras que el **sistema endocrino** regula procesos metabólicos y de homeostasis mediante la producción de hormonas. Cualquier alteración en estos sistemas puede comprometer la **nutrición, el metabolismo y el bienestar general**, lo que es especialmente relevante en personas dependientes.

El **sistema digestivo** es el encargado de procesar los alimentos para obtener los nutrientes esenciales que el organismo necesita. Este proceso implica varias etapas: **ingestión, digestión, absorción y eliminación de residuos**.

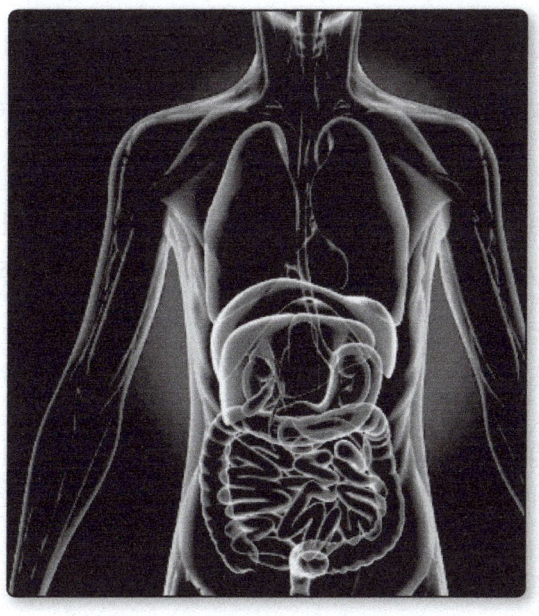

Los órganos principales del sistema digestivo son los siguientes:

1. **Boca:**

   - Punto de inicio de la digestión.

   - Los dientes trituran los alimentos y la saliva, producida por las glándulas salivales, los humedece e inicia la digestión de los carbohidratos con la enzima **amilasa salival**.

2. **Faringe y esófago:**

   - La faringe actúa como vía de paso del bolo alimenticio hacia el esófago.

   - El esófago transporta los alimentos hacia el estómago mediante movimientos peristálticos.

3. **Estómago:**

   - Segrega **ácido clorhídrico (HCl)** y enzimas digestivas como la **pepsina**, que inician la digestión de las proteínas.

   - Almacena el alimento y lo mezcla con los jugos gástricos hasta formar el **quimo**.

4. **Intestino delgado:**

   - Es el principal órgano de absorción de nutrientes.

   - Se divide en tres partes: **duodeno, yeyuno e íleon**.

   - Aquí actúan las secreciones del **páncreas** y la **vesícula biliar**, que ayudan a la digestión de grasas, proteínas y carbohidratos.

5. **Intestino grueso:**

   - Absorbe agua y minerales.

   - Forma las heces a partir de los restos no digeridos y facilita su eliminación.

6. **Hígado, páncreas y vesícula biliar:**

- **Hígado:** produce **bilis**, almacena glucógeno y metaboliza toxinas.

- **Páncreas:** produce enzimas digestivas y hormonas como la **insulina**.

- **Vesícula biliar:** almacena y libera bilis para la digestión de grasas.

Las patologías comunes del sistema digestivo son:

1. **Reflujo gastroesofágico:**

- Ocurre cuando el ácido del estómago regresa al esófago, causando ardor y malestar.

- Es común en personas encamadas o con problemas de motilidad digestiva.

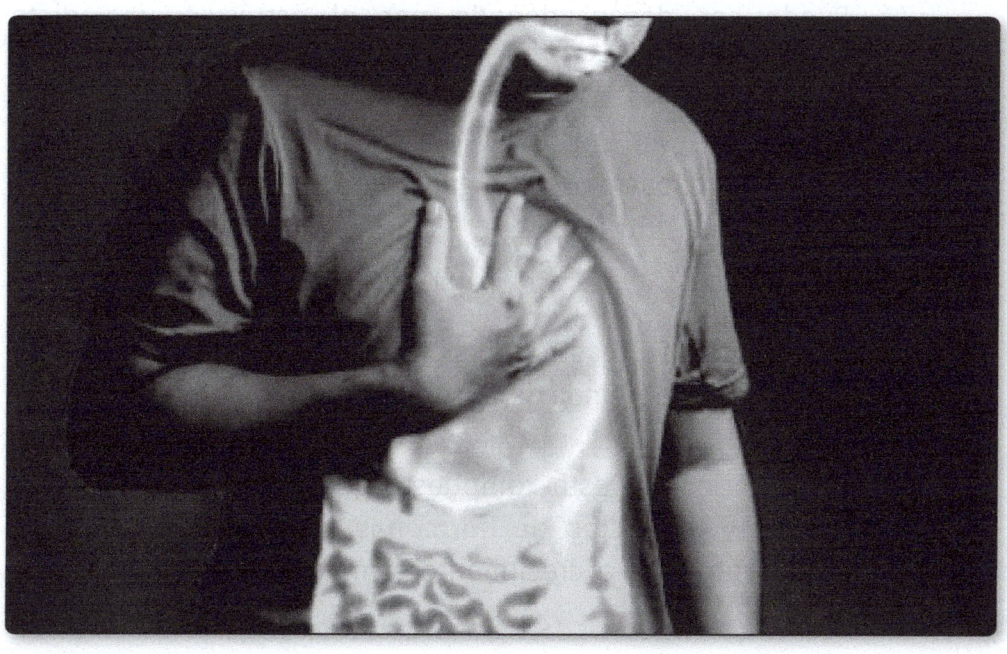

2. **Gastritis y úlceras gástricas:**

- Inflamación de la mucosa del estómago causada por el **Helicobacter pylori**, el consumo excesivo de medicamentos o el estrés.

- Puede provocar dolor abdominal, náuseas y hemorragias digestivas.

3. **Estreñimiento:**

- Muy frecuente en personas con movilidad reducida y dietas bajas en fibra.

- Puede provocar **impactación fecal**, dolor abdominal y molestias generales.

4. **Síndrome del intestino irritable (SII):**

- Trastorno funcional caracterizado por dolor abdominal, distensión y alteraciones en el tránsito intestinal.

- Puede ser desencadenado por el estrés o una dieta inadecuada.

5. **Enfermedades hepáticas (cirrosis, hígado graso, hepatitis):**

- Afectan la capacidad del hígado para metabolizar sustancias y almacenar nutrientes.

6. **Diabetes y sus efectos en el sistema digestivo:**

- Puede causar gastroparesia (ralentización del vaciado gástrico) y problemas de absorción de nutrientes.

El **sistema endocrino** está compuesto por glándulas encargadas de la **producción y liberación de hormonas**, que regulan funciones esenciales del cuerpo, como el crecimiento, el metabolismo y el equilibrio interno.

Las principales glándulas del sistema endocrino son:

1. **Hipotálamo:**

   Regula la actividad del sistema endocrino y controla la liberación de hormonas de la hipófisis.

2. **Hipófisis (glándula pituitaria):**

   Se encarga de la secreción de **hormonas del crecimiento, tiroideas y sexuales**.

3. **Tiroides:**

   Produce **tiroxina (T4) y triyodotironina (T3)**, hormonas que regulan el metabolismo y el consumo de energía.

4. **Páncreas:**

   Libera **insulina y glucagón**, que regulan los niveles de glucosa en sangre.

5. **Glándulas suprarrenales:**

   Producen **cortisol (hormona del estrés)** y **adrenalina**, fundamentales para la respuesta al estrés.

6. **Gónadas (ovarios y testículos):**

   Liberan hormonas sexuales como **estrógenos, progesterona y testosterona**, regulando la reproducción y el desarrollo de caracteres sexuales secundarios.

Las patologías comunes del sistema endocrino son las siguientes:

1. **Diabetes mellitus:**

   - Se produce por la **deficiencia o resistencia a la insulina**, provocando un aumento de los niveles de glucosa en sangre.

   - Puede generar complicaciones como neuropatía, nefropatía y problemas cardiovasculares.

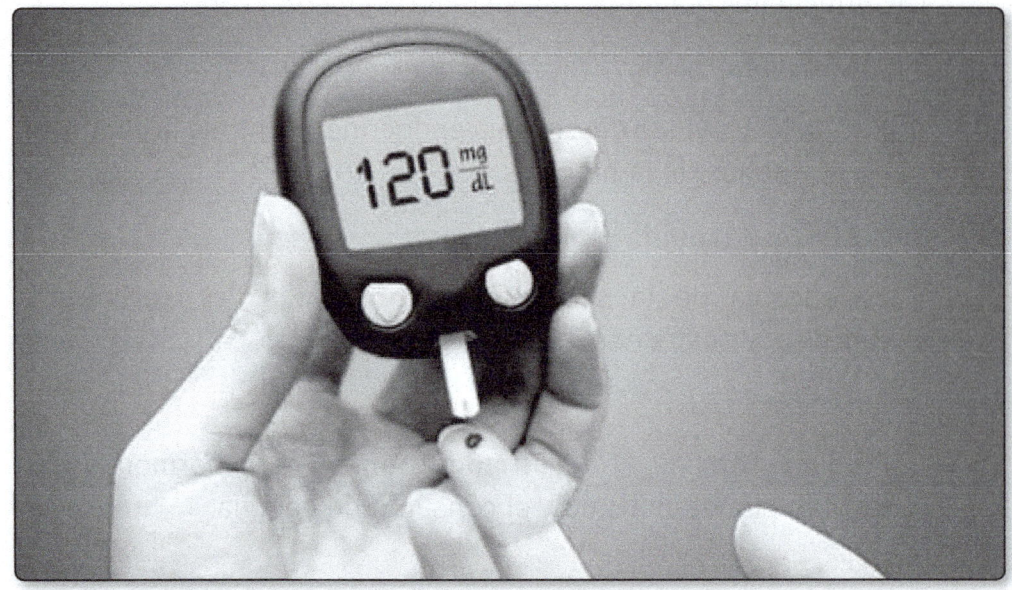

2. **Hipotiroidismo e hipertiroidismo:**

   - **Hipotiroidismo:**

     Se caracteriza por un metabolismo lento, fatiga, aumento de peso y piel seca.

   - **Hipertiroidismo:**

     Provoca nerviosismo, taquicardia y pérdida de peso excesiva.

3. **Síndrome de Cushing:**

   Exceso de cortisol en el organismo, lo que puede generar obesidad, hipertensión y osteoporosis.

4. **Enfermedad de Addison:**

   Insuficiencia suprarrenal que causa fatiga extrema, pérdida de peso y debilidad muscular.

Ambos sistemas están estrechamente relacionados, ya que las hormonas regulan procesos digestivos y metabólicos:

▸ **La insulina y el glucagón** controlan la absorción y el almacenamiento de nutrientes en el hígado y el tejido adiposo.

▸ **Las hormonas tiroideas** regulan la velocidad del metabolismo, afectando la digestión y la absorción de nutrientes.

▸ **El cortisol** influye en la distribución de grasas y el metabolismo de carbohidratos.

▸ **Las hormonas gastrointestinales** (como la gastrina y la secretina) controlan la producción de jugos digestivos.

Cualquier **alteración en estos sistemas** puede generar complicaciones nutricionales y metabólicas, afectando directamente la calidad de vida del usuario dependiente.

Ejemplo

Pedro, un residente con diabetes, sufre episodios de hiperglucemia y ha desarrollado problemas digestivos como estreñimiento y reflujo.

Se adapta su dieta para controlar los niveles de glucosa, aumentando la ingesta de fibra y reduciendo los carbohidratos de absorción rápida.

3.3 COMPROBACIÓN DE HOJAS DE DIETAS

La **comprobación de hojas de dietas** en instituciones sociosanitarias es un proceso esencial para garantizar que cada usuario reciba una alimentación adecuada a sus **necesidades nutricionales, estado de salud y requerimientos específicos**. En estos entornos, las dietas deben cumplir criterios de **equilibrio, variedad y adaptabilidad**, asegurando un aporte óptimo de **nutrientes esenciales** y evitando riesgos relacionados con deficiencias nutricionales o problemas digestivos.

Cada usuario puede tener necesidades dietéticas diferentes en función de su edad, patologías, restricciones alimentarias o preferencias. Por ello, es fundamental revisar que las **hojas de dietas** reflejen correctamente las indicaciones médicas y nutricionales, evitando errores que puedan comprometer la salud del usuario.

3.3.1 Dietas y menús de instituciones sociosanitarias

En las instituciones sociosanitarias, la alimentación debe cumplir con requisitos específicos para asegurar el bienestar de los usuarios. Los menús se diseñan considerando **factores nutricionales, restricciones médicas y requerimientos individuales**, garantizando que la alimentación sea **completa, variada y segura**.

Las dietas en estos entornos se pueden clasificar según su objetivo, consistencia y composición nutricional.

Los tipos de dietas en instituciones sociosanitarias son:

Dieta basal o normal

Es la alimentación estándar para usuarios **sin restricciones alimentarias específicas**. Debe ser **variada, equilibrada y adaptada a las necesidades calóricas del usuario**, incluyendo todos los grupos de alimentos.

- ▸ **Aporte calórico**:
  Depende de la edad, peso y nivel de actividad del usuario.

- ▸ **Composición**:
  Proteínas, carbohidratos, grasas saludables, fibra, vitaminas y minerales.

- ▸ **Textura y presentación**:
  En usuarios sin problemas de masticación, se sirven alimentos en su forma habitual.

Aunque es la dieta más común, siempre debe ajustarse a las preferencias del usuario y a sus requerimientos específicos.

Ejemplo

✓ Desayuno: leche con café, tostada integral con aceite de oliva y tomate, zumo de naranja natural.

✓ Media mañana: yogur natural con frutos secos.

✓ Almuerzo: pechuga de pollo a la plancha con ensalada de quinoa y verduras, pan integral, fruta de temporada.

✓ Merienda: infusión y biscotes integrales con queso fresco.

✓ Cena: merluza al horno con patatas cocidas y espinacas salteadas, pan, yogur natural sin azúcar.

Dieta hiposódica

Indicada para personas con **hipertensión, insuficiencia renal o problemas cardiovasculares**.

▼ **Restricción de sal**:

Se eliminan alimentos ricos en sodio, como embutidos, conservas y snacks salados.

▼ **Sustitución de la sal**:

Se utilizan hierbas aromáticas y especias naturales para mejorar el sabor de los alimentos.

▼ **Control de líquidos**:

En algunos casos, se restringe la ingesta de líquidos en usuarios con insuficiencia renal avanzada.

Ejemplo

✓ Desayuno: leche desnatada con avena, pan sin sal con mermelada casera sin azúcar, manzana.

✓ Media mañana: infusión con bizcocho casero sin sal.

✓ Almuerzo: filete de ternera con puré de calabacín y zanahoria, pan sin sal, peras al horno.

✓ Merienda: yogur natural con frutos secos sin sal.

✓ Cena: revuelto de champiñones y espárragos con tostadas de pan integral sin sal, infusión.

Dieta hipocalórica

Diseñada para usuarios con **sobrepeso u obesidad**, con el objetivo de reducir la ingesta calórica manteniendo un buen aporte nutricional.

▸ **Menos grasas y azúcares**:

Se eliminan frituras, bollería industrial y bebidas azucaradas.

▸ **Más fibra y proteínas**:

Se incluyen verduras, frutas, legumbres y carnes magras.

▸ **Aumento del consumo de agua**:

Favorece la eliminación de toxinas y mejora la digestión.

Ejemplo

✓ Desayuno: té verde, tostada de pan integral con queso fresco y tomate.

✓ Media mañana: gelatina sin azúcar y almendras crudas.

✓ Almuerzo: pechuga de pavo a la plancha con ensalada de espinacas, garbanzos y aguacate, fruta.

✓ Merienda: batido de leche desnatada con fresas.

✓ Cena: ensalada de atún con espárragos, huevo cocido y pan integral.

Dieta hipercalórica e hiperproteica

Se utiliza en personas con **desnutrición, convalecencia o enfermedades que requieren un mayor aporte energético**.

▼ **Alimentos ricos en calorías y proteínas**:

Carnes, pescados, huevos, frutos secos, lácteos enteros y aceite de oliva.

▼ **Fraccionamiento de comidas**:

Se recomienda hacer **5 o 6 comidas al día** para facilitar la ingesta.

▼ **Uso de suplementos nutricionales**:

En algunos casos, se añaden batidos o suplementos de proteínas.

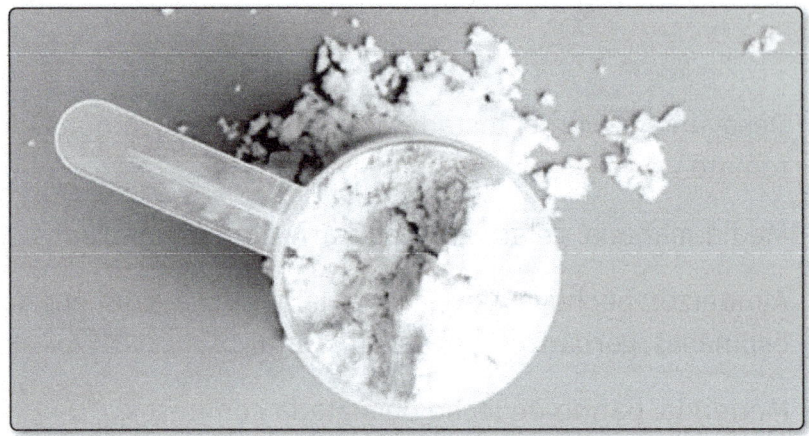

Ejemplo

✓ Desayuno: batido de leche entera con plátano y avena, tostadas con crema de cacahuete.

✓ Media mañana: frutos secos y yogur griego.

✓ Almuerzo: lentejas con carne, arroz blanco, pan, natillas caseras.

✓ Merienda: batido de proteínas con leche y frutas.

✓ Cena: tortilla de 3 huevos con queso y espinacas, pan integral, ensalada de aguacate.

Dieta diabética

Indicada para usuarios con **diabetes mellitus**, evitando alteraciones en los niveles de glucosa en sangre.

▼ **Control de carbohidratos**:

Se priorizan los de **absorción lenta**, como legumbres, cereales integrales y verduras.

▼ **Evitar azúcares simples**:

Se restringen postres, dulces y bebidas azucaradas.

▼ **Distribución equilibrada de las comidas**:

Se recomienda fraccionar la ingesta en **5 o 6 comidas al día**.

Ejemplo

✓ Desayuno: pan integral con queso fresco y tomate, café con leche sin azúcar, fruta con canela.

✓ Media mañana: yogur natural sin azúcar con frutos secos.

✓ Almuerzo: pescado al horno con puré de patata y calabacín, ensalada de lechuga y tomate, manzana asada.

✓ Merienda: infusión y tostada con aguacate.

✓ Cena: pollo a la plancha con verduras al vapor, pan integral, yogur sin azúcar.

Dieta pobre en grasa

Recomendada para personas con **problemas hepáticos, colesterol alto o enfermedades cardiovasculares**.

▼ **Evitar grasas saturadas**:

Se eliminan embutidos, mantequilla y frituras.

▼ **Uso de grasas saludables**:

Aceite de oliva, aguacate, frutos secos y pescado azul.

▼ **Métodos de cocción recomendados**:

Al horno, a la plancha o al vapor.

Ejemplo

✓ Desayuno: leche desnatada con copos de avena, tostada de pan integral con mermelada sin azúcar.

✓ Media mañana: yogur desnatado y fruta fresca.

✓ Almuerzo: pescado blanco al horno con arroz y verduras, pan integral, fruta de temporada.

✓ Merienda: infusión con galletas integrales sin grasa.

✓ Cena: puré de verduras con tortilla de claras y pan integral.

Dieta de protección gástrica

Se utiliza en personas con **gastritis, reflujo gastroesofágico o úlceras**.

▶ **Evitar alimentos irritantes**:

Se eliminan especias picantes, café, cítricos y alcohol.

▶ **Priorizar comidas suaves**:

Purés, cremas y alimentos de fácil digestión.

▶ **Evitar comidas abundantes**:

Se recomienda fraccionar la dieta en **comidas pequeñas y frecuentes**.

Ejemplo

✓ Desayuno: infusión de manzanilla, pan blanco con queso fresco y miel.

✓ Media mañana: yogur natural sin azúcar y plátano maduro.

✓ Almuerzo: pollo hervido con patata cocida y zanahoria, compota de manzana.

✓ Merienda: galletas maría con manzanilla.

✓ Cena: crema de calabacín con pescado blanco a la plancha.

Dieta astringente

Indicada en casos de **diarrea o alteraciones intestinales**.

▸ **Alimentos de fácil digestión**:

Arroz blanco, plátano, zanahoria cocida, manzana rallada.

▸ **Evitar fibra insoluble**:

Se restringen frutas y verduras crudas, legumbres y cereales integrales.

▸ **Buena hidratación**:

Para evitar la deshidratación, se recomienda consumir agua, infusiones y suero oral.

Ejemplo

✓ Desayuno: té negro con pan blanco y membrillo.

✓ Media mañana: manzana rallada con yogur natural sin azúcar.

✓ Almuerzo: arroz blanco con pechuga de pollo a la plancha, zanahoria cocida.

✓ Merienda: plátano maduro y galletas sin fibra.

✓ Cena: puré de patata con merluza hervida y pan blanco.

Dieta para disfagia (texturas modificadas)

Dirigida a personas con **dificultades para tragar**, como pacientes con enfermedades neurológicas o post-ictus.

▸ **Adaptación de texturas**:

Triturados, purés, líquidos espesados según el grado de disfagia.

▸ **Evitar alimentos de doble textura**:

Como sopas con tropezones o frutas con piel y pulpa.

▸ **Uso de espesantes**:

Para garantizar una deglución segura.

Ejemplo

✓ Desayuno: papilla de avena con leche y puré de manzana.

✓ Media mañana: yogur espesado con espesante comercial.

✓ Almuerzo: puré de carne con arroz y zanahoria, compota de pera.

✓ Merienda: batido de leche con plátano y cereales triturados.

✓ Cena: crema de calabacín con pescado triturado y puré de patata.

3.3.2 Menús en patologías especiales

En las instituciones sociosanitarias, la alimentación debe adaptarse a las **necesidades específicas** de cada usuario, considerando **enfermedades crónicas, estados de salud y restricciones dietéticas**. Los menús en patologías especiales están diseñados para prevenir complicaciones, mejorar la calidad de vida y garantizar un adecuado aporte nutricional en personas con condiciones médicas que afectan la digestión, absorción o metabolismo de los alimentos.

A continuación, se presentan las principales patologías que requieren una adaptación de la dieta, junto con ejemplos de menús específicos:

Menú para pacientes con hipertensión arterial

La **hipertensión** es una enfermedad crónica que requiere un control estricto de la alimentación, reduciendo el consumo de sodio y grasas saturadas.

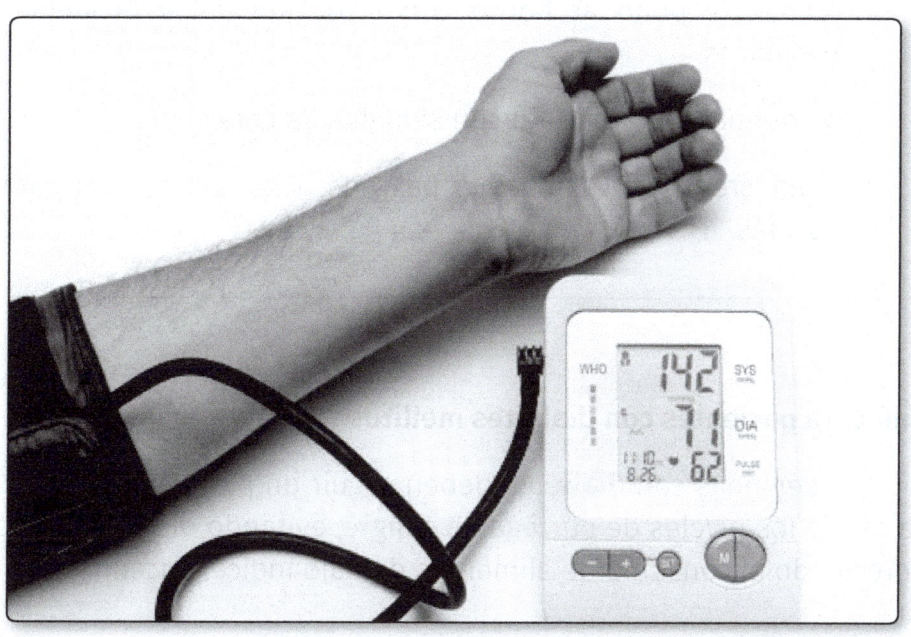

Las características de la dieta son:

▼ Reducción del **sodio (<2 g/día)**, eliminando embutidos, conservas y productos ultraprocesados.

▼ Aumento de alimentos ricos en **potasio, magnesio y calcio**, como plátanos, legumbres y lácteos bajos en grasa.

▼ Uso de **hierbas y especias** en lugar de sal para condimentar los alimentos.

Ejemplo

✓ Desayuno: leche desnatada con pan integral sin sal y queso fresco.

✓ Media mañana: frutas frescas y frutos secos sin sal.

✓ Almuerzo: pollo al horno con arroz integral y ensalada de espinacas.

✓ Merienda: yogur natural con semillas de chía.

✓ Cena: crema de calabacín y pescado a la plancha con patatas cocidas.

Menú para pacientes con diabetes mellitus

Las personas con **diabetes** deben seguir un plan de alimentación que regule los niveles de **glucosa en sangre**, evitando picos de azúcar y favoreciendo el consumo de alimentos de bajo índice glucémico.

Las características de la dieta son:

▼ Distribución equilibrada de **hidratos de carbono complejos** (pan integral, legumbres, frutas con fibra).

▼ Reducción de azúcares simples y productos refinados.

▼ Inclusión de **proteínas magras y grasas saludables**.

Ejemplo

✓ Desayuno: pan integral con queso fresco y tomate, café con leche sin azúcar.

✓ Media mañana: yogur natural sin azúcar con frutos secos.

✓ Almuerzo: lentejas con verduras y pescado al horno.

✓ Merienda: batido de leche con cacao sin azúcar y semillas de lino.

✓ Cena: pollo a la plancha con ensalada de aguacate y quinoa.

Menú para pacientes con enfermedad renal crónica

En personas con **insuficiencia renal**, la dieta debe adaptarse para reducir la carga de trabajo de los riñones y evitar la acumulación de sustancias tóxicas en el organismo.

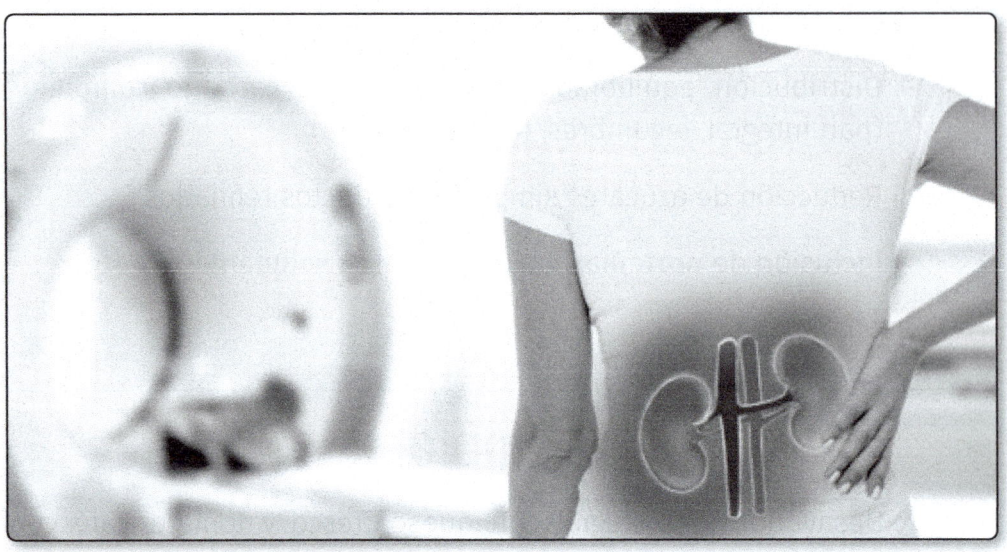

Las características de la dieta son:

▼ Reducción de **sodio, potasio y fósforo**.

▼ Control de la ingesta de proteínas, priorizando proteínas de alta calidad.

▼ Regulación de líquidos en casos avanzados de enfermedad renal.

Ejemplo

✓ Desayuno: tostadas de pan sin sal con mermelada casera.

✓ Media mañana: manzana pelada y yogur natural.

✓ Almuerzo: merluza al vapor con arroz blanco y calabacín cocido.

✓ Merienda: infusión con galletas sin sodio.

✓ Cena: puré de zanahoria con tortilla de claras y pan sin sal.

Menú para pacientes con problemas hepáticos (hígado graso, cirrosis, hepatitis)

Las enfermedades hepáticas requieren una alimentación que reduzca la inflamación y el esfuerzo del hígado en la metabolización de grasas y proteínas.

Las características de la dieta son:

▸ Reducción de grasas saturadas y azúcares refinados.

▸ Aumento de proteínas de calidad para evitar la pérdida muscular.

▸ Fraccionamiento de comidas en porciones pequeñas y frecuentes.

Ejemplo

✓ Desayuno: batido de avena con leche desnatada y plátano.

✓ Media mañana: tostada integral con aguacate y pavo.

✓ Almuerzo: pechuga de pollo al horno con puré de patata.

✓ Merienda: yogur desnatado con frutos secos.

✓ Cena: ensalada de quinoa con atún y verduras cocidas.

Menú para pacientes con dislipidemia (colesterol alto)

El **colesterol elevado** aumenta el riesgo de enfermedades cardiovasculares, por lo que la alimentación debe enfocarse en reducir grasas saturadas y potenciar el consumo de fibra y ácidos grasos saludables.

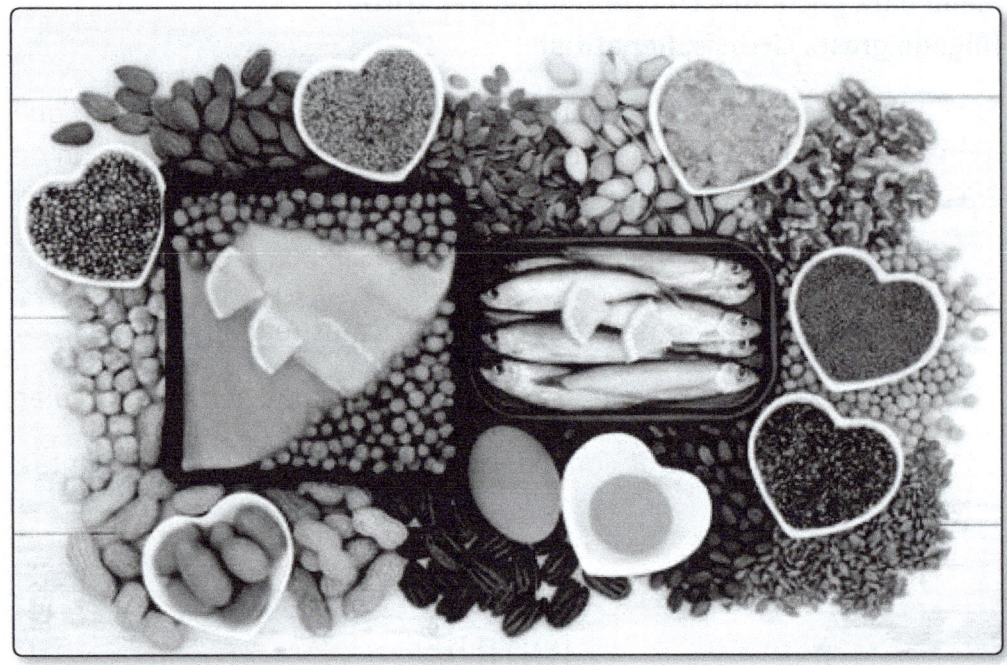

Las características de la dieta son:

▼ Eliminación de **grasas saturadas y trans** (frituras, embutidos, bollería).

▼ Incorporación de alimentos ricos en **omega-3** (pescado azul, frutos secos).

▼ Aumento de **fibra soluble** (avena, legumbres, frutas).

Ejemplo

✓ Desayuno: yogur desnatado con copos de avena y frutos secos.

✓ Media mañana: infusión con pan integral y tomate.

✓ Almuerzo: salmón a la plancha con arroz integral y ensalada de espinacas.

✓ Merienda: fruta fresca con semillas de lino.

✓ Cena: revuelto de verduras con pan integral.

Menú para pacientes con disfagia (dificultad para tragar)

Los usuarios con **disfagia** requieren dietas de **texturas modificadas** para facilitar la deglución y prevenir el riesgo de aspiración.

Las características de la dieta son:

▸ Texturas adaptadas: purés, cremas, alimentos triturados.

▸ Uso de espesantes en líquidos para evitar atragantamientos.

▸ Eliminación de alimentos con **doble textura** o difíciles de tragar.

Ejemplo

✓ Desayuno: papilla de avena con leche y compota de manzana.

✓ Media mañana: yogur espesado con espesante comercial.

✓ Almuerzo: puré de carne con arroz y zanahoria, compota de pera.

✓ Merienda: batido de leche con plátano y cereales triturados.

✓ Cena: crema de calabacín con pescado triturado y puré de patata.

3.4 ALIMENTACIÓN POR VÍA ORAL

La **alimentación por vía oral** es el método más común de nutrición en los usuarios de instituciones sociosanitarias. Sin embargo, en algunos casos, las personas dependientes pueden presentar **dificultades para alimentarse de forma autónoma** debido a problemas de movilidad, coordinación, masticación o deglución.

Para garantizar una **ingesta segura, eficiente y adaptada a las necesidades del usuario**, es fundamental el uso de **ayudas técnicas** que faciliten la alimentación, minimicen riesgos de atragantamiento y promuevan la autonomía en la medida de lo posible.

3.4.1 Ayudas técnicas para la ingesta

Las **ayudas técnicas para la ingesta** son dispositivos diseñados para facilitar la alimentación en personas con **dificultades motoras, neurológicas o de deglución**. Estos productos pueden ser de gran utilidad en usuarios con **enfermedades neuromusculares, artritis, hemiplejia, Parkinson o disfagia**, mejorando su independencia y seguridad a la hora de comer.

A continuación, se presentan los principales tipos de ayudas técnicas para la ingesta y sus características:

Cubiertos adaptados

Los cubiertos adaptados están diseñados para facilitar el agarre y la manipulación de los alimentos en personas con **debilidad muscular, temblores o movilidad reducida en las manos**.

Los tipos de cubiertos adaptados son:

▼ **Cubiertos con mango engrosado:**

Facilitan el agarre en personas con artritis o problemas de prensión.

▼ **Cubiertos angulados:**

Permiten una mejor inclinación de la mano para llevar el alimento a la boca sin necesidad de movimientos complejos.

▼ **Cubiertos con peso adicional:**

Indicados para personas con temblores (como en la enfermedad de Parkinson), ya que reducen el movimiento involuntario.

▼ **Cubiertos con correas o fijaciones:**

Útiles en personas con movilidad muy reducida o dificultades en la coordinación motriz.

Ejemplo

Juan, un usuario con hemiparesia tras un ictus, utiliza una cuchara angulada y con mango engrosado para poder alimentarse sin asistencia.

Platos y recipientes especiales

Los platos y vasos adaptados ayudan a evitar derrames y facilitan la toma de alimentos en personas con **falta de control motor o dificultades de coordinación**.

Los tipos de platos y recipientes adaptados son:

▼ **Platos con borde elevado o inclinados:**

Facilitan el recogido de los alimentos con la cuchara o tenedor sin que estos se salgan del plato.

▶ **Platos con base antideslizante:**

Evitan que el plato se mueva en la mesa, permitiendo mayor estabilidad.

▶ **Vasos con boquilla o antiderrame:**

Diseñados para prevenir el derrame de líquidos y facilitar la ingesta en personas con problemas de deglución.

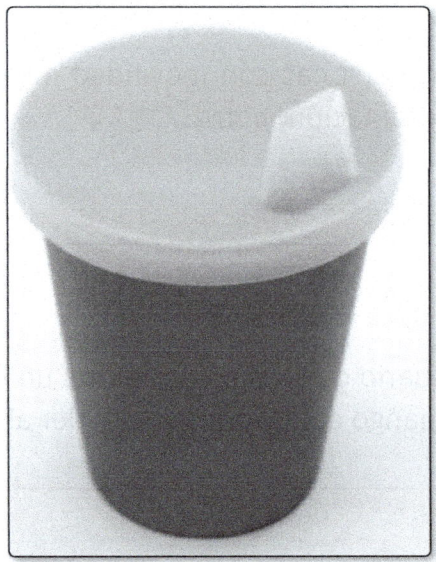

▶ **Tazas con asas ergonómicas:**

Permiten un mejor agarre y reducen el esfuerzo al sostenerlas.

Ejemplo

María, una usuaria con temblores en las manos, utiliza un vaso con boquilla antiderrame y un plato con base antideslizante para evitar derrames y facilitar su autonomía en la alimentación.

Dispositivos para facilitar la deglución

Algunas personas presentan **disfagia** (dificultad para tragar), lo que aumenta el riesgo de atragantamiento y complicaciones respiratorias. Para estos casos, existen dispositivos que **mejoran la seguridad y eficacia de la deglución**.

Las herramientas útiles para la disfagia son:

- ▼ **Espesantes para líquidos:**

    Se añaden a bebidas y sopas para modificar su textura y evitar que los líquidos lleguen a las vías respiratorias.

- ▼ **Cubiertos con vibración o estimulación sensorial:**

    Favorecen la activación de la musculatura de la boca y la lengua en personas con disfagia neuromuscular.

- ▼ **Dispositivos de posicionamiento de cabeza y cuello:**

    Ayudan a mantener una postura correcta al tragar.

Ejemplo

Pedro, un usuario con disfagia post-ictus, toma sus líquidos con un espesante especial y utiliza una pajita con válvula de control de flujo para reducir el riesgo de aspiración.

Sistemas de alimentación asistida

Para usuarios con **movilidad extremadamente reducida** o que no pueden sostener los cubiertos, existen dispositivos de alimentación asistida.

Algunos ejemplos de sistemas de alimentación asistida son:

▸ **Brazos articulados para sostener cubiertos:**

Permiten que el usuario guíe el alimento a la boca con movimientos mínimos.

▸ **Sillas con soporte de cabeza y brazos:**

Facilitan una postura adecuada para la ingesta sin riesgo de atragantamiento.

▸ **Sistemas de alimentación robótica:**

Dispositivos electrónicos que ayudan al usuario a llevar los alimentos a la boca sin asistencia directa de un cuidador.

Ejemplo

Lucía, una usuaria con esclerosis múltiple avanzada, utiliza un brazo articulado con soporte de cuchara para comer sin depender completamente del cuidador.

Posicionadores y soportes posturales

Mantener una postura adecuada al comer es clave para evitar atragantamientos y favorecer una ingesta segura. Para ello, se utilizan posicionadores y soportes posturales que **corrigen la postura del usuario durante la comida**.

Algunos dispositivos para una postura correcta en la alimentación son:

▼ **Cojines ergonómicos:**

Ayudan a mantener una posición estable en la silla de ruedas o en la cama.

▼ **Sillas con ajuste de inclinación:**

Permiten adaptar la posición del usuario según sus necesidades.

▼ **Cinturones y arneses posturales:**

Evitan movimientos bruscos o deslizamientos en personas con espasticidad o debilidad muscular.

Ejemplo

Francisco, un usuario con parálisis cerebral, utiliza una silla con inclinación ajustable y un cojín ergonómico para facilitar la alimentación y reducir el riesgo de broncoaspiración.

Las ayudas técnicas para la ingesta **mejoran la calidad de vida de los usuarios con dificultades para alimentarse**, promoviendo su independencia y reduciendo los riesgos asociados a la alimentación asistida. La selección adecuada de estos dispositivos permite que cada persona **pueda comer con mayor comodidad y seguridad**, evitando complicaciones como la desnutrición o el atragantamiento.

El uso de estos dispositivos debe ser evaluado por profesionales de la salud y adaptado a las necesidades individuales de cada usuario.

3.4.2 Apoyo a la ingesta: cubiertos, platos y vasos especiales

El apoyo a la ingesta es una necesidad común en **personas dependientes** que presentan dificultades para comer de manera autónoma debido a problemas de **motricidad, coordinación, masticación o deglución**. Para facilitar el proceso de alimentación y garantizar una ingesta segura y cómoda, se utilizan **cubiertos, platos y vasos especiales**, adaptados a las capacidades del usuario.

Estas ayudas técnicas permiten **mejorar la autonomía, reducir el esfuerzo físico y evitar accidentes como atragantamientos o derrames**. Su elección debe basarse en las necesidades específicas de cada usuario, asegurando que puedan manejar los utensilios de forma efectiva y segura.

Cubiertos especiales para la ingesta

Los **cubiertos adaptados** están diseñados para facilitar el agarre y la manipulación de los alimentos en personas con **artritis, hemiparesia, temblores o debilidad muscular**.

Los tipos de cubiertos adaptados son:

▼ **Cubiertos con mango engrosado:**

Facilitan el agarre en usuarios con poca fuerza en las manos o dificultades en la prensión.

▼ **Cubiertos angulados:**

Con una curvatura que permite llevar el alimento a la boca con menor esfuerzo, útiles para personas con movilidad reducida en muñeca o codo.

▼ **Cubiertos con peso adicional:**

Diseñados para personas con temblores, reduciendo el movimiento involuntario (útiles en Parkinson).

▼ **Cubiertos con correas o sujeciones:**

Permiten a los usuarios con muy poca movilidad sostener el cubierto sin necesidad de sujetarlo firmemente.

Ejemplo

Manuel, un usuario con artritis severa, utiliza una cuchara con mango engrosado y un tenedor angulado para poder alimentarse sin ayuda.

Platos y recipientes especiales

El uso de **platos y recipientes adaptados** permite a las personas con limitaciones motoras comer con mayor facilidad y seguridad, reduciendo el riesgo de que la comida se derrame.

Los tipos de platos y recipientes adaptados son:

▼ **Platos con borde elevado:**

Evitan que los alimentos se salgan del plato y facilitan su recogida con el cubierto.

▼ **Platos con base antideslizante:**

Evitan movimientos bruscos y derrames accidentales.

▼ **Platos térmicos:**

Mantienen la temperatura de los alimentos durante más tiempo, ideales para usuarios que tardan en comer.

Ejemplo

Rosa, una usuaria con hemiparesia tras un ictus, utiliza un plato con borde elevado y base antideslizante para evitar derrames y facilitar la recogida de alimentos con su cubierto angulado.

Vasos y tazas adaptadas

Las personas con problemas de coordinación, disfagia o movilidad reducida pueden tener dificultades para beber de forma segura, aumentando el riesgo de atragantamiento o derrames.

Los tipos de vasos y tazas adaptadas son:

▼ **Vasos con boquilla antiderrame:**

Permiten beber sin inclinar la cabeza y controlando el flujo de líquido.

▼ **Tazas con asas ergonómicas:**

Facilitan el agarre y reducen el esfuerzo al sostenerlas.

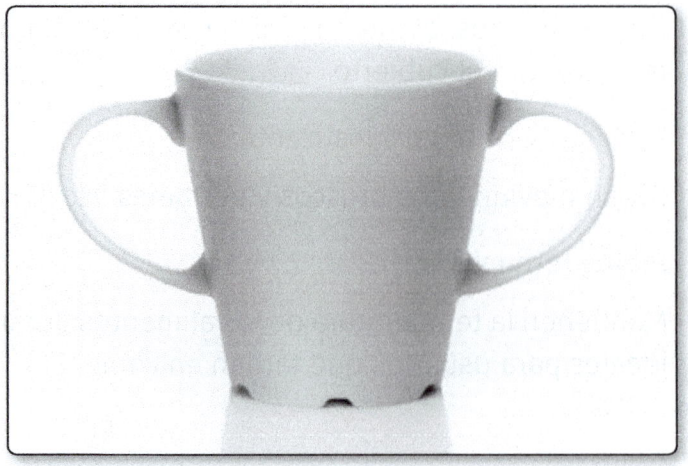

▼ **Vasos con pajita de control de flujo:**

Regulan la cantidad de líquido que entra en la boca, evitando atragantamientos en personas con disfagia.

▼ **Vasos basculantes:**

Se inclinan para facilitar la bebida sin necesidad de levantar el vaso.

Ejemplo

Pedro, un usuario con Parkinson, utiliza un vaso con boquilla antiderrame para evitar que los temblores le hagan derramar el líquido.

3.4.3 Pautas según estado del usuario

Cada usuario presenta **necesidades específicas** en la ingesta de alimentos y líquidos, dependiendo de su **nivel de autonomía, su estado de salud y sus capacidades motoras y cognitivas**. La adaptación de la alimentación y el uso de ayudas técnicas deben **ajustarse a cada caso individual** para garantizar una ingesta segura y eficaz.

A continuación, se presentan **las principales pautas de apoyo a la ingesta según el estado del usuario**.

Usuarios con movilidad reducida en manos y brazos

Tienen dificultad para sostener cubiertos, platos o vasos debido a **debilidad muscular, artritis, hemiplejia o enfermedades neuromusculares**.

Las pautas de alimentación son:

▶ Usar **cubiertos con mango engrosado y platos antideslizantes**.

▶ Utilizar **brazos articulados o soportes** si la movilidad es muy limitada.

▶ Ofrecer comidas en **textura fácil de masticar**, evitando trozos grandes o duros.

▶ Colocar la mesa a una altura adecuada para evitar posturas incómodas.

Ejemplo

Marta, una usuaria con esclerosis múltiple, utiliza cubiertos con agarre ergonómico y un plato con borde elevado para comer con menos esfuerzo.

Usuarios con disfagia o riesgo de atragantamiento

Tienen dificultad para tragar alimentos o líquidos debido a **ictus, enfermedades neurodegenerativas o debilidad en los músculos de la deglución**.

Las pautas de alimentación son:

▶ Usar **espesantes** en líquidos para evitar atragantamientos.

▶ Administrar los alimentos en **texturas adaptadas** (triturada, puré, semisólida).

▶ Evitar alimentos de **doble textura** (como sopa con trozos).

▶ **Supervisar la alimentación** para prevenir complicaciones respiratorias.

▶ **Posición correcta:** mantener una postura **recta y con ligera inclinación de la cabeza hacia adelante**.

Ejemplo

Juan, un usuario post-ictus con disfagia, toma líquidos con espesante y come alimentos triturados, evitando riesgos de broncoaspiración.

¿Cuál debe ser la actuación en caso de atragantamiento?

Si, a pesar de las medidas preventivas, un usuario con disfagia sufre un atragantamiento, es fundamental actuar con rapidez para evitar asfixia.

FASE 1: identificación del tipo de obstrucción

Existen dos tipos de atragantamiento:

1. **Obstrucción parcial:**

   - El usuario **tose con fuerza, habla y respira con dificultad**.

   - En este caso, **se debe animar a que continúe tosiendo** hasta expulsar el alimento.

   - No se deben dar golpes en la espalda, ya que esto podría provocar un desplazamiento del objeto hacia una posición más peligrosa.

2. **Obstrucción completa:**

   - El usuario **no puede hablar, toser ni respirar**, y puede llevarse las manos al cuello (señal universal de atragantamiento).

   - En este caso, es necesario intervenir inmediatamente.

FASE 2: maniobras de desobstrucción

Se deben realizar en el siguiente orden:

1. **Llamar inmediatamente a emergencias (112)** si la persona pierde la conciencia o la obstrucción no se resuelve rápidamente.

2. **Si el usuario está consciente:**

   Aplicar 5 golpes interescapulares (entre los omóplatos) con la palma de la mano, inclinando ligeramente el cuerpo del usuario hacia adelante.

   Si no se expulsa el alimento, **realizar la maniobra de Heimlich**:

   a) Colocarse detrás del usuario y rodear su cintura con los brazos.

   b) Hacer un puño con una mano y colocarlo justo por encima del ombligo.

   c) Sujetar el puño con la otra mano y realizar **compresiones rápidas y ascendentes** hasta que el objeto se expulse.

3. **Si el usuario está en silla de ruedas o encamado:**

   Si está **en silla de ruedas** y no puede inclinarse hacia adelante, realizar la maniobra de Heimlich **sentado** o inclinarlo levemente hacia un costado para aplicar los golpes interescapulares.

   Si está **encamado**, aplicar **compresiones torácicas en lugar de abdominales**, presionando el centro del pecho con ambas manos.

4. **Si el usuario pierde la conciencia:**

   Iniciar maniobras de RCP (reanimación cardiopulmonar), alternando 30 compresiones torácicas con 2 insuflaciones (boca a boca), hasta que llegue la ayuda médica.

Incluso si el usuario expulsa el objeto y parece recuperado, es fundamental:

- ▼ **Vigilar su respiración y nivel de conciencia** durante al menos **30 minutos**.

- ▼ **Consultar con un profesional sanitario** para evaluar posibles lesiones en la vía aérea.

- ▼ **Revisar y adaptar su dieta** para evitar futuros episodios de atragantamiento.

> ### ⓘ NOTA
>
> Nunca introducir los dedos en la boca del usuario para intentar retirar el objeto, ya que esto podría empujar el alimento más adentro.
>
> En usuarios con disfagia severa, se recomienda la presencia de personal entrenado en primeros auxilios durante la alimentación.

Usuarios con deterioro cognitivo (Alzhéimer, demencia)

Pueden olvidar cómo usar los cubiertos, perder interés en la comida o no reconocer los alimentos.

Las pautas de alimentación son:

- ▼ Ofrecer **comidas visualmente atractivas** para estimular el apetito.

- ▼ Presentar los alimentos en **porciones pequeñas** y fáciles de masticar.

- ▼ Evitar distracciones y mantener un **ambiente tranquilo** en la hora de la comida.

- ▼ **Supervisar la alimentación** para evitar que se lleven la comida a la boca de forma inadecuada.

- ▼ **Utilizar cubiertos ligeros y fáciles de agarrar.**

Ejemplo

Dolores, una usuaria con Alzhéimer avanzado, recibe su comida en platos de colores llamativos para estimular su reconocimiento de los alimentos y facilitar la ingesta.

Usuarios con temblores o falta de coordinación (Parkinson, ataxias)

Tienen dificultades para sostener cubiertos y vasos debido a **temblores involuntarios o movimientos descoordinados**.

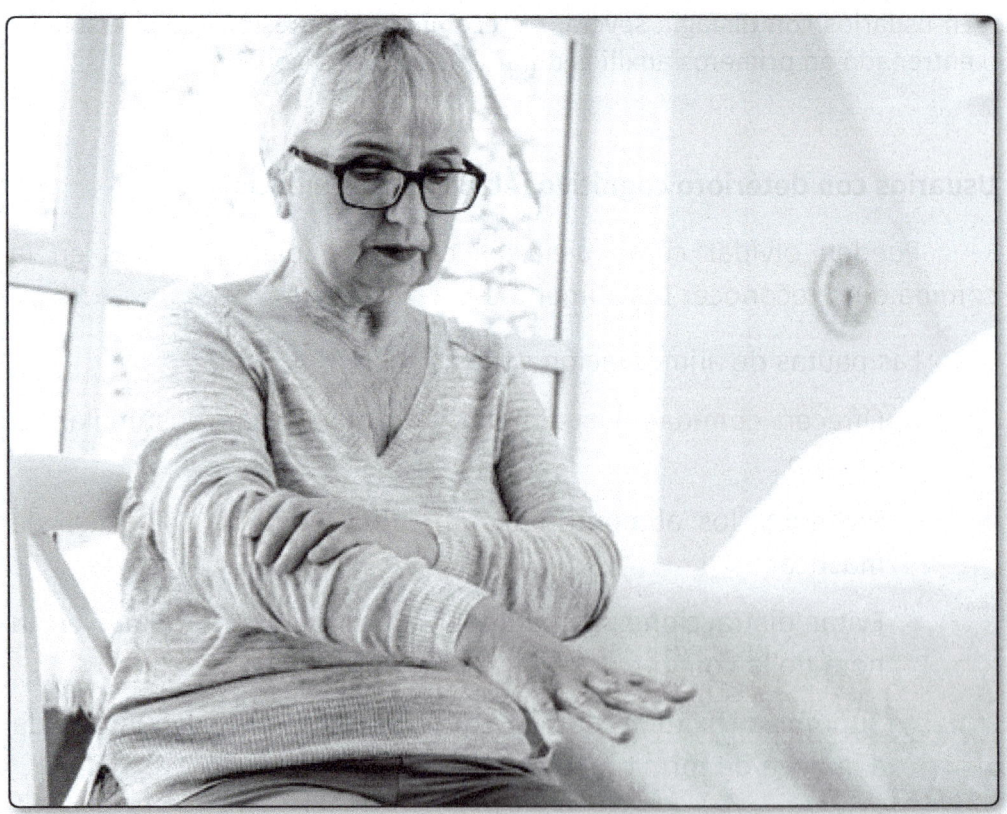

Las pautas de alimentación son:

- ▼ Usar **cubiertos con peso adicional** para reducir los temblores.

- ▼ Utilizar **vasos antiderrame o con pajita de control de flujo**.

- ▼ Servir la comida en **platos con borde alto y base antideslizante**.

- ▼ Fraccionar los alimentos en **porciones pequeñas** para evitar que se caigan del cubierto.

- ▼ **Evitar sopas o líquidos muy fluidos**, ya que pueden derramarse fácilmente.

Ejemplo

Carlos, un usuario con Parkinson, usa cubiertos pesados y platos antideslizantes, además de un vaso con boquilla antiderrame para evitar derrames por temblores.

3.4.4 Posturas del usuario que facilitan la ingesta

La postura del usuario durante la alimentación es un **factor clave para garantizar una ingesta segura y eficiente**. Una posición incorrecta puede aumentar el riesgo de **atragantamientos, broncoaspiración y problemas digestivos**, especialmente en personas con **movilidad reducida, disfagia o enfermedades neurológicas**.

La **posición adecuada** varía según las condiciones del usuario, por lo que es esencial **adaptar la postura** en función de sus capacidades y necesidades. Además, el personal de atención debe garantizar que el entorno de la comida sea **cómodo, estable y libre de distracciones** para facilitar el proceso de alimentación.

Los principios básicos de una postura correcta para la ingesta son los siguientes:

▼ **Espalda recta y apoyada:**

El usuario debe estar **lo más erguido posible**, con la espalda apoyada en el respaldo de la silla o cama.

▼ **Cabeza alineada y ligeramente inclinada hacia adelante:**

Esta posición favorece la deglución y evita el riesgo de que los alimentos pasen a la vía respiratoria.

▼ **Pies apoyados en el suelo o en un soporte:**

Mantiene la estabilidad del usuario y evita que se desplace hacia adelante o hacia los lados.

▼ **Brazos apoyados en una mesa o reposabrazos:**

Facilita la manipulación de cubiertos y reduce el esfuerzo al comer.

▼ **Evitar posiciones reclinadas:**

Comer en una postura semirreclinada aumenta el riesgo de aspiración y reflujo gastroesofágico.

La postura ideal dependerá del **nivel de movilidad, coordinación y capacidad de deglución** del usuario. A continuación, se describen las posiciones más adecuadas en diferentes situaciones.

Usuarios autónomos o con movilidad parcial

Personas que pueden **mantenerse erguidas**, aunque con alguna dificultad para coordinar los movimientos al comer.

La postura recomendada es la siguiente:

▶ **Sentado en silla** con la espalda recta y los pies bien apoyados.

▶ La bandeja o mesa debe estar a una altura cómoda para evitar inclinarse demasiado.

▶ **Cabeza ligeramente inclinada hacia adelante** para facilitar la deglución.

Usuarios con disfagia (dificultad para tragar)

Riesgo de atragantamiento y aspiración, frecuente en personas con enfermedades neurológicas como **ictus, Parkinson o demencia**.

La postura recomendada es la siguiente:

▶ **Sentado a 90° con la espalda recta y la cabeza inclinada hacia adelante**.

▶ **Evitar la hiperextensión del cuello**, ya que puede abrir la vía respiratoria y aumentar el riesgo de aspiración.

▶ **Mantener la postura durante al menos 30 minutos después de comer** para evitar el reflujo.

Usuarios encamados o con movilidad reducida

Personas con **incapacidad para sentarse en una silla**, como pacientes encamados o con debilidad muscular severa.

La postura recomendada es la siguiente:

▶ Elevar el **respaldo de la cama entre 60° y 90°**.

▶ Colocar **almohadas en la espalda y bajo la cabeza** para mantener la estabilidad.

▶ **Cabeza ligeramente inclinada hacia adelante** para evitar atragantamientos.

▶ Supervisar **lentamente la ingesta de líquidos y sólidos**, ofreciendo pequeñas cantidades.

Usuarios con temblores o problemas neuromotores

Personas con **temblores o movimientos involuntarios** que dificultan la manipulación de cubiertos y vasos, como en **Parkinson o ataxia**.

La postura recomendada es la siguiente:

▸ **Sentado con la espalda recta y apoyada**.

▸ Uso de **brazos apoyados en la mesa** para estabilizar los movimientos.

▸ Utilización de **cubiertos con peso y platos antideslizantes** para facilitar la coordinación.

Usuarios con deterioro cognitivo (Alzhéimer, demencia)

Personas que pueden olvidar cómo tragar, rechazar la comida o no identificar los alimentos correctamente.

La postura recomendada es la siguiente:

▸ **Sentado a 90° en un ambiente tranquilo** y sin distracciones.

▸ Supervisar que el usuario **mastique bien los alimentos** y no almacene comida en la boca.

▸ Utilizar platos de colores contrastantes para mejorar el reconocimiento de los alimentos.

▸ **Fraccionar la comida en pequeñas porciones** para evitar que el usuario se atragante.

A continuación, se expone un resumen de las posturas recomendadas según el tipo de usuario:

Tipo de usuario	Postura recomendada
Usuarios autónomos o con movilidad parcial	Sentado en silla, espalda recta y pies apoyados. Mesa a altura cómoda para evitar inclinaciones. Cabeza ligeramente inclinada hacia adelante.
Usuarios con disfagia	Sentado a 90°, espalda recta y cabeza inclinada hacia adelante. Evitar hiperextensión del cuello para prevenir aspiraciones. Mantener postura 30 minutos después de la comida.
Usuarios encamados o con movilidad reducida	Elevar el respaldo de la cama entre 60° y 90°. Uso de almohadas en la espalda y cabeza para estabilidad. Cabeza ligeramente inclinada hacia adelante. Supervisar la ingesta con porciones pequeñas.
Usuarios con temblores o problemas neuromotores	Sentado con la espalda recta y apoyada. Brazos apoyados en la mesa para estabilizar movimientos. Uso de cubiertos con peso y platos antideslizantes.
Usuarios con deterioro cognitivo	Sentado a 90° en un ambiente tranquilo y sin distracciones. Supervisar que mastique bien y no almacene comida en la boca. Usar platos con colores contrastantes para facilitar el reconocimiento. Fraccionar la comida en porciones pequeñas.

Por otro lado, algunos errores comunes en la postura durante la ingesta son los siguientes:

- **Comer en posición reclinada**:

  Aumenta el riesgo de aspiración y reflujo.

- **Inclinar la cabeza hacia atrás**:

  Puede facilitar el paso de alimentos a la tráquea.

- **No ajustar la altura de la mesa o bandeja**:

  Obliga al usuario a inclinarse demasiado, dificultando la deglución.

- **No supervisar la alimentación en usuarios con disfagia**:

  Puede provocar episodios de atragantamiento.

Por último, algunas recomendaciones post-ingesta son:

- **Mantener la postura erguida durante 30 minutos después de comer**, especialmente en personas con reflujo o disfagia.
- **Revisar la boca del usuario** para asegurarse de que no queden restos de comida acumulados.
- **Ofrecer líquidos después de la comida** para facilitar la digestión y la hidratación.
- **Evitar movimientos bruscos o cambios de posición inmediatamente después de la ingesta.**

3.5 TÉCNICAS DE RECOGIDA DE ELIMINACIONES

La **recogida de eliminaciones** es una tarea fundamental en el cuidado de personas dependientes en instituciones sociosanitarias. Consiste en la gestión adecuada de la **orina, heces y otras excreciones corporales**, garantizando la **higiene, la dignidad del usuario y la prevención de infecciones**.

Para llevar a cabo este procedimiento, es necesario **emplear técnicas adecuadas, utilizar materiales apropiados y mantener una correcta higiene** tanto en el usuario como en el entorno. Además, es fundamental adaptar la recogida de eliminaciones a las condiciones individuales de cada usuario, considerando su movilidad, nivel de autonomía y estado de salud.

Los principios básicos en la recogida de eliminaciones son:

1. **Respetar la intimidad y dignidad del usuario**, asegurando un entorno discreto.

2. **Utilizar guantes y material de protección** para evitar riesgos de contaminación.

3. **Mantener una correcta higiene** antes, durante y después del procedimiento.

4. **Realizar la recogida con rapidez y eficacia**, evitando que el usuario permanezca incómodo durante el proceso.

5. **Registrar cualquier anomalía** en la orina o las heces (color, consistencia, presencia de sangre, frecuencia) e informar al personal sanitario si es necesario.

6. **Eliminar los residuos de forma higiénica y siguiendo los protocolos de bioseguridad.**

Dependiendo del nivel de movilidad del usuario y su estado de salud, existen diferentes técnicas para la recogida de orina y heces.

Recogida de orina

En el caso de **usuarios con movilidad autónoma:**

- ▸ Se les indica que utilicen el **baño o la silla de inodoro portátil** si pueden desplazarse.

- ▸ En algunos casos, se pueden emplear **botellas colectoras de orina** en la cama si tienen movilidad parcial.

Para **usuarios encamados o con movilidad reducida:**

▸ Se emplean **cuñas o botellas colectoras**.

▸ Se facilita una **postura cómoda** para evitar derrames y molestias.

▸ Se limpia la zona íntima del usuario tras la eliminación para prevenir infecciones.

Por último, en el caso de **usuarios con incontinencia urinaria:**

▸ Se utilizan **pañales absorbentes o colectores urinarios** (como sondas externas en hombres).

▸ Se deben cambiar con frecuencia para evitar la irritación de la piel y úlceras por humedad.

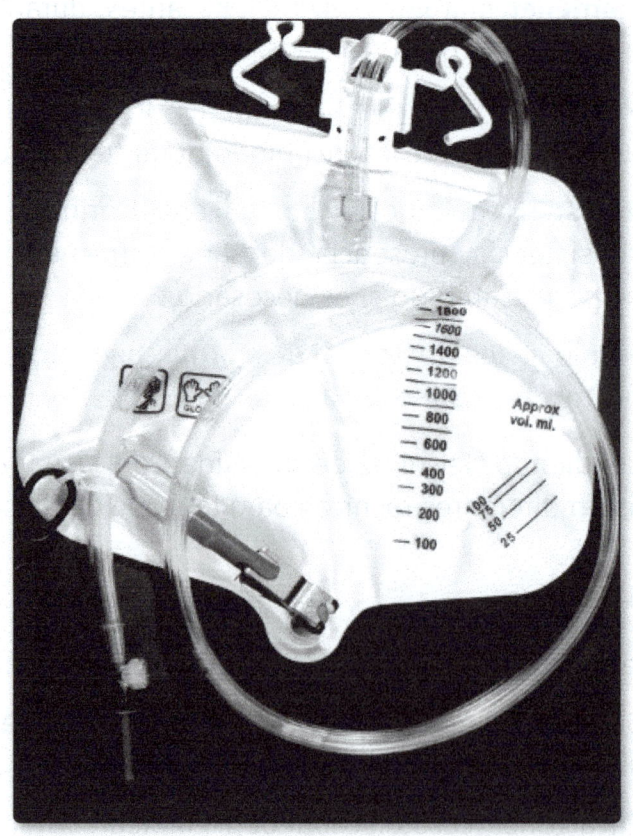

Recogida de heces

En **usuarios con autonomía parcial:**

- Se les ayuda a desplazarse al **inodoro o a la silla de inodoro portátil**.
- Se debe proporcionar privacidad y supervisar si es necesario.

En **usuarios encamados o con movilidad reducida:**

- Se emplea una **cuña sanitaria** para la recogida de heces en la cama.
- Se coloca al usuario en **posición lateral o semiincorporada** para facilitar la defecación.
- Tras la eliminación, se retira la cuña con cuidado y se limpia la zona perianal con esponja o toallitas húmedas.

Por último, en el caso de **usuarios con incontinencia fecal:**

- Se utilizan **pañales absorbentes o colectores fecales** para evitar ensuciar la ropa de cama.
- Se deben cambiar con frecuencia para prevenir infecciones y lesiones en la piel.
- Se recomienda aplicar **cremas barrera** para evitar la irritación cutánea.

Para la **recogida de eliminaciones en usuarios con sondaje urinario o colostomía**, se debe hacer lo siguiente:

1. **Usuarios con sonda urinaria:**
    - La orina se recoge directamente en **bolsas colectoras** conectadas a la sonda.

- Se debe vaciar la bolsa periódicamente, evitando que se llene en exceso.

- Se debe limpiar la sonda y la zona del meato urinario para prevenir infecciones.

2. **Usuarios con colostomía**:

- Las heces se recogen en una **bolsa de colostomía adherida al abdomen**.

- Se debe vaciar la bolsa regularmente y mantener la higiene del estoma.

- Se utiliza una **técnica aséptica** para cambiar la bolsa de colostomía y prevenir infecciones.

Ejemplo

Pedro, un usuario con colostomía, recibe asistencia diaria para el cambio de su bolsa colectora, asegurando la limpieza del estoma y evitando infecciones.

Para garantizar una recogida higiénica y segura, se emplean los siguientes materiales:

▸ **Cuñas sanitarias**:

Recipientes utilizados en usuarios encamados para la recogida de orina y heces.

▸ **Botellas colectoras**:

Dispositivos diseñados para la recogida de orina en hombres y mujeres.

▼ **Sillas con inodoro incorporado**:

Utilizadas en usuarios con movilidad reducida que pueden sentarse.

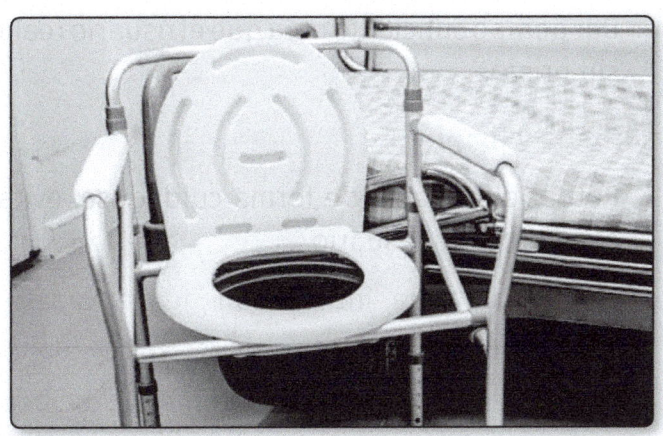

▼ **Pañales absorbentes**:
Recomendados en casos de incontinencia urinaria o fecal.

▼ **Bolsas colectoras de orina o heces**:
Usadas en personas con sondaje urinario o colostomía.

▼ **Guantes desechables y productos de higiene**:
Para garantizar la limpieza y prevenir infecciones.

A continuación, se describe el procedimiento general para la recogida de eliminaciones:

1. **Preparación del material:**

    • Colocar **guantes desechables** y disponer de todo lo necesario antes de iniciar el procedimiento.

2. **Colocación del usuario:**

    • Asegurar que el usuario adopte una **posición cómoda y segura**.

    • En el caso de usuarios encamados, girarlos suavemente de lado o elevar el respaldo de la cama.

3. **Recogida de la eliminación:**

- Colocar la cuña, botella o colector de forma correcta para evitar derrames.

- Dar tiempo suficiente para que el usuario realice la eliminación sin prisa.

4. **Retirada y limpieza:**

- Retirar el material de forma cuidadosa, evitando el contacto con la piel del usuario.

- Limpiar la zona íntima con **agua tibia y jabón neutro o toallitas especiales**.

- Secar bien la piel y aplicar **crema protectora** si es necesario.

5. **Gestión de residuos:**

- Desechar el contenido en el inodoro o en los sistemas de residuos clínicos según protocolo.

- Limpiar y desinfectar la cuña, botella o colector antes de su reutilización.

6. **Registro y observación:**

- Anotar cualquier anomalía en la orina o heces (presencia de sangre, color anormal, frecuencia irregular).

- Informar al personal sanitario si se detectan cambios significativos en las eliminaciones.

La importancia de la higiene en la recogida de eliminaciones implica varias razones:

▼ **Prevención de infecciones**:

La limpieza adecuada evita la proliferación de bacterias y hongos.

- **Conservación de la integridad de la piel**:

  El contacto prolongado con orina o heces puede causar irritaciones y úlceras por humedad.

- **Respeto por la dignidad del usuario**:

  Proporcionar privacidad y cuidado es esencial para su bienestar emocional.

Como se ha expuesto, la recogida de eliminaciones es una tarea esencial en el cuidado de personas dependientes en instituciones sociosanitarias. Las **técnicas de recogida de orina y heces** deben adaptarse a las condiciones individuales de cada usuario, considerando su **nivel de movilidad, autonomía y estado de salud**.

A continuación, se presenta un resumen con las **diferentes técnicas de recogida de eliminaciones**, según el grado de autonomía del usuario y el método más adecuado para cada caso:

Tipo de eliminación	Nivel de autonomía del usuario	Método de recogida	Consideraciones clave
Orina	**Usuarios con movilidad autónoma**	Uso de baño o silla de inodoro portátil.	Supervisar solo si es necesario, respetando la privacidad. Favorecer el acceso a un entorno seguro y adaptado.
	Usuarios con movilidad reducida (parcial o encamados)	Uso de botellas colectoras o cuñas sanitarias en la cama.	Colocar al usuario en una postura cómoda para evitar derrames. Limpiar la zona íntima tras la eliminación para prevenir infecciones.

Tipo de eliminación	Nivel de autonomía del usuario	Método de recogida	Consideraciones clave
	Usuarios con incontinencia urinaria	Pañales absorbentes o colectores urinarios (sondas externas en hombres).	Cambiar con frecuencia para evitar irritaciones y úlceras por humedad. Usar cremas barrera para proteger la piel.
Heces	Usuarios con autonomía parcial	Desplazamiento asistido al inodoro o silla de inodoro portátil.	Garantizar privacidad y supervisar si es necesario. Asegurar accesibilidad y comodidad en el traslado.
	Usuarios con movilidad reducida (parcial o encamados)	Uso de cuñas sanitarias en la cama.	Colocar al usuario en **posición lateral o semiincorporada** para facilitar la defecación. Limpiar cuidadosamente la zona perianal tras la eliminación.
	Usuarios con incontinencia fecal	Pañales absorbentes o colectores fecales.	Cambiar con frecuencia para evitar infecciones y lesiones cutáneas. Aplicar cremas barrera para prevenir irritaciones.
Sondaje urinario	Usuarios con sonda vesical	Recogida de orina en bolsas colectoras.	Vaciar la bolsa periódicamente sin que se llene en exceso. Limpiar la sonda y la zona del meato urinario para evitar infecciones.

Tipo de eliminación	Nivel de autonomía del usuario	Método de recogida	Consideraciones clave
Colostomía	Usuarios con colostomía	Recogida de heces en una bolsa adherida al abdomen.	Vaciar la bolsa regularmente y limpiar el estoma con técnica aséptica. Usar sistemas adecuados para evitar fugas y prevenir infecciones.

3.6 PREVENCIÓN DE RIESGOS EN LA ALIMENTACIÓN Y LA RECOGIDA DE ELIMINACIONES

En instituciones sociosanitarias, la **alimentación** y la **recogida de eliminaciones** son dos actividades esenciales que, si no se realizan correctamente, pueden conllevar **riesgos para la salud del usuario**. Es fundamental aplicar **medidas preventivas** para evitar complicaciones como **infecciones, atragantamientos, desnutrición o lesiones cutáneas**.

En primer lugar, la alimentación en personas dependientes debe realizarse de manera segura para **evitar accidentes, asegurar una nutrición adecuada y reducir complicaciones digestivas**. Los principales riesgos incluyen **atragantamiento, deshidratación, desnutrición e infecciones alimentarias**.

El **atragantamiento** es una de las complicaciones más graves durante la alimentación, especialmente en personas con **disfagia, enfermedades neurológicas o movilidad reducida**. Si los alimentos o líquidos ingresan en la tráquea, pueden provocar una **broncoaspiración**, aumentando el riesgo de neumonía.

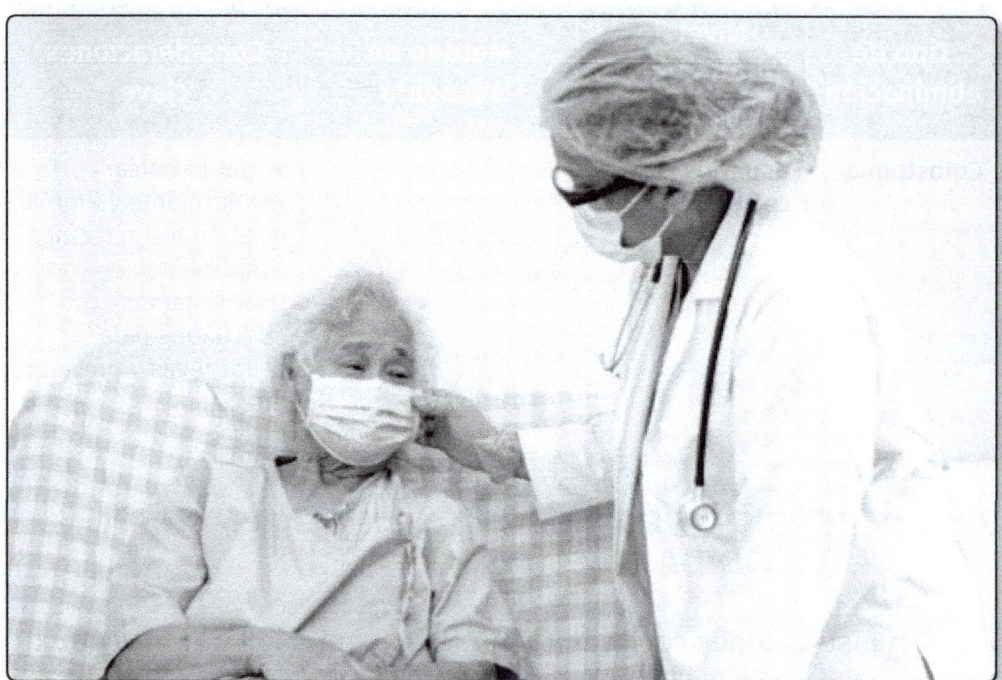

Algunas medidas preventivas son las siguientes:

▼ **Adecuar la textura de los alimentos** según la capacidad de deglución del usuario (triturados, purés, espesantes).

▼ **Mantener al usuario en una postura correcta** (sentado a 90° y con la cabeza ligeramente inclinada hacia adelante).

▼ **Supervisar la alimentación**, especialmente en personas con alto riesgo de aspiración.

▼ **Fraccionar la comida en porciones pequeñas** y evitar que el usuario coma demasiado rápido.

▼ **Evitar alimentos de doble textura** (como sopas con trozos o frutas con piel y pulpa).

Por otro lado, las personas dependientes pueden experimentar **falta de apetito, problemas digestivos o dificultades para ingerir alimentos**, lo que puede llevar a una desnutrición. En este caso, debemos considerar las siguientes medidas preventivas:

- ▼ **Adaptar la dieta a las necesidades del usuario**, asegurando un aporte suficiente de proteínas, vitaminas y minerales.

- ▼ **Fraccionar la alimentación** en varias tomas al día si el usuario no puede ingerir grandes cantidades de una vez.

- ▼ **Incluir alimentos de alto valor nutricional**, como carnes magras, lácteos, legumbres y frutas.

- ▼ **Monitorizar el peso y estado nutricional** de los usuarios para detectar signos de desnutrición.

- ▼ **Asegurar un ambiente agradable y sin distracciones** durante la comida para favorecer el apetito.

Por su parte, la **falta de ingesta de líquidos** es un problema frecuente en personas mayores o con movilidad reducida, lo que puede provocar **estreñimiento, confusión, infecciones urinarias y problemas renales**. En este caso, las medidas preventivas son:

- ▼ **Ofrecer líquidos regularmente**, incluso si el usuario no manifiesta sed.

- ▼ **Utilizar espesantes en líquidos** para personas con disfagia, evitando riesgos de aspiración.

- ▼ **Incluir alimentos con alto contenido de agua**, como frutas, caldos y gelatinas.

- ▼ **Supervisar la cantidad de líquidos ingeridos** diariamente.

El consumo de alimentos en **mal estado** o la manipulación inadecuada pueden provocar intoxicaciones alimentarias en personas vulnerables. Es por ello por lo que se deben tomar las siguientes medidas preventivas:

▸ **Mantener la higiene en la manipulación de alimentos** (lavado de manos, uso de utensilios limpios).

▸ **Controlar la temperatura de conservación de los alimentos**, evitando la proliferación de bacterias.

▸ **Evitar el consumo de alimentos crudos o poco cocidos**, especialmente en usuarios con sistema inmunológico debilitado.

▸ **Descartar alimentos en mal estado** o con fecha de caducidad vencida.

Por otro lado, la recogida de orina y heces debe realizarse de manera **higiénica y segura** para evitar infecciones, daños en la piel y contaminación del entorno.

Las personas con incontinencia urinaria o que requieren sondajes tienen un mayor riesgo de **infecciones del tracto urinario y lesiones cutáneas** debido a la humedad prolongada. En este caso, algunas medidas preventivas a considerar son:

▸ **Cambiar los pañales y colectores urinarios con regularidad**, evitando la acumulación de humedad.

▸ **Lavar y secar correctamente la zona íntima tras cada eliminación**.

▸ **Aplicar cremas barrera** para proteger la piel de la irritación.

▸ **Mantener una buena hidratación** para evitar infecciones urinarias.

▶ **Realizar un control de signos de infección** (olor fuerte, color anormal de la orina, molestias al orinar).

El contacto con **orina, heces y otros desechos biológicos** puede aumentar el riesgo de transmisión de infecciones si no se manejan de manera adecuada. Se deben tomar las siguientes medidas preventivas:

▶ **Uso de guantes y material de protección** en cada procedimiento.

▶ **Lavado de manos antes y después de la recogida de eliminaciones**.

▶ **Desecho de los residuos según los protocolos de bioseguridad**.

▶ **Desinfección de cuñas, botellas y material reutilizable** tras su uso.

Además, el contacto prolongado con **orina y heces** puede dañar la piel, favoreciendo la aparición de **úlceras y dermatitis**. Para esto, las medidas preventivas son:

▶ **Realizar cambios de pañal frecuentes**, evitando la humedad prolongada.

▶ **Mantener la piel seca y protegida** con cremas hidratantes y barreras cutáneas.

▶ **Revisar la piel diariamente** para detectar signos de irritación o heridas.

▶ **Usar ropa de cama absorbente y transpirable** para reducir la humedad.

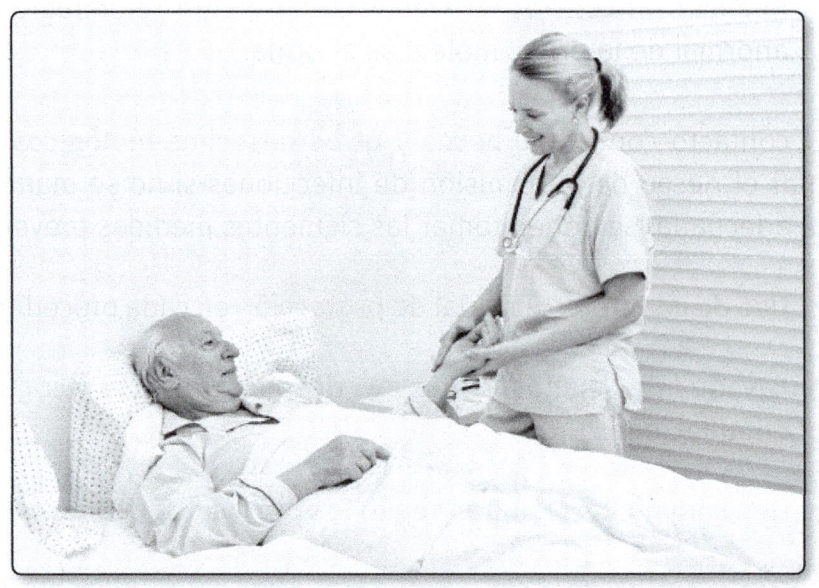

La correcta gestión de la alimentación y la recogida de eliminaciones en entornos sociosanitarios previene complicaciones médicas y contribuye al bienestar general del usuario, favoreciendo su comodidad y calidad de vida. La implementación de protocolos rigurosos y la formación del personal en estas áreas son fundamentales para reducir riesgos y garantizar un entorno seguro. Además, hay que mantener una comunicación fluida con el equipo interdisciplinario de salud para adaptar continuamente las estrategias de prevención a las necesidades individuales de cada usuario.

En este sentido, cabe destacar la importancia de la coordinación entre auxiliares de enfermería, nutricionistas y terapeutas ocupacionales. En el cuidado de personas dependientes en instituciones, la **atención higiénico-alimentaria** requiere la intervención de un equipo multidisciplinar para garantizar un servicio eficaz, seguro y personalizado. La coordinación entre **auxiliares de enfermería, nutricionistas y terapeutas ocupacionales** es clave para optimizar la calidad de vida de los usuarios, prevenir complicaciones y favorecer su autonomía en la medida de lo posible.

Cada profesional dentro del equipo de atención sociosanitaria tiene funciones específicas, pero es su trabajo conjunto lo que garantiza un cuidado integral.

Los **auxiliares de enfermería** son responsables de la **atención directa** a los usuarios, desempeñando tareas esenciales en su higiene, alimentación y bienestar diario.

Sus funciones incluyen:

- ▶ **Higiene personal y aseo del usuario**, incluyendo baño, cambios de ropa y cuidado de la piel.

- ▶ **Apoyo en la alimentación asistida**, asegurando que el usuario reciba los alimentos en condiciones adecuadas y según sus necesidades específicas.

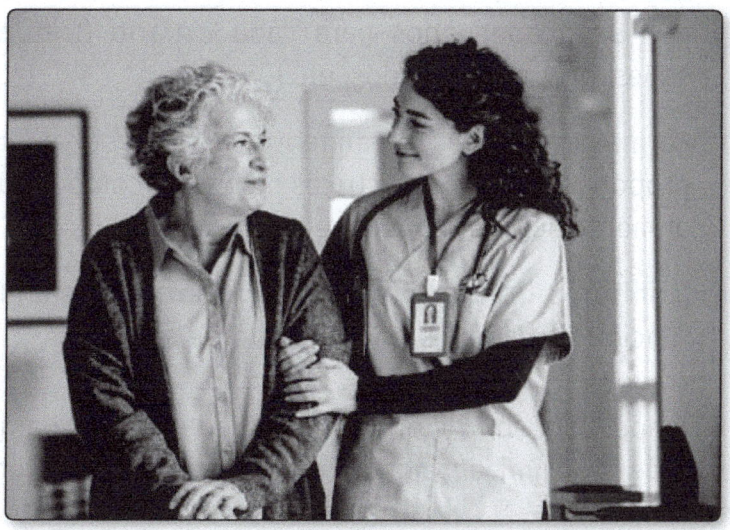

- ▶ **Control de signos de alarma**, como la presencia de úlceras por presión, problemas de deglución o signos de desnutrición.

- ▶ **Movilización y cambios posturales** para prevenir complicaciones asociadas a la inmovilidad.

- ▶ **Comunicación con el resto del equipo sanitario** sobre cualquier cambio en el estado del usuario.

Los auxiliares de enfermería son el **vínculo directo** entre el usuario y el resto del equipo, ya que tienen contacto diario con ellos y pueden detectar problemas a tiempo.

Por su parte, los **nutricionistas** diseñan y supervisan las dietas de los usuarios, adaptándolas a sus necesidades médicas y funcionales. Sus principales funciones incluyen:

- ▼ **Evaluación del estado nutricional del usuario**, determinando si existe malnutrición, deshidratación o deficiencias específicas.

- ▼ **Diseño de dietas personalizadas**, considerando patologías como **diabetes, disfagia, insuficiencia renal o enfermedades cardiovasculares**.

- ▼ **Supervisión de la consistencia de los alimentos**, asegurando que sean adecuados para cada usuario (triturados, líquidos espesados, enriquecidos, etc.).

- ▼ **Formación y asesoramiento al personal de atención**, proporcionando directrices sobre cómo administrar la alimentación de manera segura y eficaz.

- ▼ **Monitoreo de la evolución del usuario**, ajustando la dieta en función de cambios en su estado de salud.

El papel del nutricionista es fundamental para **prevenir la malnutrición y optimizar la calidad de la alimentación** en los usuarios dependientes.

Por último, los **terapeutas ocupacionales** trabajan para mejorar la autonomía de los usuarios en sus actividades diarias, incluyendo la higiene y la alimentación. Sus principales funciones son:

- ▼ **Entrenamiento en la alimentación independiente**, enseñando al usuario a utilizar ayudas técnicas como cubiertos adaptados o platos con bordes elevados.

▼ **Rehabilitación de la motricidad**, ayudando a los usuarios con **problemas neurológicos o musculares** a recuperar habilidades motoras necesarias para el aseo y la alimentación.

▼ **Adaptación del entorno**, facilitando un acceso seguro a los elementos de higiene y alimentación (mesas a la altura correcta, sillas con soporte, etc.).

▼ **Prevención de la dependencia**, promoviendo estrategias para mantener el mayor nivel de autonomía posible.

▼ **Trabajo conjunto con auxiliares y nutricionistas**, proporcionando recomendaciones para adaptar los procedimientos según la capacidad del usuario.

Los terapeutas ocupacionales ayudan a que el usuario **mantenga su independencia** en la medida de lo posible, mejorando su bienestar y autoestima.

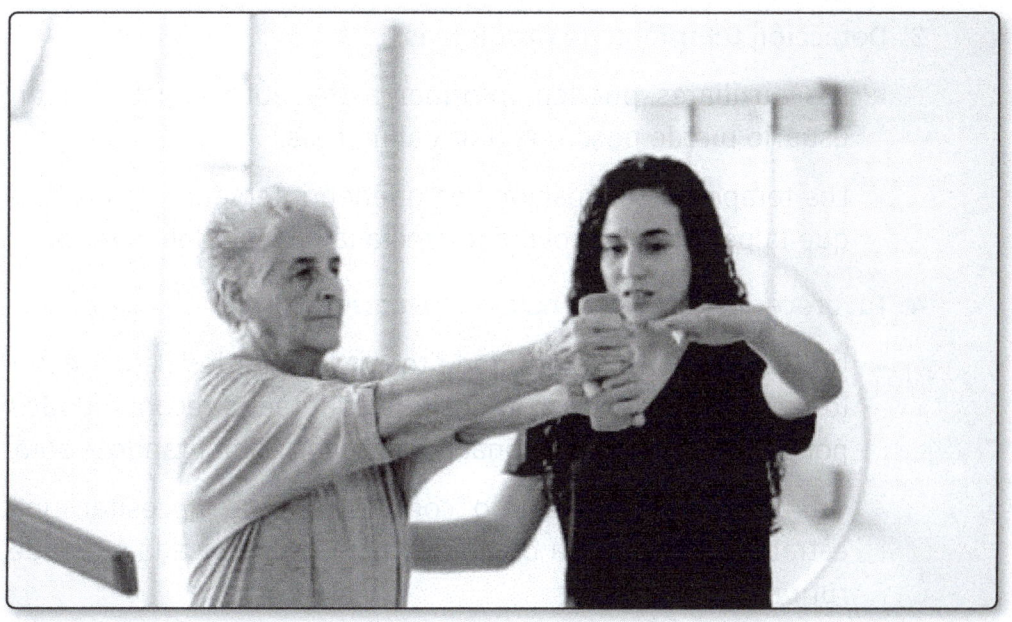

El trabajo conjunto entre auxiliares de enfermería, nutricionistas y terapeutas ocupacionales permite una **atención integral**, evitando problemas derivados de una falta de comunicación o de abordajes aislados. Algunas de las razones clave para una buena coordinación son:

1. **Prevención de errores en la alimentación:**

   - Un usuario con disfagia puede recibir una dieta inapropiada si no hay comunicación con el nutricionista.

   - Un terapeuta ocupacional puede detectar que el usuario no es capaz de manejar bien los cubiertos y proponer adaptaciones.

2. **Mejora en la seguridad del usuario:**

   - Evitar atragantamientos o problemas digestivos por una dieta mal ajustada.

   - Prevenir caídas o accidentes en el baño gracias a la supervisión coordinada.

3. **Detección temprana de problemas:**

   - Los auxiliares pueden informar a los nutricionistas si un usuario pierde peso o rechaza alimentos.

   - Los terapeutas ocupacionales pueden intervenir si detectan que la pérdida de movilidad afecta la higiene del usuario.

4. **Favorecer la independencia del usuario:**

   - Un usuario con artritis puede tener dificultades para sujetar los cubiertos, pero con utensilios adaptados recomendados por el terapeuta ocupacional podrá seguir alimentándose solo.

   - Un usuario con deterioro cognitivo puede necesitar una estrategia combinada de alimentación supervisada y uso de rutinas estructuradas.

Para lograr una buena comunicación y trabajo en equipo, se deben aplicar estrategias de coordinación que faciliten la toma de decisiones y el seguimiento de los usuarios:

- ▶ Revisar la evolución de los usuarios y adaptar los planes de cuidado.

- ▶ Definir claramente qué hacer en situaciones de riesgo, como atragantamientos o complicaciones por malnutrición.

- ▶ Documentar en un mismo sistema los cambios en la alimentación, la higiene y la movilidad.

- ▶ Realizar capacitaciones conjuntas para que cada profesional comprenda mejor el papel del otro y mejore la colaboración.

- ▶ Informar inmediatamente sobre cualquier cambio en el estado del usuario.

A continuación, se expone una comparación del trabajo de estos profesionales con personas dependientes, con ejemplos de aplicación concretos:

Profesional	Funciones principales	Ejemplo práctico
Auxiliares de enfermería	Higiene personal y cambios de ropa. Apoyo en la alimentación asistida. Control de signos de alarma (úlceras, desnutrición). Movilización y cambios posturales. Comunicación con el equipo sanitario.	*María, auxiliar de enfermería, nota que un usuario con movilidad reducida tiene enrojecimiento en los talones. Lo comunica a enfermería para prevenir úlceras y ajusta la frecuencia de cambios posturales.*

Profesional	Funciones principales	Ejemplo práctico
Nutricionistas	Evaluación del estado nutricional. Diseño de dietas personalizadas según patologías. Supervisión de la consistencia de los alimentos. Formación y asesoramiento al personal. Monitoreo del estado de salud y ajuste de la dieta.	*Javier, nutricionista, adapta la dieta de un usuario con EPOC añadiendo alimentos ricos en omega-3 para reducir la inflamación pulmonar y mejora la hidratación para evitar secreciones espesas.*
Terapeutas ocupacionales	Entrenamiento en alimentación independiente. Rehabilitación de motricidad fina para el uso de cubiertos. Adaptación del entorno para facilitar la higiene y alimentación. Prevención de la dependencia. Trabajo conjunto con auxiliares y nutricionistas.	*Laura, terapeuta ocupacional, entrena a un usuario con hemiplejia tras un ictus en el uso de cubiertos con mangos adaptados para que pueda comer sin ayuda.*
Coordinación entre profesionales	Prevención de errores en la alimentación. Mejora en la seguridad del usuario. Detección temprana de problemas. Favorecer la independencia del usuario.	*Un usuario con párkinson tiene dificultades para tragar. El auxiliar informa al nutricionista, quien ajusta la consistencia de la dieta, y el terapeuta ocupacional introduce cubiertos con peso para mejorar el control de los movimientos.*

La coordinación entre **auxiliares de enfermería, nutricionistas y terapeutas ocupacionales** es esencial para garantizar una atención higiénico-alimentaria eficaz y centrada en las necesidades del usuario. El trabajo en equipo mejora la seguridad, previene complicaciones y favorece la autonomía, impactando directamente en la calidad de vida de las personas dependientes en instituciones.

Actividades optativas finales

1. Escribe un ensayo de 1000 palabras sobre la importancia de la higiene personal y el entorno higiénico-sanitario en instituciones sociosanitarias. Explica cómo una adecuada atención higiénica impacta en la calidad de vida de las personas dependientes y en la prevención de enfermedades. Incluye ejemplos específicos y menciona las principales normativas que regulan estos cuidados en España.

2. Realiza una presentación de 10 diapositivas sobre la prevención y tratamiento de las úlceras por presión en personas encamadas. Explica su origen, factores de riesgo, medidas preventivas y tratamientos actuales. Incluye imágenes ilustrativas sobre los cambios posturales y la higiene adecuada para evitar su aparición.

3. Elabora un informe de 800 palabras en el que analices la aplicación de protocolos de alimentación asistida en instituciones. Describe un caso hipotético en el que una persona con disfagia o movilidad reducida requiera asistencia para la ingesta, y explica cómo se adaptarían los utensilios, las texturas de los alimentos y las posturas para garantizar su seguridad y bienestar.

4. Diseña un protocolo detallado para la recogida higiénica de eliminaciones en un usuario encamado. El protocolo debe incluir pasos detallados, materiales necesarios, medidas de prevención de infecciones y técnicas para preservar la dignidad del usuario durante el proceso.

5. Investiga las innovaciones tecnológicas aplicadas a la asistencia de la higiene y la alimentación en personas dependientes. Crea una presentación de 8-10 diapositivas sobre dispositivos como robots de asistencia en la ingesta, camas automatizadas y sistemas de control de eliminación urinaria. Explica cómo estas tecnologías pueden mejorar la calidad de vida de los usuarios y la eficiencia del personal asistencial.

6. Utiliza herramientas de diseño como Canva o PowerPoint para crear una guía visual interactiva sobre técnicas de higiene y aseo en personas dependientes. Explica cómo adaptar la higiene corporal en función de la movilidad del usuario y evalúa su impacto en la formación del personal sanitario.

7. Investiga cómo se diseñan y aplican los protocolos de prevención y control de infecciones en instituciones sociosanitarias. Escribe un artículo académico de 1500 palabras que analice casos prácticos, errores comunes y proponga mejoras en los procesos de higiene en la atención a personas de**pendientes.**

PARTE II

ATENCIÓN SOCIOSANITARIA

CHAPTER 6

4

Reconocimiento de las necesidades especiales de las personas dependientes

4.1 TIPOS DE AYUDAS TÉCNICAS Y TECNOLÓGICAS PARA LA VIDA COTIDIANA

Las **ayudas técnicas y tecnológicas** juegan un papel fundamental en la mejora de la autonomía y calidad de vida de las personas dependientes. Su objetivo principal es facilitar la realización de actividades de la vida diaria (AVD), reducir la carga de los cuidadores y prevenir riesgos asociados a la dependencia.

El avance tecnológico ha permitido el desarrollo de dispositivos innovadores que optimizan la movilidad, la comunicación, la higiene personal y otras funciones esenciales. La elección de la ayuda adecuada dependerá del nivel de dependencia del usuario, sus necesidades específicas y su entorno.

Las ayudas pueden clasificarse en función del área en la que facilitan la vida del usuario.

4.1.1 Ayudas para la movilidad

Facilitan el desplazamiento y contribuyen a la seguridad de las personas con limitaciones en su capacidad de movimiento. Se distinguen:

▸ **Sillas de ruedas**: manuales o eléctricas, adaptadas a diferentes grados de movilidad reducida.

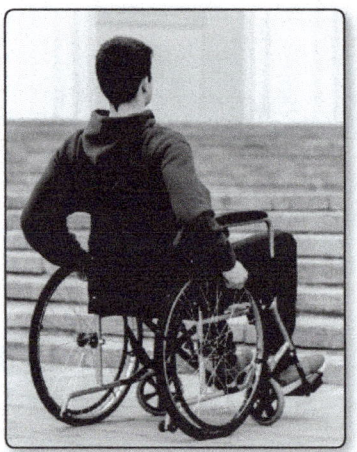 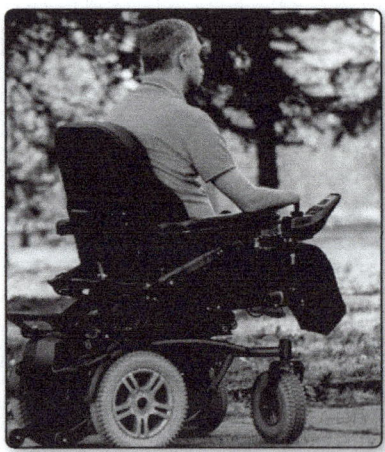

▸ **Andadores y bastones**: brindan estabilidad y apoyo en la marcha.

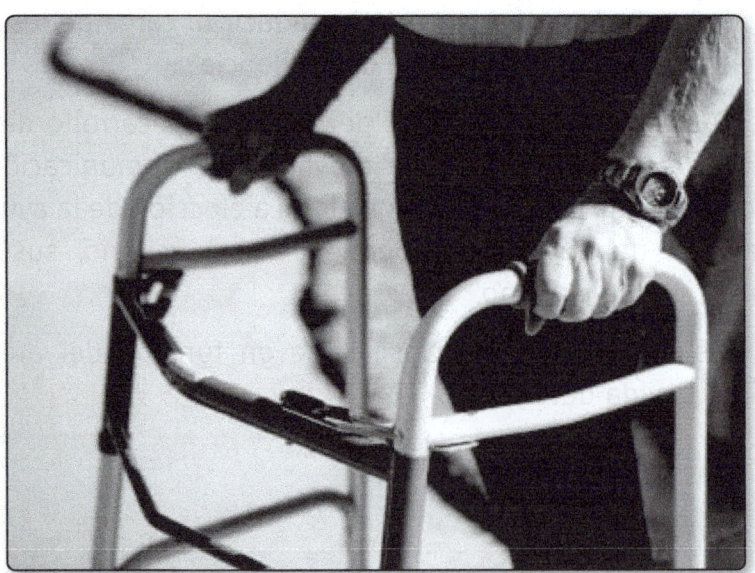

▶ **Grúas de transferencia**: permiten el traslado seguro de personas con movilidad muy reducida.

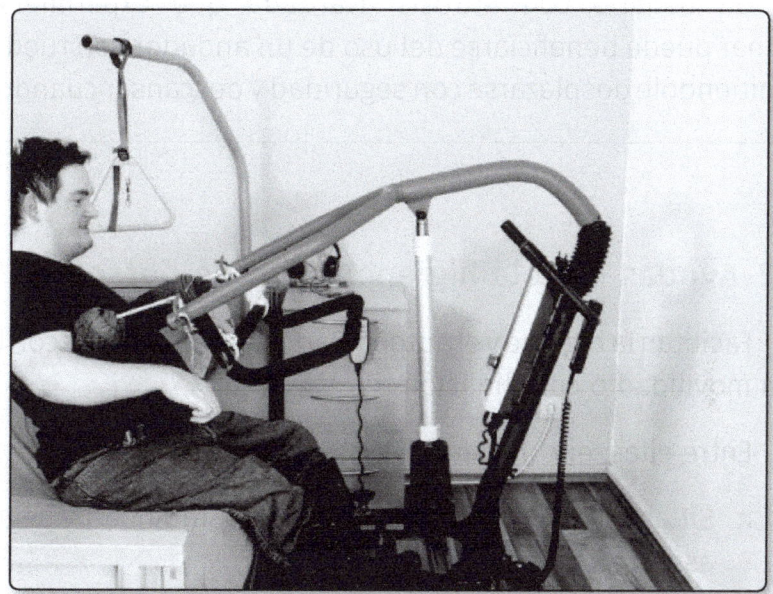

▶ **Elevadores de escaleras**: sistemas automatizados para facilitar el acceso a diferentes niveles en el hogar o la institución.

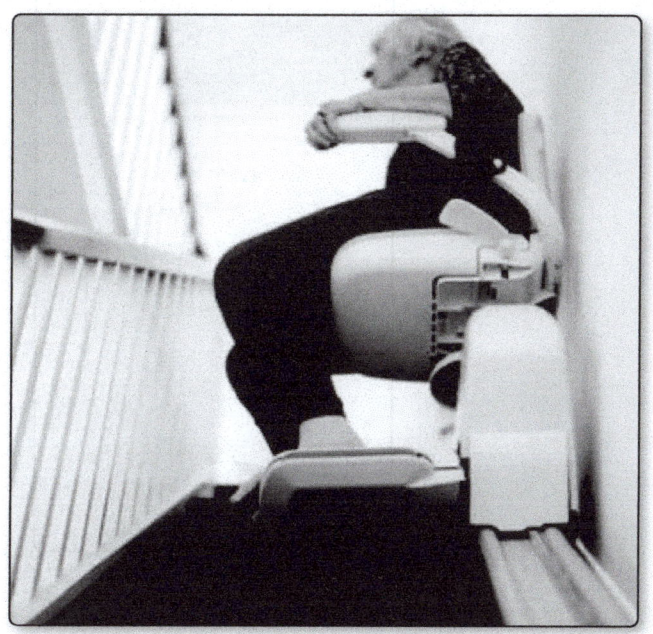

Ejemplo

Un usuario con artrosis avanzada que experimenta dolor al caminar puede beneficiarse del uso de un andador con ruedas y asiento, permitiéndole desplazarse con seguridad y descansar cuando lo necesite.

4.1.2 Ayudas para la higiene y el aseo personal

Facilitan la higiene y el autocuidado de las personas con limitaciones en la movilidad o coordinación.

Entre ellas, encontramos:

▸ **Sillas y bancos de ducha**: ofrecen estabilidad y seguridad en el aseo.

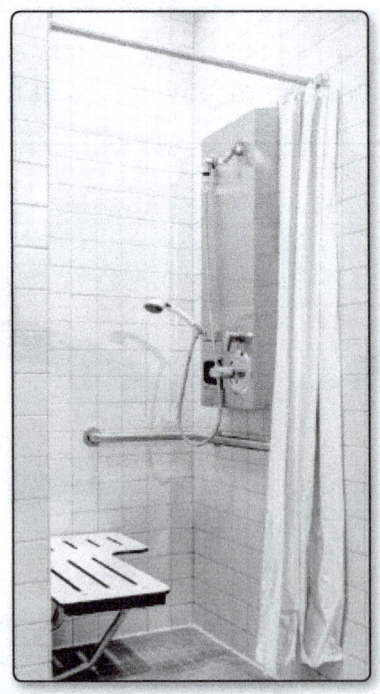

▶ **Elevadores de inodoro**: adaptaciones que facilitan el uso del baño.

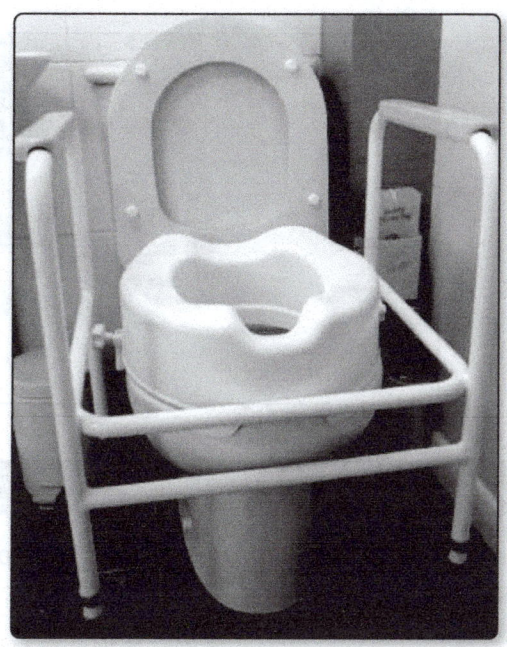

▶ **Esponjas de mango largo y dispensadores automáticos de jabón**: diseñados para personas con movilidad reducida en las extremidades superiores.

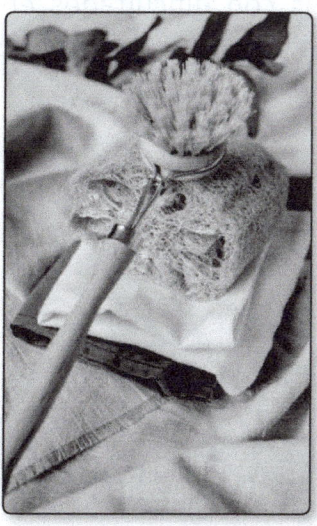
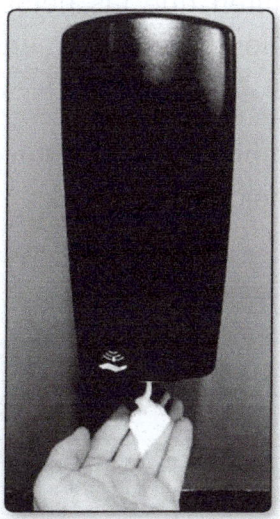

▼ **Grifos adaptados**: con sensores o palancas para facilitar su uso sin necesidad de hacer fuerza.

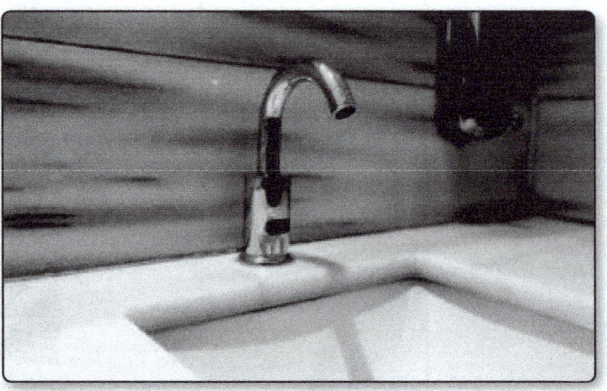

> **ⓘ IMPORTANTE**
>
> Mantener una higiene adecuada es esencial para prevenir infecciones y mejorar la autoestima del usuario. El uso de ayudas técnicas puede hacer que esta actividad sea más accesible y segura.

4.1.3 Ayudas para la alimentación

Permiten que las personas con dificultades en la manipulación de utensilios puedan alimentarse de manera autónoma. Tenemos las siguientes:

▼ **Cubiertos ergonómicos**: con mangos gruesos o adaptados para mejorar la sujeción.

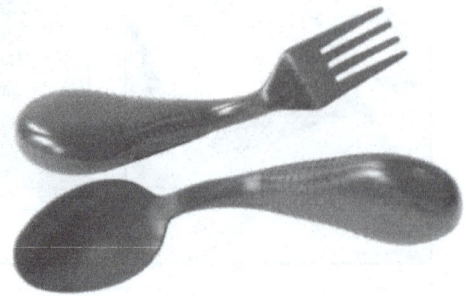

▸ **Platos y vasos antideslizantes**: evitan derrames y facilitan la ingesta.

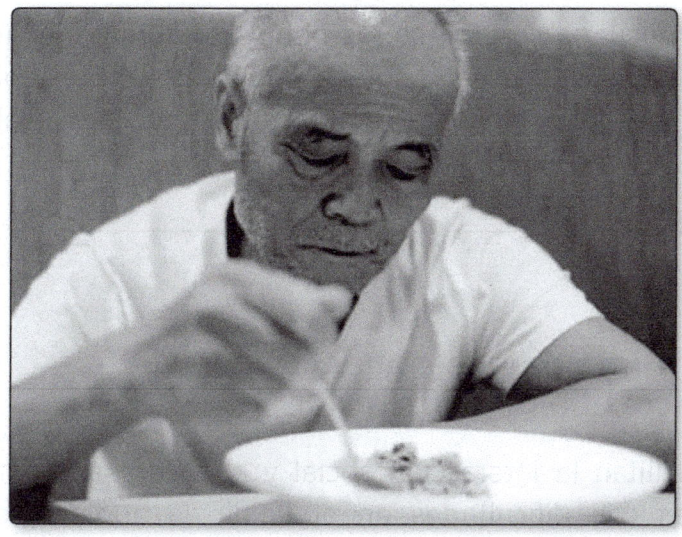

▸ **Sistemas de alimentación asistida**: como pajitas especiales o dispositivos automatizados que llevan la comida a la boca del usuario.

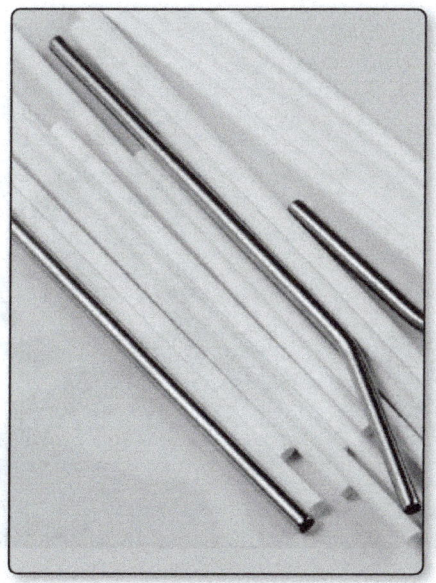

Ejemplo

Un usuario con temblores debido a la enfermedad de Parkinson puede beneficiarse del uso de cubiertos con estabilizadores, que compensan los movimientos involuntarios y facilitan la alimentación sin ayuda.

4.1.4 Ayudas para la comunicación y el acceso a la información

Facilitan la interacción social y el acceso a la información para personas con dificultades en el habla, la audición o la visión. Se distinguen:

▸ **Audífonos y amplificadores de sonido**: para usuarios con pérdida auditiva.

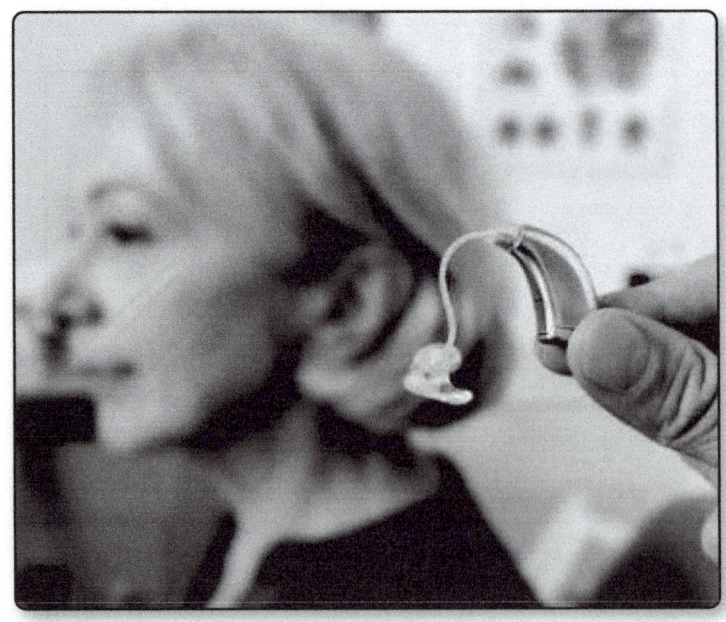

▰ **Sistemas de comunicación alternativa y aumentativa (CAA)**: como tableros de pictogramas o aplicaciones de voz asistida.

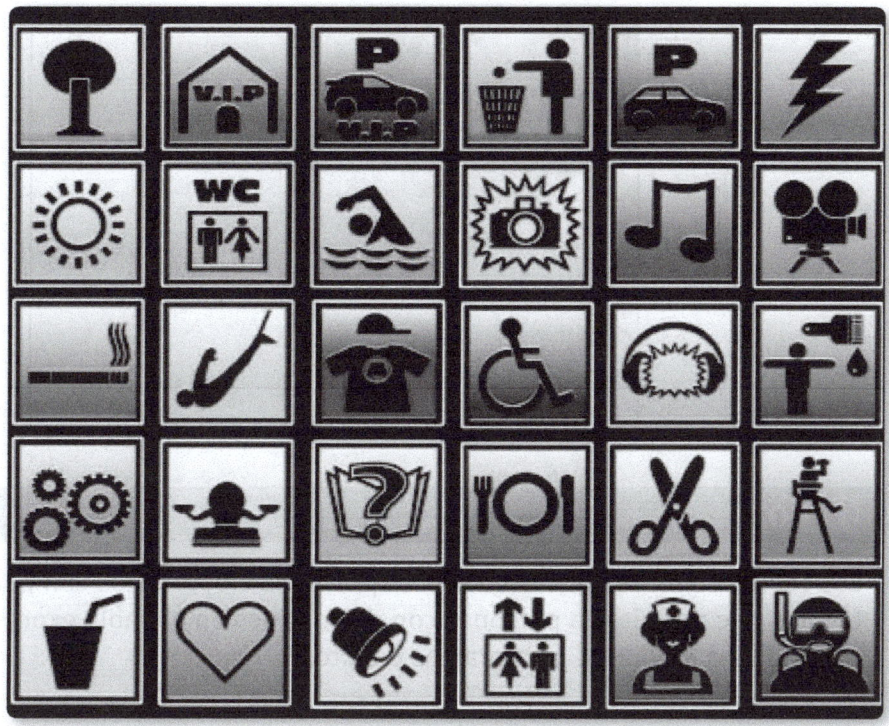

▰ **Teclados y ratones adaptados**: diseñados para personas con dificultades motoras, visuales o cognitivas.

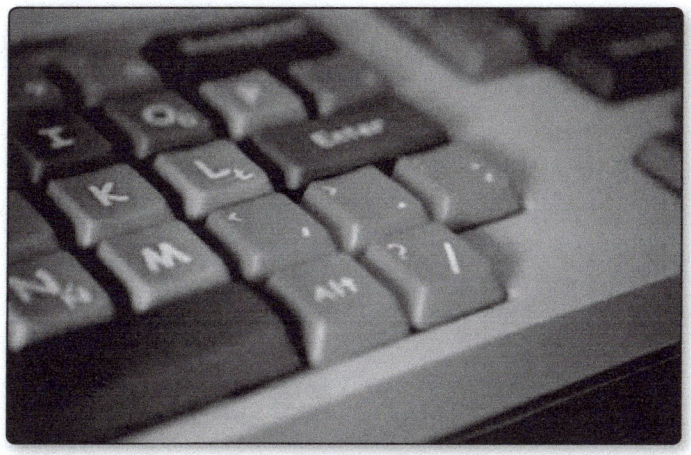

- ▰ **Pantallas y lectores de braille**: facilitan la lectura y el uso de dispositivos electrónicos a personas con discapacidad visual.

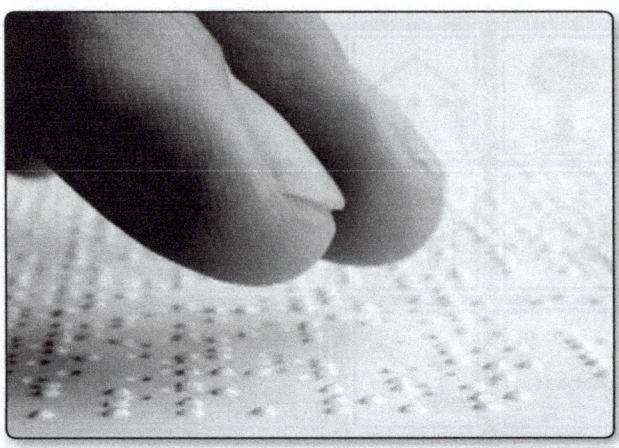

> ### ⓘ NOTA
>
> Los **comunicadores dinámicos** son dispositivos electrónicos con pantallas táctiles que permiten a personas con dificultades en el habla expresar sus necesidades mediante pictogramas o texto.

4.1.5 Ayudas para la seguridad y el control del entorno

Diseñadas para facilitar la autonomía del usuario en su espacio de vida y prevenir riesgos.

- ▰ **Sistemas de teleasistencia**: dispositivos con botón de emergencia conectados a una central de ayuda.

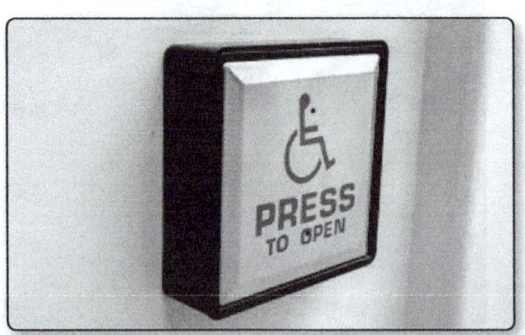

▶ **Domótica y control del hogar**: permiten encender luces, abrir puertas o controlar la temperatura mediante comandos de voz o aplicaciones.

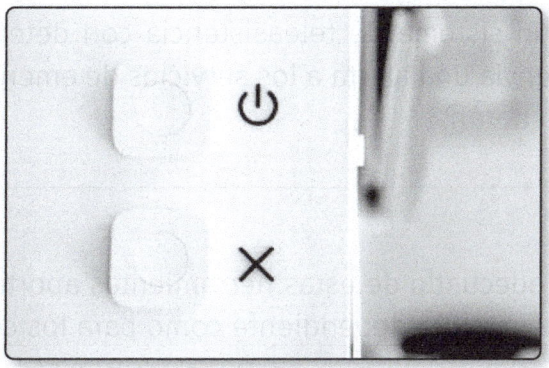

▶ **Sensores de movimiento y alarmas**: alertan ante caídas o situaciones de peligro.

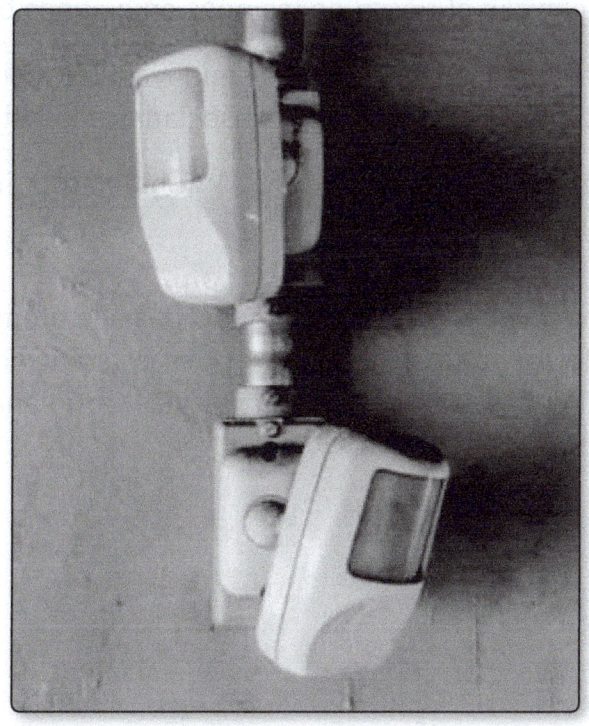

Ejemplo

Una persona mayor que vive sola y tiene riesgo de caídas puede contar con un sistema de teleasistencia con detección automática de caídas, que envía una alerta a los servicios de emergencia sin necesidad de pulsar un botón.

El uso adecuado de estas herramientas aporta múltiples ventajas, tanto para la persona dependiente como para los cuidadores:

- **Mayor autonomía:** permiten que el usuario realice actividades por sí mismo con menor ayuda.

- **Reducción del esfuerzo del cuidador:** facilitan la asistencia y minimizan el riesgo de lesiones en quienes brindan apoyo.

- **Prevención de riesgos:** disminuyen la posibilidad de caídas, lesiones o complicaciones asociadas a la falta de movilidad.

- **Mejora de la calidad de vida:** fomentan la independencia y la autoestima del usuario.

El avance en las tecnologías aplicadas a la atención sociosanitaria sigue evolucionando, ofreciendo nuevas soluciones para mejorar la accesibilidad y la seguridad en la vida cotidiana de las personas dependientes.

Caso clínico

Atención a un usuario con deterioro cognitivo y conducta agresiva

Antonio, de 76 años, es un residente con demencia tipo Alzheimer en fase moderada. En los últimos días ha mostrado agitación, agresividad y resistencia a la higiene personal, lo que dificulta su cuidado. Su familia ha mencionado que antes no tenía este comportamiento.

¿Cuál es la intervención en este caso?

1. Se registra el comportamiento en un cuaderno de observación para detectar patrones (horas del día en que ocurre, posibles desencadenantes).

2. Se revisa su medicación para descartar efectos secundarios que puedan generar agitación.

3. Se implementan estrategias de manejo conductual, como la reducción de estímulos en su entorno y el uso de un enfoque tranquilo en la comunicación.

4. Se introduce una rutina de higiene gradual y estructurada, explicándole los pasos con lenguaje sencillo.

5. Se informa al equipo interdisciplinar (enfermería, psicólogo y terapeuta ocupacional) para ajustar su plan de atención.

Los cambios en la conducta de una persona con demencia pueden deberse a factores ambientales, emocionales o médicos. Un enfoque multidisciplinario y personalizado permite mejorar su bienestar y reducir el impacto del deterioro cognitivo en su calidad de vida.

5

Atención sanitaria para personas dependientes

La atención sanitaria en el ámbito sociosanitario tiene como objetivo principal garantizar el bienestar físico, funcional y emocional de las personas dependientes. En este contexto, la participación de los profesionales y cuidadores en las tareas sanitarias resulta fundamental para proporcionar un cuidado integral y personalizado, adaptado a las necesidades de cada usuario.

La intervención sanitaria en estos entornos implica la administración de tratamientos médicos, la prevención de complicaciones, la detección temprana de problemas de salud y la promoción de hábitos saludables que contribuyan a mejorar la calidad de vida del usuario.

La prestación de servicios sanitarios en instituciones debe basarse en una serie de principios clave que aseguren la eficiencia y calidad de los cuidados:

- ▼ **Atención integral**: se debe abordar al usuario desde una perspectiva holística, considerando sus necesidades físicas, emocionales y sociales.

- ▼ **Coordinación interdisciplinaria**: la comunicación entre profesionales sanitarios, cuidadores y personal de apoyo es esencial para la correcta planificación y ejecución de los cuidados.

- **Personalización de los cuidados**: cada usuario presenta condiciones de salud particulares, por lo que los tratamientos y medidas de apoyo deben adaptarse a su situación específica.
- **Respeto a la dignidad y autonomía del usuario**: siempre que sea posible, se debe fomentar la participación activa del usuario en la toma de decisiones sobre su salud y bienestar.
- **Prevención y promoción de la salud**: además de tratar enfermedades, es fundamental educar y fomentar hábitos que contribuyan a la prevención de problemas de salud.

NOTA

En el ámbito sociosanitario, la atención sanitaria no reemplaza la labor de los profesionales de la salud, pero sí complementa su trabajo mediante la colaboración en tareas asistenciales y de seguimiento.

La participación en la atención sanitaria dentro de instituciones implica una serie de actividades que tienen como finalidad mantener el bienestar del usuario. Entre ellas, destacan:

- **Supervisión del estado de salud**: se realiza un seguimiento periódico de la evolución del usuario, detectando cambios que puedan requerir atención médica.
- **Colaboración en la administración de medicación**: asegurando que los tratamientos se apliquen correctamente y bajo supervisión profesional.
- **Control de constantes vitales**: medición de parámetros como la presión arterial, temperatura o frecuencia cardíaca para detectar posibles alteraciones.
- **Asistencia en tratamientos terapéuticos**: apoyo en procedimientos como aerosolterapia, oxigenoterapia o aplicación de frío y calor.

▼ **Prevención de complicaciones**: identificación de factores de riesgo y aplicación de medidas preventivas, como el manejo adecuado de la movilidad para evitar úlceras por presión.

▼ **Registro y comunicación de incidencias**: cualquier cambio en el estado del usuario debe ser documentado y comunicado al equipo sanitario correspondiente.

Ejemplo

Si un usuario con diabetes muestra síntomas de hipoglucemia (como sudoración excesiva o confusión), el personal debe actuar de inmediato, administrar una fuente de glucosa si está indicado y notificar al equipo sanitario para ajustar el tratamiento si es necesario.

Los usuarios dependientes presentan un **mayor riesgo de complicaciones de salud**, debido a factores como la inmovilidad, la polimedicación o la fragilidad de su estado físico. La **detección temprana** de estos problemas y la aplicación de **medidas preventivas adecuadas** pueden mejorar significativamente su calidad de vida y reducir el impacto de enfermedades asociadas a la dependencia.

Aunque se revisarán más detenidamente muchos de estos aspectos a lo largo del manual, la siguiente tabla resume algunas de las **complicaciones más frecuentes** en la atención sociosanitaria, junto con sus **principales causas** y estrategias de **prevención**:

Complicación	Causas principales	Medidas preventivas
Úlceras por presión	Inmovilidad prolongada, mala circulación, roce constante.	Cambios posturales cada 2 horas, colchón antiescaras, hidratación de la piel, revisión diaria de zonas de apoyo.
Infecciones urinarias	Mala higiene, sondaje vesical prolongado, baja ingesta de líquidos.	Cambio frecuente de sondas, higiene adecuada, aumento de ingesta de líquidos, uso correcto de guantes estériles.
Hipoglucemia	Exceso de insulina, ayuno prolongado, actividad física intensa sin ajuste de medicación.	Monitoreo regular de glucosa, ajuste de dosis de insulina, ingesta adecuada de carbohidratos.
Neumonía por aspiración	Dificultades para tragar (disfagia), alimentación inadecuada, acumulación de secreciones.	Evaluación de la deglución, dieta adaptada, fisioterapia respiratoria, cambios posturales tras la alimentación.
Caídas y fracturas	Débil equilibrio, sarcopenia, uso incorrecto de ayudas técnicas, fármacos que afectan la estabilidad.	Evaluación de movilidad, uso correcto de andadores y bastones, eliminación de obstáculos en el entorno.
Deshidratación	Baja ingesta de líquidos, fiebre, diarrea, uso de diuréticos.	Ofrecer líquidos de forma regular, dieta con alimentos ricos en agua, control de temperatura corporal.
Insuficiencia respiratoria	Enfermedades pulmonares crónicas, baja saturación de oxígeno, acumulación de secreciones.	Uso adecuado de oxigenoterapia, fisioterapia respiratoria, higiene pulmonar.
Interacciones medicamentosas	Polimedicación, falta de supervisión en la administración de fármacos.	Revisión regular del tratamiento, registro detallado de la medicación, evitar la automedicación.

Por otro lado, en el ámbito sociosanitario, la calidad de la atención sanitaria depende en gran medida del trabajo en equipo y la colaboración entre distintos profesionales:

▼ **Médicos y enfermeros:** son los responsables principales de la supervisión médica y el diseño de los planes de tratamiento.

▼ **Cuidadores y auxiliares:** participan en la aplicación de cuidados básicos, la administración de medicación y el seguimiento diario del estado de salud del usuario.

▼ **Fisioterapeutas y terapeutas ocupacionales:** contribuyen a la rehabilitación y mantenimiento de la movilidad y funcionalidad del usuario.

▼ **Trabajadores sociales y psicólogos:** apoyan en la gestión de recursos y en la atención emocional del usuario.

Una comunicación efectiva entre estos profesionales permite una atención más eficiente y segura, minimizando riesgos y garantizando una respuesta rápida ante cualquier complicación.

5.1 ANATOMOFISIOLOGÍA Y PATOLOGÍAS MÁS FRECUENTES

El conocimiento de la **anatomofisiología** es esencial en el ámbito sociosanitario, ya que permite comprender el funcionamiento del cuerpo humano y su relación con las patologías más comunes en personas dependientes. La intervención en la atención sanitaria requiere una base sólida sobre la estructura y función de los sistemas orgánicos, así como sobre las enfermedades que afectan con mayor frecuencia a los usuarios en entornos institucionales.

La **anatomofisiología** estudia la estructura y funciones del organismo, abarcando los sistemas principales que intervienen en la salud y bienestar del usuario. Cuando se produce un deterioro en uno o varios de estos sistemas, pueden aparecer patologías que afectan su calidad de vida y autonomía.

La mayoría de los usuarios en el ámbito sociosanitario presentan afecciones relacionadas con los siguientes sistemas:

1. **Sistema musculoesquelético**

   Compuesto por huesos, músculos, articulaciones y tejidos conectivos, permite la movilidad y el sostén del cuerpo.

   Con el envejecimiento y la inactividad, se producen alteraciones como la **pérdida de masa muscular (sarcopenia)** y la **disminución de la densidad ósea (osteoporosis)**.

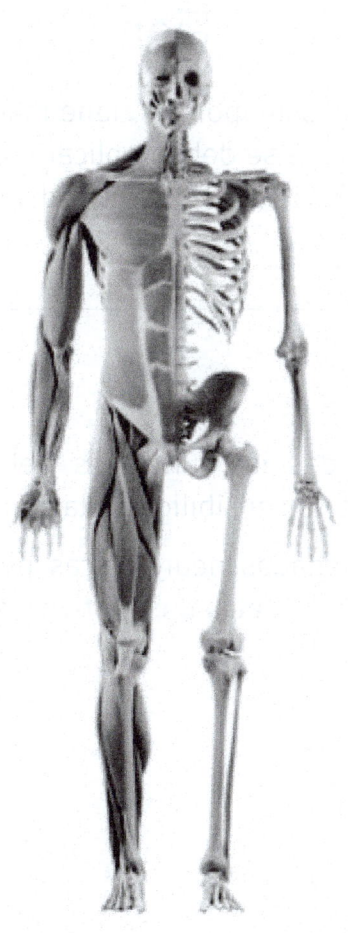

¿Cuáles son las patologías frecuentes del sistema musculoesquelético?

- **Artrosis:** degeneración del cartílago articular que provoca dolor y rigidez.

- **Osteoporosis:** fragilidad ósea que aumenta el riesgo de fracturas.

- **Sarcopenia:** pérdida progresiva de la masa muscular, reduciendo la fuerza y movilidad.

Ejemplo

Un usuario con osteoporosis tiene mayor riesgo de fracturas ante caídas leves, por lo que se deben aplicar medidas preventivas, como el uso de ayudas técnicas para la movilidad y la reducción de barreras en su entorno.

2. Sistema nervioso

Controla todas las funciones del organismo, incluyendo el movimiento, la sensibilidad y las funciones cognitivas.

Las enfermedades neurológicas pueden generar **alteraciones motoras, sensoriales o cognitivas**, afectando la autonomía del usuario.

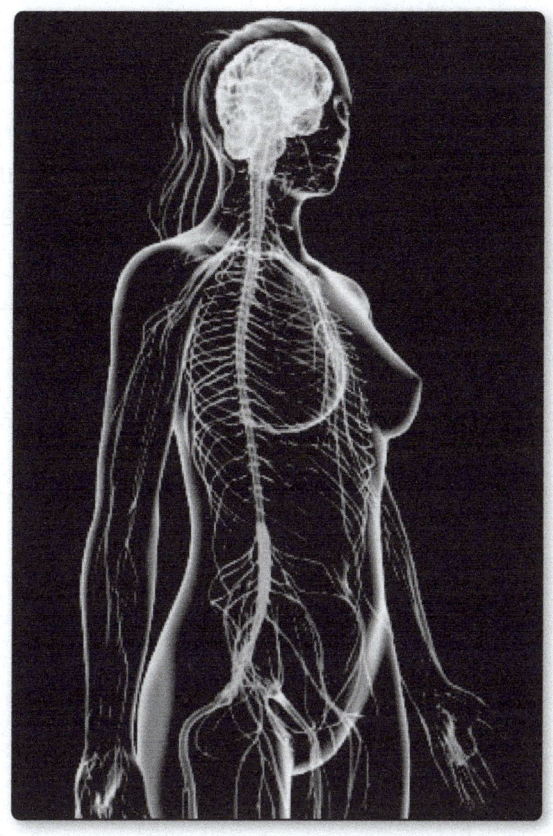

¿Cuáles son las patologías frecuentes del sistema nervioso?

- **Enfermedad de Alzheimer:** deterioro progresivo de la memoria y funciones cognitivas.

- **Enfermedad de Parkinson:** trastorno neurodegenerativo que causa temblores, rigidez y alteraciones en la marcha.

- **Accidente cerebrovascular (ictus):** puede provocar parálisis, alteraciones en el habla y deterioro cognitivo.

ⓘ NOTA

La estimulación cognitiva y la rehabilitación física son estrategias fundamentales para retrasar el deterioro en usuarios con enfermedades neurológicas.

3. Sistema cardiovascular

Responsable de la circulación sanguínea, transporta oxígeno y nutrientes a todas las células del cuerpo.

Con el envejecimiento y el sedentarismo, el sistema cardiovascular puede verse afectado, aumentando el riesgo de enfermedades crónicas.

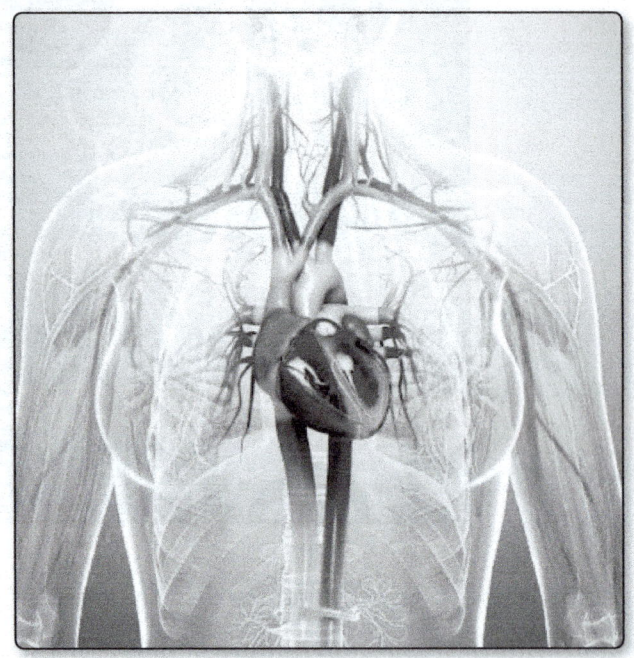

¿Cuáles son las patologías frecuentes del sistema cardiovascular?

- **Hipertensión arterial:** elevación persistente de la presión sanguínea, aumentando el riesgo de ictus e insuficiencia cardiaca.

- **Insuficiencia cardiaca:** disminución de la capacidad del corazón para bombear sangre de manera eficiente.

- **Enfermedad arterial periférica:** dificultad en la circulación de las extremidades, causando dolor y alteraciones en la piel.

Ejemplo

Un usuario con insuficiencia cardiaca puede presentar hinchazón en las piernas y fatiga, por lo que es importante controlar su hidratación y evitar esfuerzos físicos excesivos.

4. Sistema respiratorio

Permite la captación de oxígeno y la eliminación de dióxido de carbono.

Las enfermedades respiratorias pueden limitar la capacidad del usuario para realizar actividades cotidianas y aumentar el riesgo de infecciones.

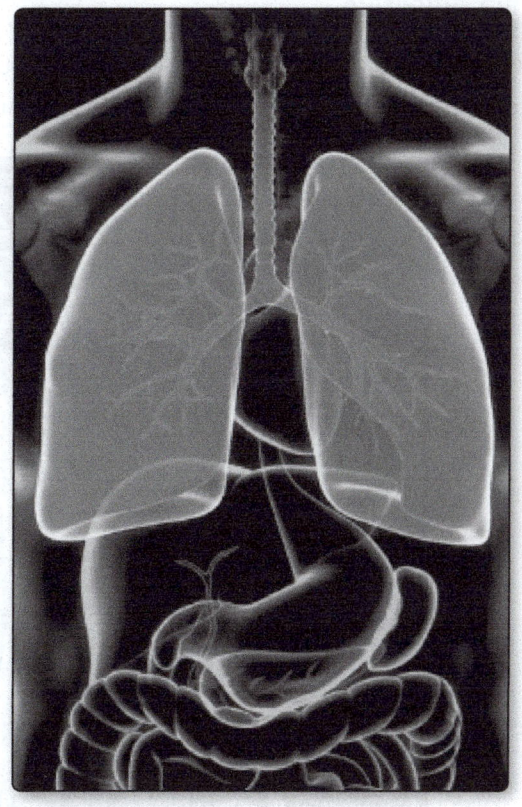

¿Cuáles son las patologías frecuentes del sistema respiratorio?

- **EPOC (Enfermedad Pulmonar Obstructiva Crónica):** reducción del flujo de aire en los pulmones, causando dificultad respiratoria.

- **Neumonía:** infección pulmonar que afecta especialmente a personas mayores y con inmunidad reducida.

- **Asma:** inflamación crónica de las vías respiratorias que provoca episodios de dificultad respiratoria.

ⓘ NOTA

La correcta higiene respiratoria y el uso adecuado de oxigenoterapia son esenciales en el manejo de enfermedades respiratorias crónicas.

---

5. Sistema digestivo

Encargado de la digestión y absorción de nutrientes, su deterioro puede afectar el estado nutricional del usuario.

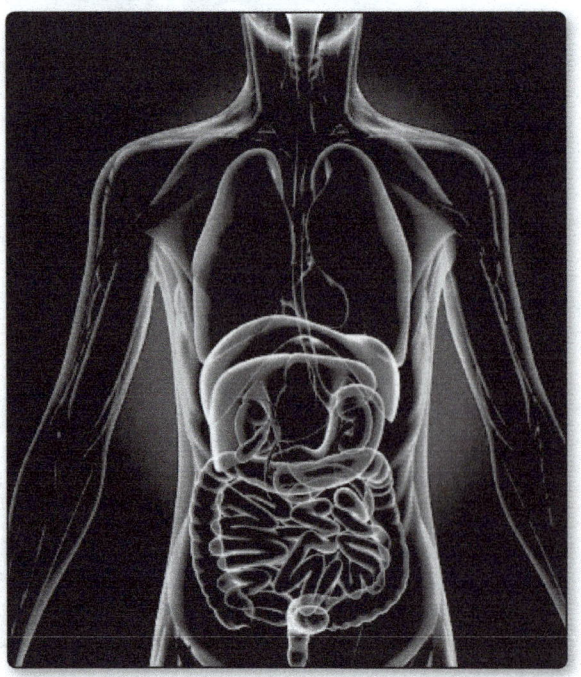

Los problemas digestivos pueden provocar desnutrición, deshidratación y alteraciones en la eliminación de residuos.

¿Cuáles son las patologías frecuentes del sistema digestivo?

- **Estreñimiento crónico:** común en personas con movilidad reducida o dietas inadecuadas.

- **Reflujo gastroesofágico:** retorno del ácido del estómago hacia el esófago, causando molestias digestivas.

- **Dificultades en la deglución (disfagia):** problema frecuente en personas con enfermedades neurológicas.

Ejemplo

Un usuario con disfagia puede requerir adaptación de la textura de los alimentos y supervisión durante la ingesta para prevenir atragantamientos.

6. **Sistema endocrino y metabolismo**

Regula la producción de hormonas y el metabolismo energético.

El desequilibrio en este sistema puede afectar el control del azúcar en sangre y la distribución de energía en el organismo.

¿Cuáles son las patologías frecuentes del sistema endocrino y metabolismo?

- **Diabetes mellitus:** trastorno del metabolismo de la glucosa que puede derivar en complicaciones graves si no se controla adecuadamente.

- **Hipotiroidismo:** reducción de la actividad de la glándula tiroides, provocando fatiga y aumento de peso.

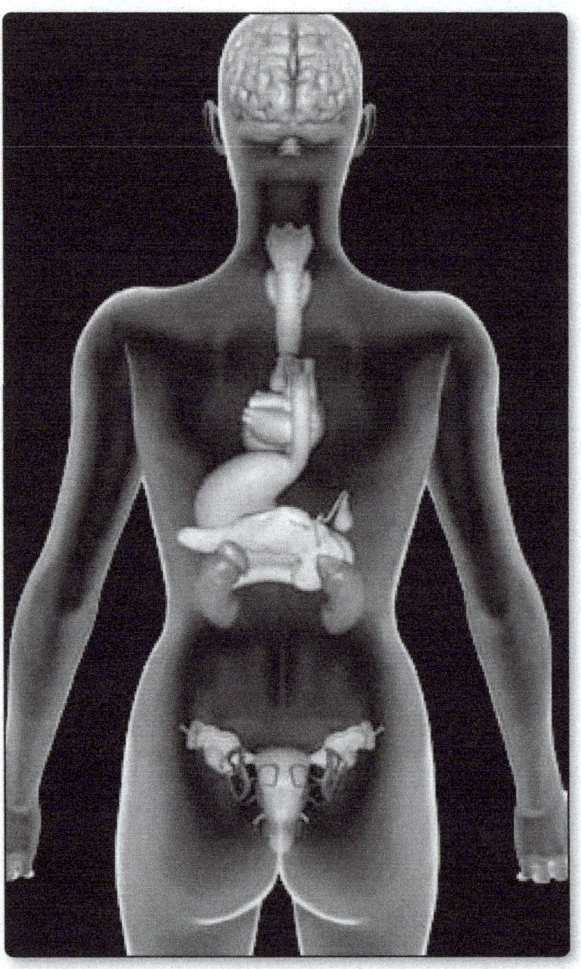

ⓘ NOTA

La monitorización de la glucosa en sangre y la administración adecuada de medicación son fundamentales en el manejo de la diabetes en usuarios dependientes.

5.2 PARTICIPACIÓN EN LA TOMA DE CONSTANTES VITALES

La **toma de constantes vitales** es un procedimiento fundamental en la atención sociosanitaria, ya que permite evaluar el estado general de salud del usuario y detectar posibles alteraciones que requieran intervención. Estas mediciones ofrecen información clave sobre el funcionamiento de los sistemas cardiovascular, respiratorio y metabólico, facilitando la prevención de complicaciones y el seguimiento de patologías crónicas.

En el ámbito sociosanitario, la participación del personal en la toma de constantes vitales se centra en la **medición correcta, registro preciso y comunicación de los resultados** al equipo sanitario correspondiente.

Las constantes vitales que se miden con mayor frecuencia en el ámbito sociosanitario incluyen:

- ▼ **Temperatura corporal:** indica la capacidad del cuerpo para regular el calor y puede reflejar procesos infecciosos o inflamatorios. Los valores normales se encuentran entre **36,1 °C y 37,2 °C**. Las **alteraciones comunes** son:

  - **Hipotermia** (< 35 °C): puede deberse a exposición al frío o alteraciones metabólicas.

  - **Fiebre** (> 38 °C): suele indicar infección o inflamación.

Ejemplo

Un usuario con fiebre persistente tras una cirugía debe evaluarse de inmediato para descartar una posible infección postoperatoria.

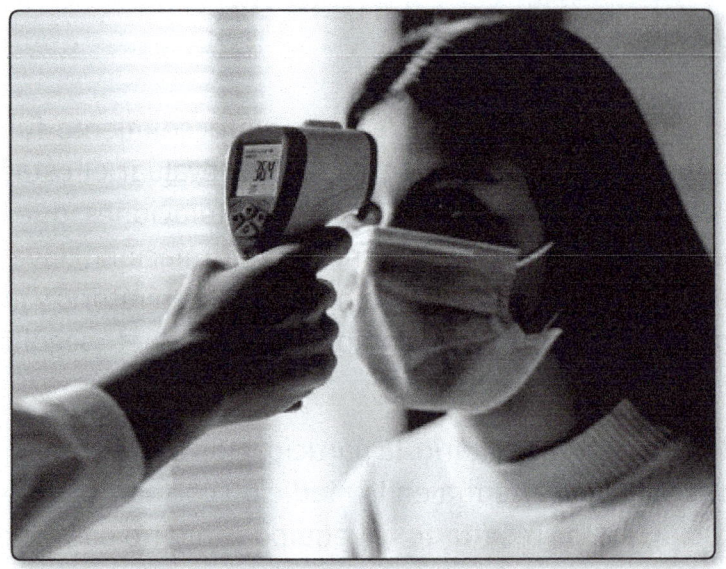

No obstante, hay que considerar que diversos factores pueden alterar la medición de la temperatura corporal:

Factor	Cómo afecta la medición	Cómo evitar errores
Ejercicio físico	Aumenta la temperatura corporal temporalmente.	Evitar la medición inmediatamente después de la actividad física; esperar al menos **30 minutos**.
Consumo de alimentos o bebidas calientes/frías	Puede modificar la temperatura oral.	Esperar **15-30 minutos** antes de la medición oral.
Ropa excesiva o ambiente caluroso/frío	Puede elevar o reducir la temperatura corporal.	Medir en un ambiente neutro y asegurarse de que la persona esté vestida de forma adecuada.
Estrés o ansiedad	Puede aumentar la temperatura ligeramente.	Relajar al usuario antes de la medición.

▼ **Frecuencia cardíaca (pulso):** mide el número de latidos por minuto y refleja el estado del sistema cardiovascular. Los **valores normales** son, en adultos, **60-100 latidos por minuto (lpm)**, y en personas mayores, **50-90 lpm** (puede disminuir con la edad). Las **alteraciones comunes** son:

- **Taquicardia** (> 100 lpm): puede ser causada por fiebre, deshidratación, estrés o afecciones cardíacas.

- **Bradicardia** (< 50 lpm): puede deberse a medicación, problemas cardíacos o deterioro del sistema nervioso.

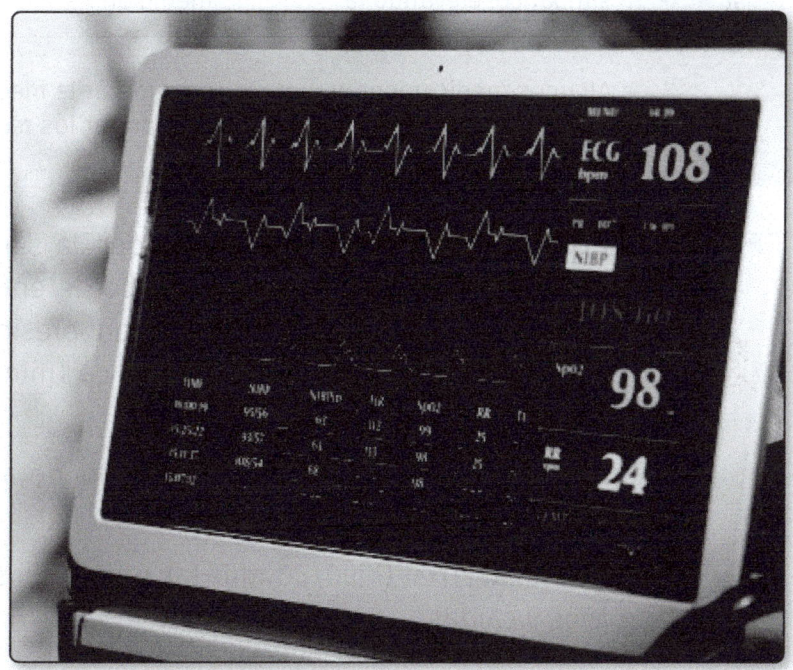

ⓘ NOTA

Es importante registrar, además de la frecuencia, la regularidad y fuerza del pulso, ya que un ritmo irregular puede indicar arritmias cardíacas.

Aunque el rango normal en adultos es de 60 a 100 latidos por minuto (lpm), hay factores que pueden alterarlo:

Factor	Cómo afecta la medición	Cómo evitar errores
Ejercicio físico reciente	Puede elevar la frecuencia hasta 120-150 lpm.	Esperar **al menos 10 minutos** después del ejercicio.
Cafeína, nicotina o alcohol	Pueden aumentar el ritmo cardíaco.	Evitar estas sustancias **30 minutos antes** de la medición.
Estrés y ansiedad	Activan el sistema nervioso simpático, elevando la frecuencia cardíaca.	Relajar al usuario antes de la medición.
Fármacos	Algunos medicamentos (beta bloqueador, estimulante) pueden alterar el pulso.	Considerar la medicación al interpretar los resultados.

- **Presión arterial:** evalúa la fuerza con la que la sangre circula por las arterias y es clave en el diagnóstico de enfermedades cardiovasculares. Los valores normales son presión sistólica (máxima) **100-139 mmHg** y presión diastólica (mínima) **60-89 mmHg**. Las **alteraciones comunes** son:
  - **Hipertensión arterial** (> 140/90 mmHg): puede aumentar el riesgo de ictus o insuficiencia cardíaca.
  - **Hipotensión arterial** (< 90/60 mmHg): puede causar mareos, desmayos y caídas.

Ejemplo

Un usuario con antecedentes de hipertensión presenta un valor de 160/100 mmHg; es necesario informarlo al personal de enfermería para ajustar su tratamiento antihipertensivo.

Si el tensiómetro no se utiliza de manera adecuada, los valores obtenidos pueden ser **erróneos**, lo que puede derivar en **diagnósticos equivocados y tratamientos inadecuados**. A continuación, se describen algunos errores comunes en el uso del tensiómetro y su impacto en la lectura:

Error en la medición	Consecuencia en la lectura
Uso de un manguito inadecuado (muy grande o pequeño)	Un **manguito demasiado pequeño** puede **sobrestimar** la presión arterial (valores más altos de lo real). Un **manguito demasiado grande** puede **infraestimar** los valores (más bajos de lo real).
Colocación incorrecta del brazalete	Si el brazalete está **demasiado flojo**, la lectura puede ser **falsamente baja**. Si está **demasiado apretado**, puede dar valores **falsamente elevados**.
Ubicación incorrecta del brazalete	Si el brazalete se coloca **por encima o por debajo del nivel recomendado** (sobre la arteria braquial y alineado con el corazón), los valores pueden ser inexactos.
Postura inadecuada del usuario	Si el usuario está **cruzando las piernas**, tiene el brazo sin apoyo o está **tenso**, la lectura puede ser **más alta** de lo real.
Hablar o moverse durante la medición	Puede aumentar transitoriamente la presión arterial, dando un **resultado elevado falso**.
Medición inmediata después de comer, fumar o tomar café	Estas actividades pueden **aumentar temporalmente** la presión arterial, generando valores **artificialmente elevados**.
No esperar el tiempo suficiente entre mediciones	Si se realiza una segunda medición **demasiado pronto**, los vasos sanguíneos pueden no haber recuperado su estado basal, lo que **altera la precisión del resultado**.
Uso de ropa gruesa en el brazo	La ropa impide el adecuado ajuste del brazalete, lo que puede producir **lecturas erróneas**. Se recomienda medir la presión con el brazo **descubierto**.

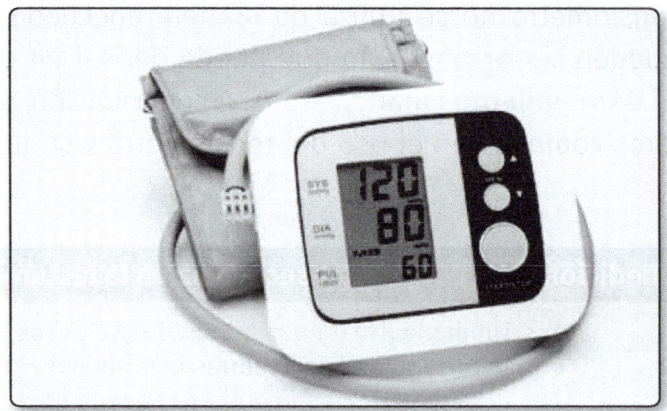

▶ **Frecuencia respiratoria:** indica el número de respiraciones por minuto y puede reflejar problemas pulmonares o metabólicos. Los valores normales son, en adultos, **12-20 respiraciones por minuto (rpm)**, y en personas mayores, **16-25 rpm** (puede aumentar con la edad). Las alteraciones comunes son:

- **Taquipnea** (> 25 rpm): puede deberse a infecciones respiratorias, ansiedad o insuficiencia cardíaca.

- **Bradipnea** (< 10 rpm): puede indicar afectación del sistema nervioso central o sobredosis de fármacos.

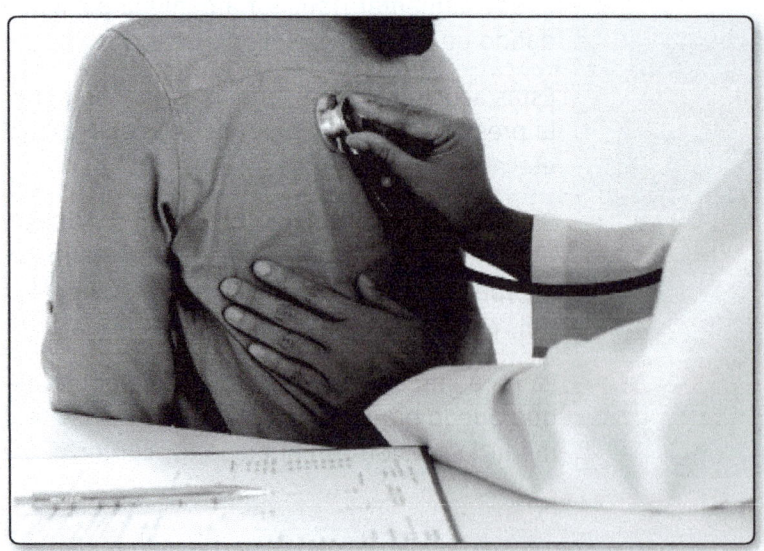

> ### ⓘ NOTA
>
> Si la respiración del usuario es irregular o presenta dificultad (disnea), es necesario evaluar si requiere oxigenoterapia o asistencia médica.

Algunos factores que la afectan son:

Factor	Cómo afecta la medición	Cómo evitar errores
Ejercicio físico reciente	Puede aumentar la frecuencia respiratoria hasta **30 rpm**.	Esperar **al menos 10 minutos** antes de medir.
Ansiedad o estrés	Puede causar hiperventilación.	Relajar al usuario antes de la medición.
Fiebre o infecciones	Aumentan la demanda de oxígeno, acelerando la respiración.	Evaluar otros signos clínicos junto con la frecuencia respiratoria.

▶ **Saturación de oxígeno (SpO$_2$):** mide el nivel de oxígeno en la sangre y es esencial en usuarios con enfermedades respiratorias. Los **valores normales** son **95-100%** (en personas sanas) y **90-94%** (puede indicar problemas pulmonares leves). La **alteración** más común es:

- **Hipoxemia** (< 90%): puede ser signo de insuficiencia respiratoria o enfermedad pulmonar crónica.

Ejemplo

Un usuario con EPOC presenta una saturación del 88% y dificultad para respirar; es necesario administrar oxígeno según indicaciones médicas.

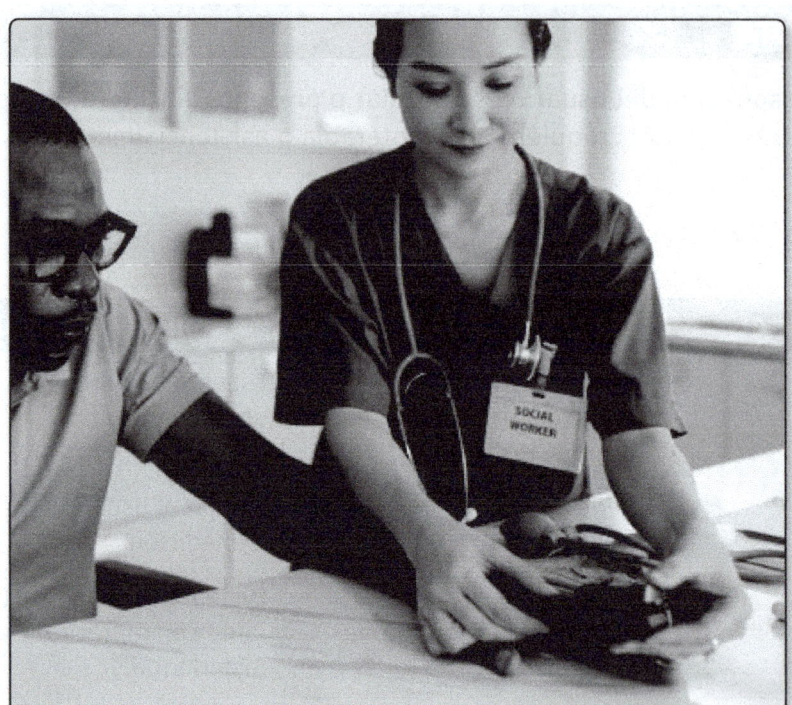

Diversos factores pueden alterar la medición de SpO_2:

Factor	Cómo afecta la medición	Cómo evitar errores
Movimiento excesivo del usuario	Puede generar lecturas inexactas.	Mantener la mano quieta durante la medición.
Esmalte de uñas oscuro o uñas artificiales	Puede interferir con la lectura del oxímetro.	Retirar esmalte o colocar el sensor en otro dedo.
Flujo sanguíneo deficiente (frío en las extremidades)	Puede reducir la precisión de la medición.	Asegurar que la mano esté caliente antes de la medición.

Para garantizar mediciones precisas y seguras, se deben seguir estos pasos generales:

1. **Preparación del material**: verificar que los dispositivos (termómetro, tensiómetro, pulsioxímetro) estén en correcto funcionamiento.

2. **Explicación al usuario**: informarle sobre el procedimiento para reducir su ansiedad y garantizar su cooperación.

3. **Medición correcta**: seguir el protocolo adecuado según la constante vital a evaluar.

4. **Registro inmediato**: anotar los valores obtenidos en la ficha del usuario, asegurando la trazabilidad de la información.

5. **Comunicación de resultados**: si se detectan alteraciones significativas, notificar de inmediato al personal sanitario para una evaluación adicional.

ⓘ NOTA

Es importante realizar las mediciones en un ambiente tranquilo y sin factores que puedan alterar los resultados, como el estrés, la ingesta reciente de alimentos o el esfuerzo físico.

La importancia de la toma de constantes vitales en el ámbito sociosanitario es múltiple:

- Permite la **detección temprana** de problemas de salud.

- Facilita el **seguimiento de enfermedades crónicas** como la hipertensión y la diabetes.

- Mejora la **seguridad del usuario**, reduciendo el riesgo de complicaciones.

- Favorece la **coordinación con el equipo sanitario**, optimizando la atención.

5.3 PARTICIPACIÓN EN LA ADMINISTRACIÓN DE MEDICACIÓN: VÍAS ORAL, TÓPICA Y RECTAL

La administración de medicación es una de las tareas fundamentales en la atención sociosanitaria, ya que permite garantizar que los tratamientos prescritos se apliquen correctamente y en el momento indicado. En el ámbito sociosanitario, la participación del personal en esta tarea implica seguir estrictamente las indicaciones médicas y colaborar en la supervisión de la ingesta, aplicación y efectos de los fármacos.

El proceso de administración de medicamentos requiere **precisión, seguridad y cumplimiento estricto de protocolos**, para evitar errores y prevenir efectos adversos en los usuarios.

> ### ⓘ IMPORTANTE
>
> La administración de medicación debe realizarse siempre bajo supervisión y siguiendo las pautas establecidas por el personal sanitario, asegurando la correcta dosificación y registro del tratamiento.

Para garantizar una administración segura y eficaz, es fundamental respetar los siguientes principios:

- **Identificación del usuario:** verificar su nombre, historial y tratamiento prescrito.

- **Comprobación del fármaco:** revisar el nombre, dosis, vía de administración y fecha de caducidad del medicamento.

- **Hora de administración:** cumplir con los horarios establecidos en la pauta médica.

- **Registro inmediato:** anotar la administración del fármaco en la ficha del usuario.

- **Supervisión de efectos secundarios:** observar la respuesta del usuario y notificar cualquier reacción adversa.

Ejemplo

Un usuario con Alzheimer puede olvidar que ha tomado su medicación. El registro detallado de la administración evita sobredosis accidentales o interrupciones del tratamiento.

A continuación, se exponen las **vías de administración** más utilizadas en el ámbito sociosanitario.

5.3.1 Vía oral (per os – p.o.)

Es la más común y consiste en la ingestión del medicamento a través de la boca.

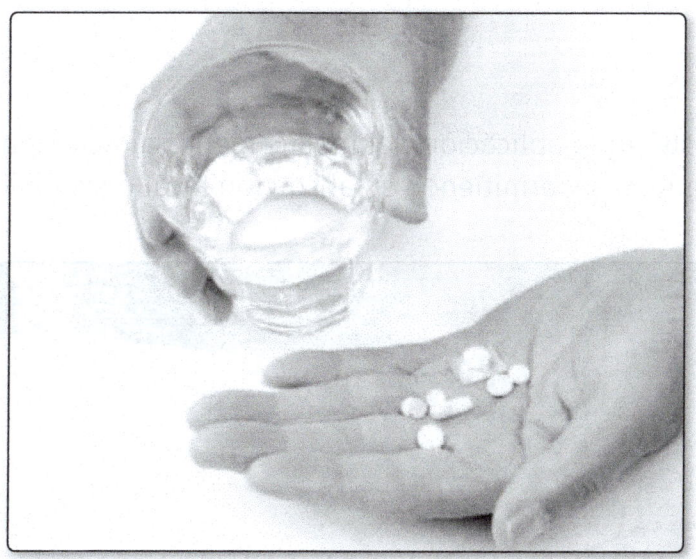

Sus **formas farmacéuticas** son:

a) Comprimidos y cápsulas.

b) Jarabes y soluciones líquidas.

c) Suspensiones y polvos solubles.

El **procedimiento** es el siguiente:

1. Verificar que el usuario esté en posición adecuada (preferiblemente sentado).

2. Ofrecer un vaso de agua para facilitar la ingesta.

3. Supervisar que el usuario trague el medicamento.

4. Registrar la administración y posibles incidencias.

ⓘ IMPORTANTE

Algunos medicamentos deben tomarse con alimentos o en ayunas para mejorar su absorción. Es importante seguir las indicaciones del prospecto o del equipo médico.

5.3.2 Vía tópica

Consiste en la aplicación del medicamento directamente sobre la piel o las mucosas, permitiendo su absorción local o sistémica.

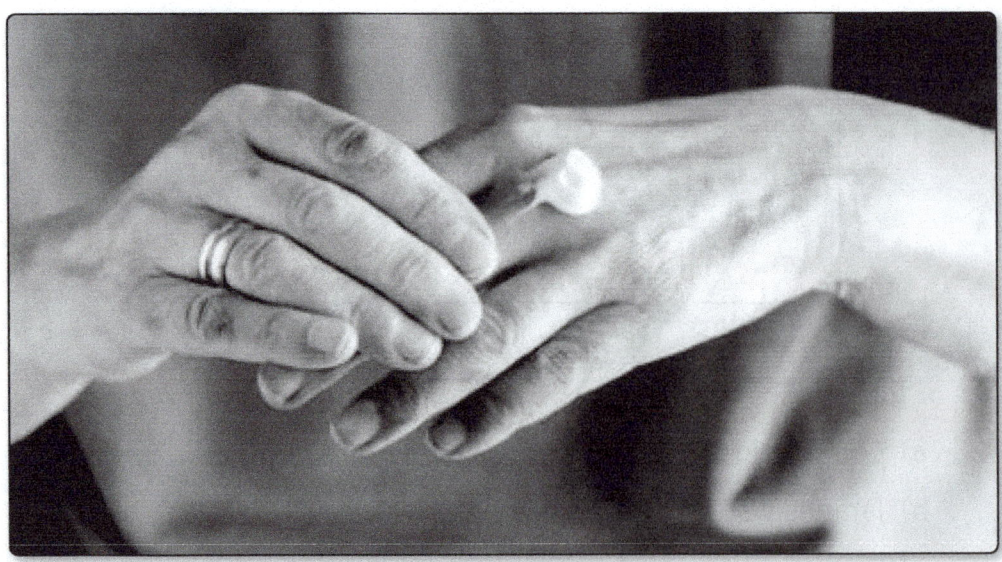

Sus **formas farmacéuticas** son:

a) Cremas, pomadas y geles.

b) Parches transdérmicos (liberan el fármaco de forma continua).

c) Soluciones o lociones para el cuero cabelludo o piel.

El **procedimiento** es el siguiente:

1. Lavar y secar la zona de aplicación antes de administrar el medicamento.

2. Aplicar la cantidad indicada con guantes desechables para evitar contaminación.

3. Masajear suavemente en caso de cremas o lociones para facilitar la absorción.

4. Evitar el contacto con los ojos, mucosas o heridas abiertas, salvo indicación médica.

5. Registrar la administración y verificar la respuesta del usuario.

> ⓘ **NOTA**
>
> Los parches transdérmicos deben colocarse en zonas con poca movilidad y cambiarse según las indicaciones médicas, evitando aplicar nuevos parches en la misma zona para prevenir irritación cutánea.

5.3.3 Vía rectal

Se utiliza cuando la administración oral no es posible o efectiva, facilitando la absorción del medicamento a través de la mucosa rectal.

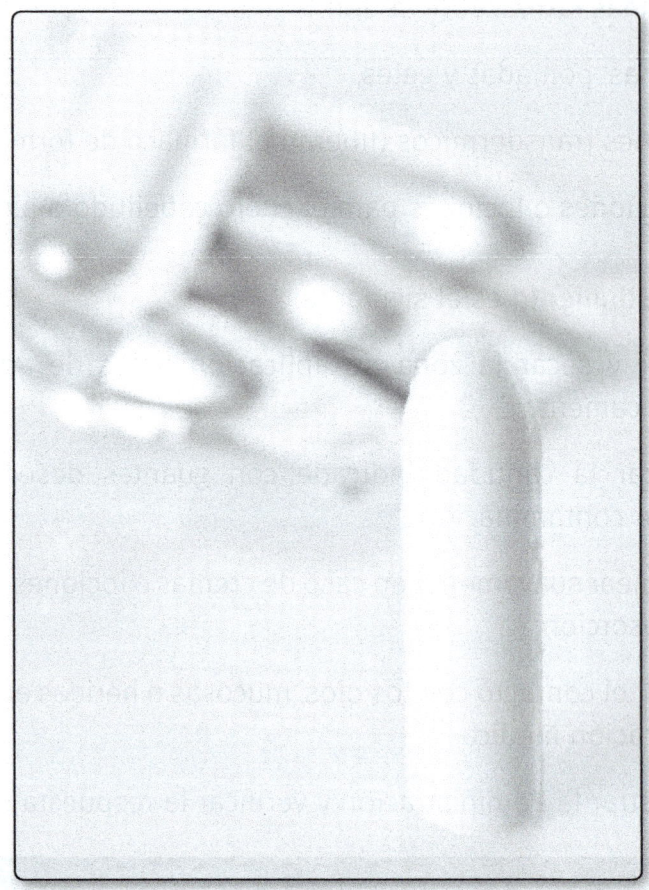

Sus **formas farmacéuticas** son:

a) Supositorios (analgésicos, antipiréticos, laxantes).

b) Enemas (soluciones para limpieza intestinal o medicación sistémica).

Su **procedimiento** es el siguiente:

1. Lavar las manos y colocarse guantes desechables.

2. Explicar el procedimiento al usuario para evitar ansiedad.

3. Colocar al usuario en **posición lateral izquierda** con las piernas flexionadas.

4. Introducir el supositorio o enema suavemente, procurando que llegue al recto.

5. Pedir al usuario que permanezca en la misma posición unos minutos para facilitar la absorción.

6. Registrar la administración y verificar la respuesta al tratamiento.

Ejemplo

Un usuario con fiebre alta y dificultad para ingerir líquidos puede recibir un antipirético por vía rectal para evitar el malestar gástrico.

Para minimizar errores y garantizar la seguridad del usuario, se deben seguir estas recomendaciones:

- **Evitar la manipulación innecesaria de los medicamentos** (ejemplo: no partir o triturar comprimidos sin autorización médica).

- **No sustituir un medicamento por otro sin indicación médica.**

- **Observar al usuario tras la administración** para detectar signos de alergias o efectos adversos.

- **Garantizar la higiene en cada procedimiento**, especialmente en la administración tópica y rectal.

- **Registrar cualquier incidencia** (rechazo del medicamento, vómito tras la toma, efectos inesperados).

Ejemplo

Un usuario que desarrolla sarpullidos tras la aplicación de una crema antibiótica debe evaluarse para descartar una reacción alérgica y ajustar el tratamiento.

Por lo tanto, la participación en la administración de medicación tiene una serie de beneficios clave:

- **Garantiza el cumplimiento del tratamiento** en usuarios con dependencia parcial o total.

- **Previene complicaciones de salud** derivadas de errores en la administración.

- **Permite detectar reacciones adversas a tiempo**, evitando situaciones de riesgo.

- **Facilita la supervisión médica**, mejorando la calidad de la atención sociosanitaria.

5.4 MEDICACIÓN EN EL CASO DE PERSONAS CON DIABETES

La **diabetes mellitus** es una de las enfermedades crónicas más frecuentes en el ámbito sociosanitario, especialmente en personas mayores y dependientes. Su tratamiento requiere un control riguroso de los niveles de **glucosa en sangre**, lo que implica la administración adecuada de medicamentos, la supervisión de su efectividad y la prevención de posibles complicaciones.

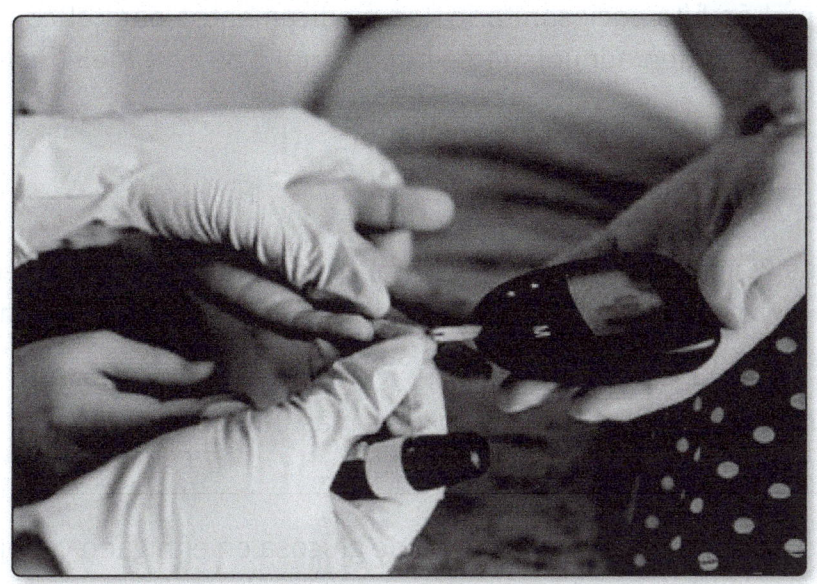

La participación en la administración de medicación en personas con diabetes debe realizarse con especial atención, dado que errores en la dosis o en la vía de administración pueden generar **hipoglucemias o hiperglucemias graves**, poniendo en riesgo la vida del usuario.

> ### ⓘ IMPORTANTE
>
> La diabetes mal controlada puede derivar en complicaciones como neuropatía, insuficiencia renal, problemas de cicatrización o enfermedades cardiovasculares.

Existen dos tipos principales de diabetes, cada uno con necesidades farmacológicas específicas:

▸ **Diabetes tipo 1:** se caracteriza por la falta total de producción de insulina y requiere administración de esta hormona de por vida.

▸ **Diabetes tipo 2:** se relaciona con la resistencia a la insulina y puede tratarse con medicación oral, aunque algunos casos también requieren insulina.

En el ámbito sociosanitario, los medicamentos para el control de la diabetes pueden administrarse por **vía oral** o **subcutánea (insulina)**.

5.4.1 Medicación oral para la diabetes (antidiabéticos orales)

Los **fármacos antidiabéticos orales** se utilizan principalmente en la **diabetes tipo 2** para mejorar la respuesta del organismo a la insulina o reducir la cantidad de glucosa en sangre.

Los tipos de antidiabéticos orales más utilizados son:

▸ **Biguanidas (Metformina)**

- Disminuye la producción de glucosa en el hígado y mejora su utilización en los tejidos.

- Se administra con las comidas para evitar molestias gastrointestinales.

▸ **Sulfonilureas (Glibenclamida, Glipizida, Gliclazida):**

- Estimulan la producción de insulina en el páncreas.

- Pueden provocar hipoglucemias si el usuario no come adecuadamente.

▸ **Inhibidores de la DPP-4 (Sitagliptina, Vildagliptina):**

- Aumentan la secreción de insulina después de las comidas.

- Suelen combinarse con Metformina.

▸ **Inhibidores de SGLT2 (Empagliflozina, Dapagliflozina):**

- Ayudan a eliminar el exceso de glucosa a través de la orina.

- Favorecen la pérdida de peso y reducen el riesgo cardiovascular.

Ejemplo

Un usuario con diabetes tipo 2 en tratamiento con Metformina debe tomar la medicación después de las comidas para evitar molestias digestivas y mejorar su absorción.

5.4.2 Insulina: administración y precauciones

En casos en los que la medicación oral no es suficiente o en **diabetes tipo 1**, es necesaria la administración de **insulina subcutánea**.

Los tipos de insulina según su acción son:

- **Insulina rápida o ultrarrápida (Humalog, Novorapid):**
  - Se administra **antes de las comidas** para controlar los picos de glucosa.
  - Su efecto comienza en **10-30 minutos** y dura entre **2 y 4 horas**.

- **Insulina intermedia (NPH, Humulin N):**
  - Se administra **una o dos veces al día**, proporcionando control prolongado.
  - Su efecto dura entre **12 y 18 horas**.

- **Insulina lenta o basal (Lantus, Levemir, Tresiba):**
  - Se administra **una vez al día**, cubriendo las necesidades básicas de insulina.
  - Su efecto dura hasta **24 horas o más**.

Ejemplo

Un usuario con insulina basal nocturna debe recibir la inyección siempre a la misma hora para mantener niveles estables de glucosa.

El procedimiento para la administración de insulina es el siguiente:

1. **Verificar el tipo de insulina y la dosis prescrita.**

2. **Comprobar los niveles de glucosa capilar** antes de la administración, si está indicado.

3. **Seleccionar la zona de inyección** (abdomen, muslo, brazo o glúteo) y rotar las zonas para evitar lipodistrofia.

4. **Administrar la insulina subcutáneamente** con aguja corta o pluma precargada, asegurando la correcta absorción.

5. **Registrar la administración** y supervisar al usuario para detectar signos de hipoglucemia o hiperglucemia.

> ## ⓘ NOTA
>
> Es importante evitar inyectar la insulina siempre en la misma zona, ya que esto puede provocar endurecimiento del tejido (lipohipertrofia), afectando su absorción.

El control de la diabetes no solo depende de la medicación, sino también de una vigilancia adecuada para prevenir efectos adversos. Algunos de los **posibles efectos secundarios de la medicación antidiabética** son los siguientes:

▶ **Hipoglucemia (bajada de azúcar en sangre, < 70 mg/dL):**

- Síntomas: sudoración, temblores, confusión, mareos.

- Actuación: administrar **glucosa de absorción rápida** (zumo, azúcar, miel) y observar la evolución del usuario.

▶ **Hiperglucemia (subida de azúcar en sangre, > 180 mg/dL):**

- Síntomas: sed intensa, visión borrosa, necesidad frecuente de orinar.

- Actuación: controlar la glucemia y avisar al personal sanitario si los niveles son elevados de forma persistente.

Ejemplo

Si un usuario diabético comienza a sudar y a sentirse mareado antes de una comida, es posible que tenga hipoglucemia. Se debe ofrecer una fuente de azúcar rápida y medir su glucosa para confirmar.

La importancia de la supervisión en la administración de medicación para la diabetes radica en una serie de beneficios clave:

▶ **Evita complicaciones agudas** (hipoglucemias e hiperglucemias).

▶ **Asegura el cumplimiento del tratamiento** en usuarios dependientes.

▶ **Mejora la efectividad del tratamiento**, reduciendo el riesgo de complicaciones crónicas.

▶ **Favorece la educación en el autocuidado**, promoviendo la autonomía del usuario en la medida de sus posibilidades.

5.5 COLABORACIÓN EN LA APLICACIÓN DE TÉCNICAS DE AEROSOLTERAPIA Y OXIGENOTERAPIA

La **aerosolterapia y la oxigenoterapia** son técnicas fundamentales en la atención sociosanitaria de personas con patologías respiratorias crónicas o agudas. Su correcta aplicación contribuye a mejorar la oxigenación, reducir la dificultad respiratoria y optimizar la función pulmonar del usuario.

En el ámbito sociosanitario, la **colaboración en la aplicación de estas técnicas** implica seguir las indicaciones médicas, preparar el material necesario, asistir al usuario durante el procedimiento y supervisar su respuesta al tratamiento.

> ### ⓘ IMPORTANTE
>
> La administración inadecuada de estos tratamientos puede provocar hipoxia, acumulación de secreciones o irritación de la vía aérea, por lo que es fundamental seguir los protocolos establecidos.

5.5.1 Aerosolterapia

La **aerosolterapia** es una técnica utilizada para administrar medicamentos en forma de partículas finas a través del sistema respiratorio. Se emplea en el tratamiento de enfermedades pulmonares y afecciones que afectan la vía aérea, como el **asma, la EPOC o las infecciones respiratorias**.

Los objetivos de la aerosolterapia son los siguientes:

▸ Administrar fármacos de forma directa a los pulmones, mejorando su eficacia.

▸ Reducir la inflamación y el broncoespasmo en enfermedades obstructivas.

▶ Fluidificar secreciones en personas con dificultad para eliminarlas.

▶ Mejorar la capacidad respiratoria en usuarios con enfermedades crónicas.

Ejemplo

Un usuario con EPOC recibe tratamiento con broncodilatadores en aerosol para mejorar su respiración y reducir la sensación de falta de aire.

Los tipos de dispositivos utilizados en aerosolterapia son los siguientes:

1. **Inhaladores presurizados con cámara espaciadora:**
   - Dispositivos en los que el medicamento se libera en una **cámara**, permitiendo una inhalación más efectiva.
   - Se utilizan especialmente en personas con **poca coordinación motora**, como usuarios mayores o con enfermedades neurológicas.

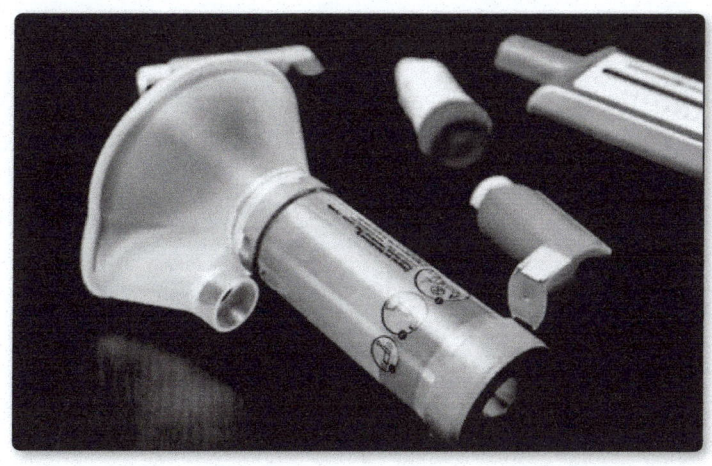

2. **Nebulizadores:**

- Transforman el medicamento líquido en una fina niebla que se inhala a través de una **mascarilla o boquilla**.

- Se emplean en usuarios con **crisis asmáticas, infecciones respiratorias o enfermedades crónicas** con dificultad respiratoria.

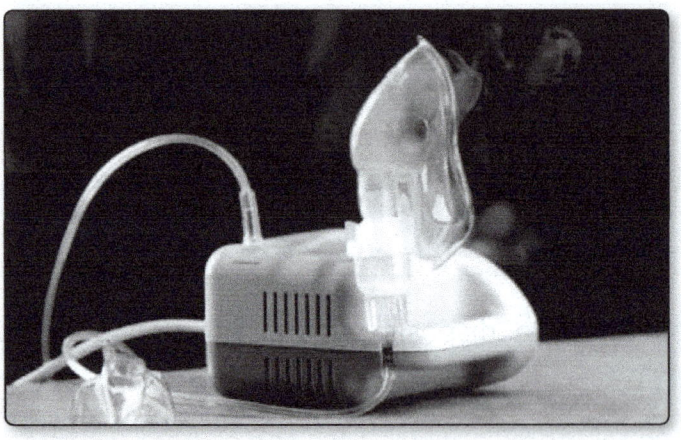

3. **Inhaladores de polvo seco:**

- No requieren gas propulsor, sino que el usuario debe inhalar con fuerza para liberar el medicamento.

- Son más eficaces en personas con **buena capacidad respiratoria**.

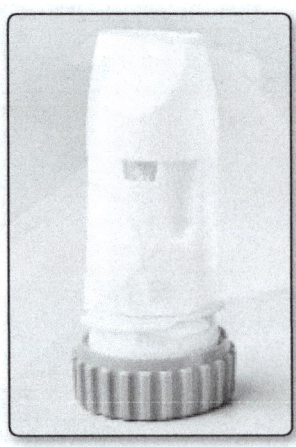

La elección del dispositivo dependerá de las capacidades del usuario y del tipo de medicamento indicado.

El procedimiento para la aplicación de aerosolterapia es el siguiente:

1. **Verificar la indicación médica y el tipo de dispositivo.**

2. **Preparar el medicamento** según las instrucciones (si es necesario diluir, hacerlo con suero fisiológico).

3. **Colocar al usuario en una posición cómoda y relajada** para facilitar la inhalación.

4. **Asegurar el correcto ajuste de la mascarilla o boquilla** (en nebulizadores).

5. **Supervisar la respiración durante la administración**, asegurando que el usuario inhale profundamente.

6. **Registrar la aplicación y la respuesta del usuario.**

Ejemplo

Un usuario con neumonía recibe antibióticos nebulizados para una mejor absorción y efecto localizado en los pulmones.

5.5.2 Oxigenoterapia

La **oxigenoterapia** es un tratamiento que consiste en la administración de oxígeno suplementario para mejorar la oxigenación en personas con insuficiencia respiratoria o enfermedades pulmonares crónicas.

Los objetivos de la oxigenoterapia son los siguientes:

- Aumentar los niveles de oxígeno en sangre (saturación de oxígeno).

- Prevenir complicaciones derivadas de la hipoxia (baja oxigenación).

- Aliviar la disnea (sensación de falta de aire).

- Mejorar la capacidad funcional y calidad de vida del usuario.

Ejemplo

Un usuario con insuficiencia respiratoria crónica recibe oxigenoterapia domiciliaria para mantener una saturación de oxígeno estable (> 90%).

Los métodos de administración de oxígeno son:

1. **Gafas o cánulas nasales:**

- Se utilizan para administrar oxígeno en **bajas concentraciones** (1-5 litros por minuto).

- Son cómodas y permiten al usuario hablar y comer mientras las lleva puestas.

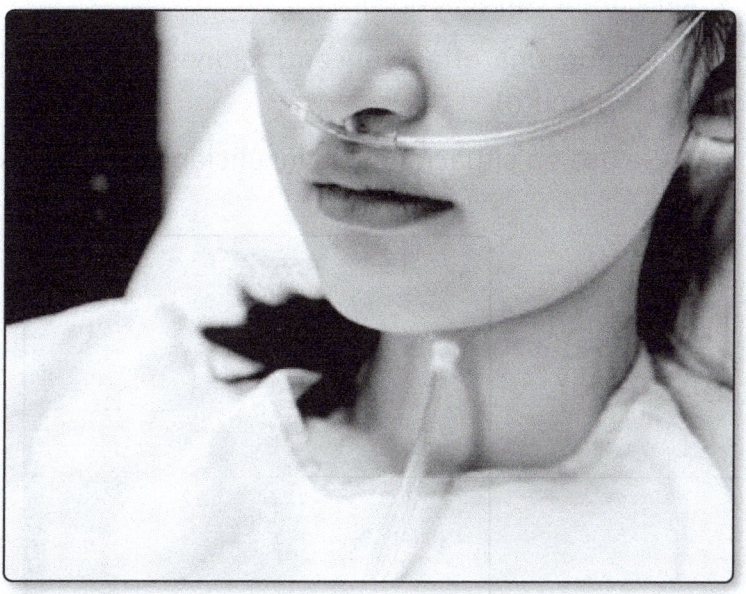

2. **Mascarilla simple:**

- Se emplea cuando se requiere una mayor concentración de oxígeno (5-10 litros por minuto).

- Se ajusta al rostro para garantizar un flujo adecuado.

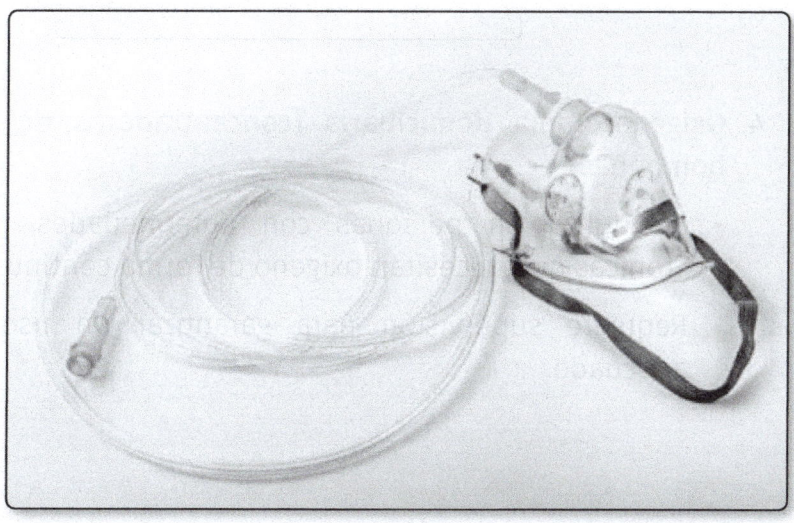

3. **Mascarilla con reservorio:**

- Proporciona **altas concentraciones de oxígeno** (10-15 litros por minuto).

- Se usa en situaciones de insuficiencia respiratoria grave.

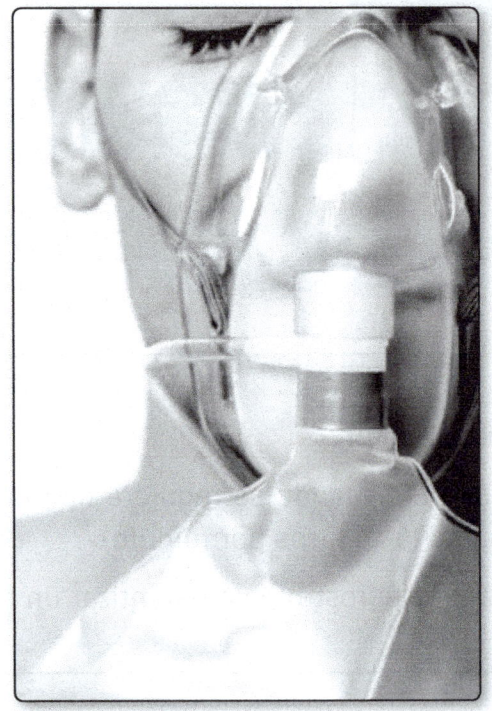

4. **Oxigenoterapia domiciliaria (concentradores de oxígeno o bombonas):**

- Se utiliza en personas con enfermedades pulmonares crónicas que necesitan oxígeno de forma continua.

- Requiere supervisión para garantizar un uso seguro y adecuado.

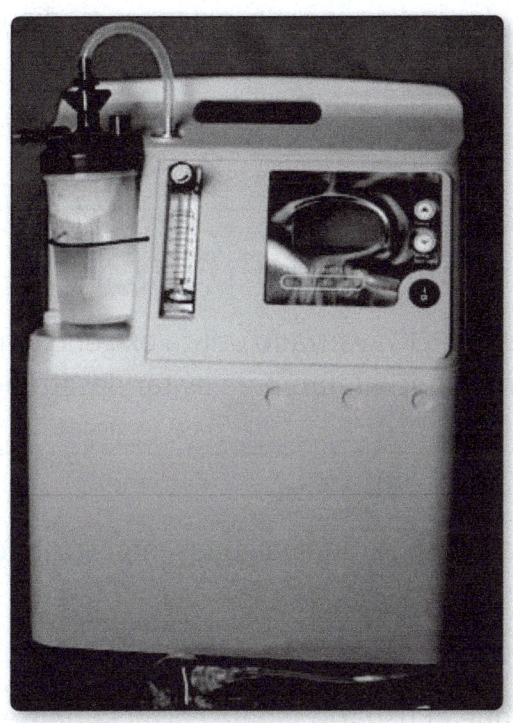

> **ⓘ IMPORTANTE**
>
> El exceso de oxígeno también puede ser perjudicial, especialmente en usuarios con EPOC, por lo que siempre se debe seguir la pauta médica.

El procedimiento para la aplicación de oxigenoterapia es el siguiente:

1. **Comprobar la indicación médica** y el flujo de oxígeno prescrito.

2. **Verificar el estado del equipo** (concentrador, bombona o sistema de suministro).

3. **Colocar la cánula nasal o mascarilla** según la necesidad del usuario.

4. **Asegurar la comodidad y seguridad del usuario** (evitar irritación en nariz y orejas).

5. **Controlar la saturación de oxígeno** mediante pulsioxímetro, asegurando niveles adecuados.

6. **Registrar la administración y posibles incidencias**.

Ejemplo

Un usuario con EPOC avanzado utiliza oxígeno domiciliario con una cánula nasal a 2 litros por minuto para evitar desaturaciones nocturnas.

Se deben tener en cuenta algunas precauciones y aspectos de prevención de riesgos:

a) **En aerosolterapia:**

Asegurar que el usuario **inhale correctamente** el medicamento.

Mantener limpios los dispositivos de inhalación para evitar infecciones.

No compartir nebulizadores entre usuarios.

b) **En oxigenoterapia:**

Evitar el contacto del oxígeno con llamas o fuentes de calor.

Mantener una adecuada **hidratación nasal** para prevenir sequedad e irritación.

Supervisar la aparición de signos de **hipercapnia** (retención de CO_2) en personas con enfermedades pulmonares crónicas.

ⓘ IMPORTANTE

La oxigenoterapia prolongada puede generar dependencia, por lo que debe utilizarse solo bajo prescripción médica y con un control adecuado.

5.6 COLABORACIÓN EN LA APLICACIÓN DE TRATAMIENTOS LOCALES Y MÉTODOS DE FRÍO-CALOR

En el ámbito sociosanitario, la **aplicación de tratamientos locales y métodos de frío-calor** es una técnica terapéutica utilizada para aliviar el dolor, reducir la inflamación, favorecer la circulación sanguínea y mejorar la recuperación de lesiones o patologías crónicas.

La participación del personal sociosanitario en este procedimiento implica la **preparación, supervisión y correcta aplicación** de estos tratamientos, asegurando su eficacia y previniendo posibles efectos adversos en los usuarios.

ⓘ **IMPORTANTE**

La elección entre frío o calor dependerá del tipo de afección a tratar. Aplicar una técnica inadecuada puede agravar el problema en lugar de mejorarlo.

Los **tratamientos locales** consisten en la aplicación de productos o terapias directamente sobre la zona afectada del cuerpo. Son utilizados para aliviar síntomas, tratar heridas y mejorar la absorción de fármacos tópicos.

Los principales tipos de tratamientos locales son los siguientes:

a) **Pomadas y cremas analgésicas o antiinflamatorias**: para el alivio del dolor muscular o articular.

b) **Antisépticos y cicatrizantes**: para el tratamiento de heridas o lesiones cutáneas.

c) **Emolientes y protectores dérmicos**: para prevenir úlceras por presión en personas encamadas.

d) **Vendajes terapéuticos**: para inmovilizar articulaciones o proteger lesiones.

Ejemplo

Un usuario con artritis en las manos puede recibir aplicaciones tópicas de antiinflamatorios para aliviar el dolor y mejorar su movilidad.

Por su parte, la **crioterapia** consiste en la aplicación de frío para reducir la inflamación, aliviar el dolor y controlar hemorragias o edemas. Los beneficios del frío terapéutico son varios:

- Disminuye la inflamación y el dolor.

- Reduce la circulación sanguínea en la zona afectada (vasoconstricción).

- Alivia espasmos musculares y traumatismos recientes.

- Evita el avance de hematomas tras una contusión.

El uso de frío tiene las siguientes **indicaciones:**

- **Golpes y contusiones recientes** (primeras 24-48 horas).

- **Esguinces y torceduras.**

- **Inflamaciones articulares** (artritis, tendinitis).

- **Fiebre** (compresas frías en la frente o axilas).

Los **métodos de aplicación del frío** son:

▼ **Bolsas de hielo o gel frío reutilizable** (envueltas en un paño para evitar quemaduras).

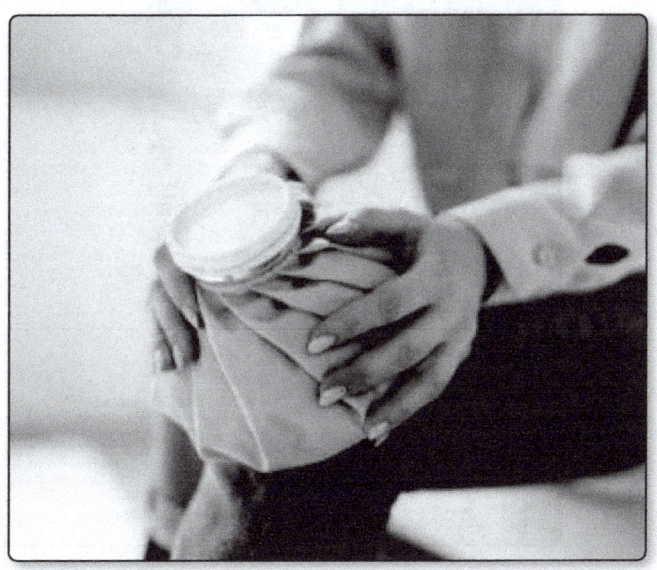

▼ **Compresas frías húmedas** (para fiebre o inflamaciones localizadas).

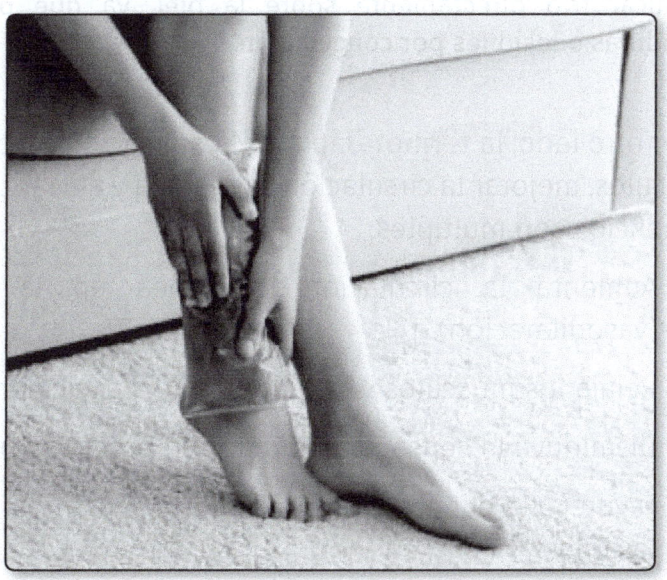

▸ **Sprays refrigerantes** (uso inmediato en lesiones deportivas o traumatismos).

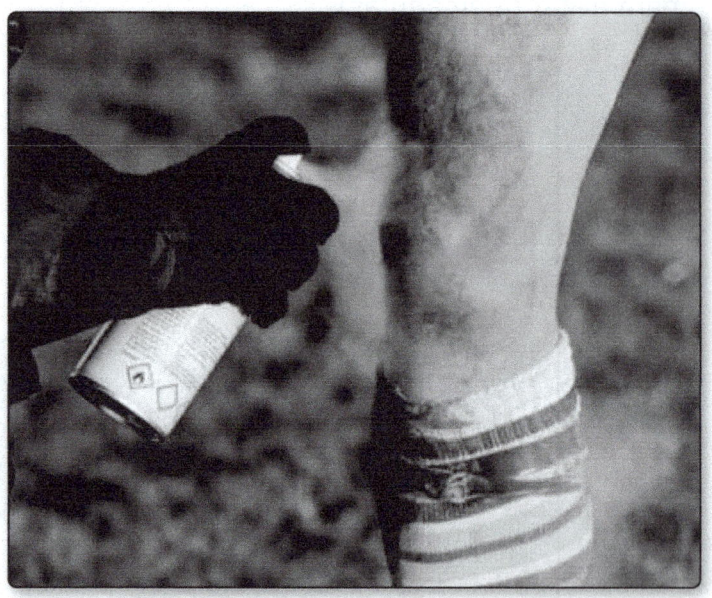

ⓘ IMPORTANTE

No aplicar frío directamente sobre la piel, ya que puede provocar quemaduras o lesiones por congelación.

Por otro lado, la **termoterapia** es la aplicación de calor para relajar los músculos, mejorar la circulación sanguínea y aliviar dolores crónicos. Sus beneficios son múltiples:

▸ Aumenta la circulación sanguínea en la zona afectada (vasodilatación).

▸ Relaja los músculos y reduce la rigidez articular.

▸ Disminuye la sensación de dolor en procesos crónicos.

▸ Favorece la eliminación de toxinas y acelera la recuperación de lesiones.

El uso de calor tiene varias indicaciones:

▼ **Contracturas musculares y dolores crónicos** (lumbalgias, cervicalgias).

▼ **Dolor articular** por artrosis o artritis.

▼ **Calambres y espasmos musculares.**

▼ **Dolor menstrual.**

Los **métodos de aplicación del calor** son:

▼ **Compresas calientes o bolsas térmicas** (uso localizado en músculos y articulaciones).

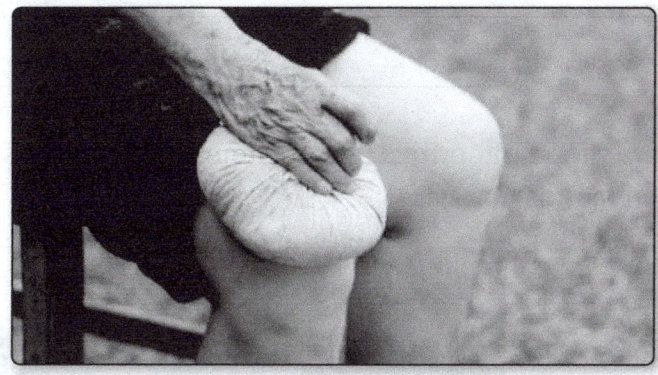

▼ **Baños de agua caliente o termoterapia húmeda** (relajación general del cuerpo).

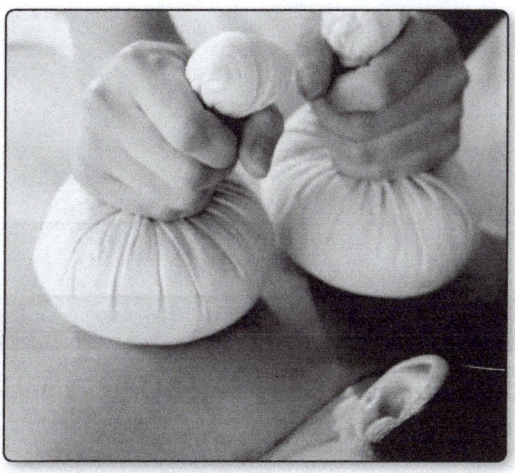

▼ **Mantas eléctricas o almohadillas térmicas** (regulación de temperatura para uso prolongado).

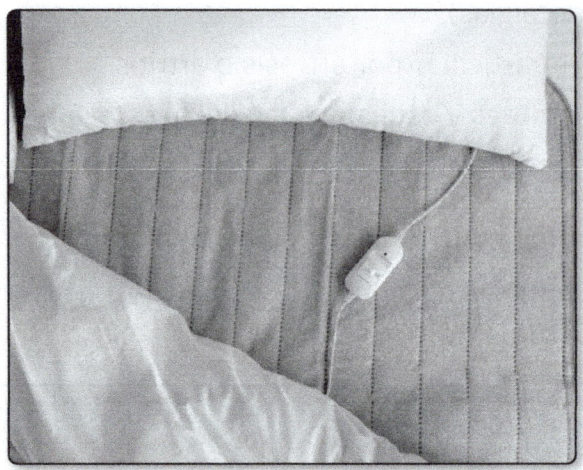

▼ **Parafina terapéutica** (especialmente útil en personas con artritis en manos y pies).

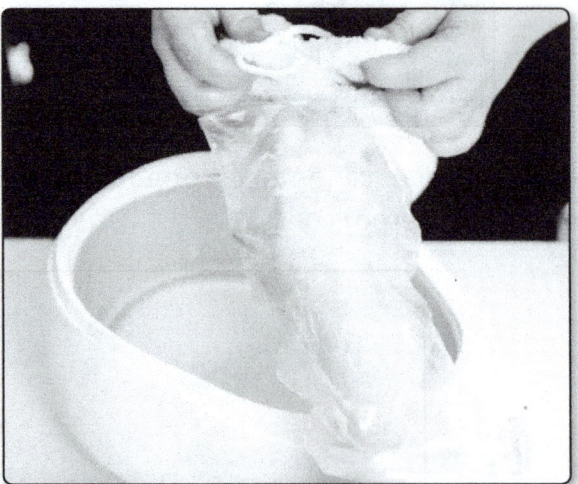

ⓘ **IMPORTANTE**

No aplicar calor en lesiones recientes o inflamaciones agudas, ya que puede empeorar la hinchazón.

Para garantizar la seguridad del usuario, es fundamental seguir una serie de recomendaciones al aplicar tratamientos de frío o calor:

- **No aplicar frío o calor directamente sobre la piel.**

- **No exceder los tiempos recomendados** (máximo 15-20 minutos por sesión).

- **Verificar la sensibilidad del usuario antes de la aplicación** (personas con neuropatías pueden no sentir temperaturas extremas).

- **Evitar el uso de calor en procesos inflamatorios recientes.**

Ejemplo

Un usuario con diabetes puede presentar neuropatía en los pies, lo que dificulta la percepción del calor. No se deben aplicar fuentes de calor directamente, ya que existe riesgo de quemaduras sin que el usuario lo perciba.

5.7 USO DE MATERIALES PARA LA MEDICACIÓN

El uso adecuado de los materiales para la administración de medicación es fundamental para garantizar la seguridad del usuario y la eficacia del tratamiento. En el ámbito sociosanitario, la correcta manipulación, almacenamiento y eliminación de estos materiales minimiza el riesgo de contaminación, errores en la dosificación y efectos adversos.

> **ⓘ IMPORTANTE**
>
> Cada tipo de medicación requiere un material específico para su administración. Es importante conocer su correcto uso y manejo para evitar incidentes que afecten la salud del usuario.

Dependiendo de la vía de administración del medicamento, se emplean distintos dispositivos y materiales.

1. **Materiales para la administración oral:** esta es la vía más común de administración de fármacos en el ámbito sociosanitario. Los materiales utilizados son los siguientes:

   - **Vasos dosificadores y jeringas orales:** para la medicación en **líquidos o jarabes**, asegurando la dosis exacta.

   - **Pastilleros organizadores:** facilitan la distribución de los medicamentos según horarios y días.

   - **Trituradores y cortadores de pastillas:** para usuarios con dificultad para tragar, siempre bajo indicación médica.

   - **Cucharas medidoras:** para medicamentos líquidos que requieren una dosificación precisa.

Ejemplo

Un usuario con Parkinson que tiene dificultad para tragar puede necesitar que sus comprimidos sean triturados antes de su administración, utilizando un triturador de pastillas.

---

2. **Materiales para la administración tópica:** se utilizan para aplicar medicamentos directamente sobre la piel o mucosas. Contamos con los siguientes:

   - **Guantes desechables:** para evitar contaminación y contacto con sustancias irritantes.

   - **Gasas y apósitos estériles:** para la aplicación de cremas o pomadas sobre heridas o lesiones cutáneas.

   - **Espátulas o aplicadores:** para extender ungüentos sin riesgo de contaminación.

   - **Parches transdérmicos:** para la liberación prolongada de fármacos como analgésicos o tratamientos hormonales.

Ejemplo

Un usuario con dolor crónico recibe un parche de fentanilo cada 72 horas para el alivio del dolor. Se debe asegurar que la piel esté limpia y seca antes de su aplicación.

3. **Materiales para la administración rectal:** en ocasiones, los medicamentos deben administrarse por vía rectal para garantizar su absorción. Los materiales usados son:

   - **Guantes desechables:** para la manipulación higiénica del medicamento.

   - **Lubricante hidrosoluble:** facilita la inserción de supositorios.

   - **Papel desechable o empapadores:** para proteger la ropa de cama en caso de eliminación involuntaria.

Ejemplo

Un usuario con estreñimiento crónico puede requerir la aplicación de un enema evacuante, utilizando una cánula adecuada para su correcta administración.

4. **Materiales para la administración subcutánea e intramuscular:** estos materiales se emplean en la administración de insulina y otros tratamientos inyectables. Estos son:

- **Jeringas de insulina o agujas precargadas:** para la administración de insulina en personas con diabetes.

- **Plumas de insulina:** dispositivos automáticos que facilitan la administración de la dosis exacta.

- **Algodón con alcohol o toallitas desinfectantes:** para limpiar la piel antes de la inyección.

- **Contenedores de residuos biológicos (pinchos y agujas):** para la eliminación segura de material punzante.

Ejemplo

Un usuario con diabetes tipo 2 que necesita insulina puede utilizar una pluma precargada, asegurando una dosis exacta con una aguja fina y de un solo uso.

Por otro lado, para garantizar una administración segura y evitar incidentes, es fundamental seguir una serie de medidas preventivas:

▸ **Revisar siempre la fecha de caducidad** de los medicamentos antes de su administración.

▸ **Usar guantes desechables** en la administración de medicamentos tópicos y rectales.

▸ **No compartir dispositivos personales** como inhaladores, plumas de insulina o pastilleros.

▸ **Eliminar correctamente los materiales desechables** en contenedores adecuados para residuos biológicos.

▸ **Almacenar los medicamentos en condiciones adecuadas** (temperatura, humedad y luz).

Nota

Pautas generales para la conservación de medicamentos

1. Temperatura adecuada: algunos fármacos requieren refrigeración (entre 2°C y 8°C), como la insulina y ciertas vacunas. Otros deben mantenerse en un lugar seco y a temperatura ambiente (15°C–25°C).

2. Evitar la luz directa y la humedad: no almacenar medicamentos en baños o cerca de fuentes de calor, ya que la humedad y el calor pueden alterar su composición.

3. Correcto cierre de envases: los medicamentos deben conservarse en sus envases originales con el prospecto para evitar confusiones y alteraciones por exposición al aire.

4. Caducidad y control de fechas: no se deben utilizar medicamentos vencidos, ya que pueden haber perdido su eficacia o generar efectos adversos.

Eliminación segura de medicamentos

1. Nunca tirar medicamentos en el inodoro o la basura común, ya que pueden contaminar el agua y el suelo.

2. Llevar los fármacos caducados o en desuso a puntos SIGRE (Sistema Integrado de Gestión de Residuos de Medicamentos) disponibles en farmacias.

3. Desechar agujas y jeringas en contenedores específicos para residuos sanitarios, evitando riesgos de infecciones o accidentes

Otro aspecto muy importante es la eliminación segura de los materiales para la medicación. A continuación, se exponen los tipos de residuos y cómo realizar su correcta eliminación:

Tipo de residuo	Forma correcta de eliminación
Agujas, jeringas y lancetas	Desechar en contenedores específicos para residuos biológicos.
Envases de medicamentos caducados	Depositar en puntos SIGRE de las farmacias.
Parches transdérmicos usados	Doblar y desechar en la basura común, evitando el contacto con la piel.
Toallitas desinfectantes y guantes desechables	Eliminar en la basura convencional, nunca en el inodoro.

ⓘ NOTA

El mal uso o eliminación inadecuada de estos materiales puede generar contaminación ambiental o riesgos para la salud pública.

5.8 RIESGOS DE LOS MEDICAMENTOS

El uso de medicamentos es fundamental en el tratamiento y control de diversas patologías, pero su administración inadecuada puede generar **efectos adversos, interacciones peligrosas y complicaciones** en la salud del usuario. En el ámbito sociosanitario, la prevención de estos riesgos es esencial para garantizar una administración segura y eficaz, minimizando los efectos negativos asociados al uso de fármacos.

> ### ⓘ IMPORTANTE
>
> En personas dependientes, los riesgos de la medicación pueden verse agravados por factores como la edad, la polimedicación y las enfermedades crónicas, lo que hace imprescindible un control riguroso.

A continuación, se resumen los principales riesgos asociados al uso de medicamentos:

5.8.1 Reacciones adversas a los medicamentos (RAM)

Las **RAM** son efectos no deseados que ocurren al administrar un medicamento en dosis adecuadas.

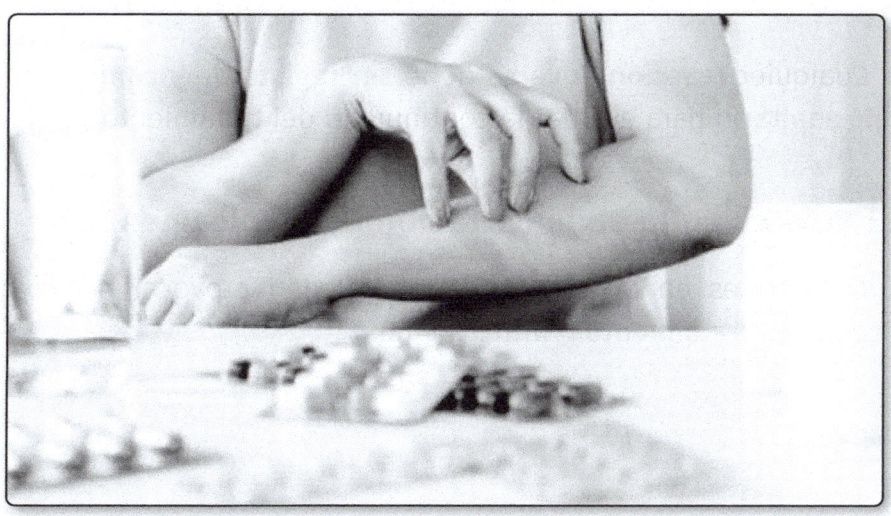

Algunos ejemplos de reacciones adversas frecuentes son los siguientes:

▸ **Náuseas y vómitos:** comunes en antibióticos o fármacos para el dolor.

▸ **Somnolencia o mareos:** ocurren con ansiolíticos y antihistamínicos.

▸ **Reacciones alérgicas:** desde erupciones cutáneas hasta shock anafiláctico.

▸ **Problemas gastrointestinales:** como diarrea o estreñimiento, causados por antiinflamatorios o suplementos de hierro.

Ejemplo

Un usuario que toma ibuprofeno diariamente sin protección gástrica puede desarrollar gastritis o úlceras como efecto adverso del medicamento.

Cualquier **reacción adversa debe ser registrada y comunicada al equipo sanitario** para evaluar la continuidad del tratamiento.

5.8.2 Errores en la administración de medicamentos

Los errores en la administración pueden provocar **sobredosis, ineficacia del tratamiento o intoxicación**.

En los errores más comunes, encontramos:

- **Dosis incorrecta:** administrar más o menos cantidad de la prescrita.

- **Vía de administración errónea:** usar un fármaco de aplicación tópica por vía oral.

- **Horario inadecuado:** no respetar los tiempos entre tomas, afectando la eficacia del tratamiento.

- **Confusión entre medicamentos:** especialmente en usuarios polimedicados.

> ### ⓘ NOTA
> El uso de pastilleros organizadores y registros detallados ayuda a prevenir errores en la administración de medicamentos.

5.8.3 Interacciones medicamentosas

Las interacciones ocurren cuando dos o más medicamentos modifican sus efectos al administrarse juntos, pudiendo **potenciar o reducir su acción**.

Algunos ejemplos de interacciones peligrosas son:

- **Anticoagulantes + antiinflamatorios:** aumentan el riesgo de hemorragias.

- **Antibióticos + anticonceptivos orales:** disminuyen la efectividad del anticonceptivo.

- **Ansiolíticos + alcohol:** potencian la somnolencia y depresión del sistema nervioso.

- **Diuréticos + medicamentos para la hipertensión:** pueden provocar **bajada excesiva de la presión arterial**.

Ejemplo

Un usuario que toma Sintrom (anticoagulante) debe evitar el uso de ibuprofeno, ya que puede aumentar el riesgo de hemorragias internas.

Es muy importante **revisar el historial farmacológico del usuario** antes de añadir un nuevo medicamento para evitar interacciones no deseadas.

5.8.4 Dependencia y tolerancia a los medicamentos

Algunos medicamentos pueden generar **dependencia** (necesidad de seguir tomándolos para evitar síntomas de abstinencia) o **tolerancia** (disminución del efecto con el tiempo).

Algunos ejemplos de fármacos con riesgo de dependencia son:

▼ **Ansiolíticos y benzodiacepinas** (diazepam, lorazepam): pueden generar adicción si se usan por períodos prolongados.

▼ **Opioides analgésicos** (morfina, fentanilo): indicados para el dolor intenso, pero con alto riesgo de dependencia.

Ejemplo

Un usuario con insomnio que toma lorazepam a diario puede necesitar dosis cada vez más altas para dormir, generando tolerancia y dependencia.

Siempre se debe respetar la duración del tratamiento indicada por el médico para evitar dependencia y efectos secundarios graves.

Por otro lado, en **personas mayores o con dependencia**, ciertos factores aumentan la posibilidad de sufrir efectos adversos o errores en la medicación, entre ellos, los siguientes:

▶ **Polimedicación:** uso de cinco o más medicamentos diarios, aumentando el riesgo de interacciones.

▶ **Enfermedades crónicas:** diabetes, hipertensión o insuficiencia renal pueden modificar la respuesta a los fármacos.

▶ **Deterioro cognitivo:** los usuarios con demencia pueden olvidar tomar la medicación o tomarla repetidamente.

▶ **Problemas de deglución:** dificultan la administración de comprimidos y cápsulas.

▶ **Alteraciones en la función hepática o renal:** afectan la eliminación de los medicamentos, prolongando su efecto y aumentando la toxicidad.

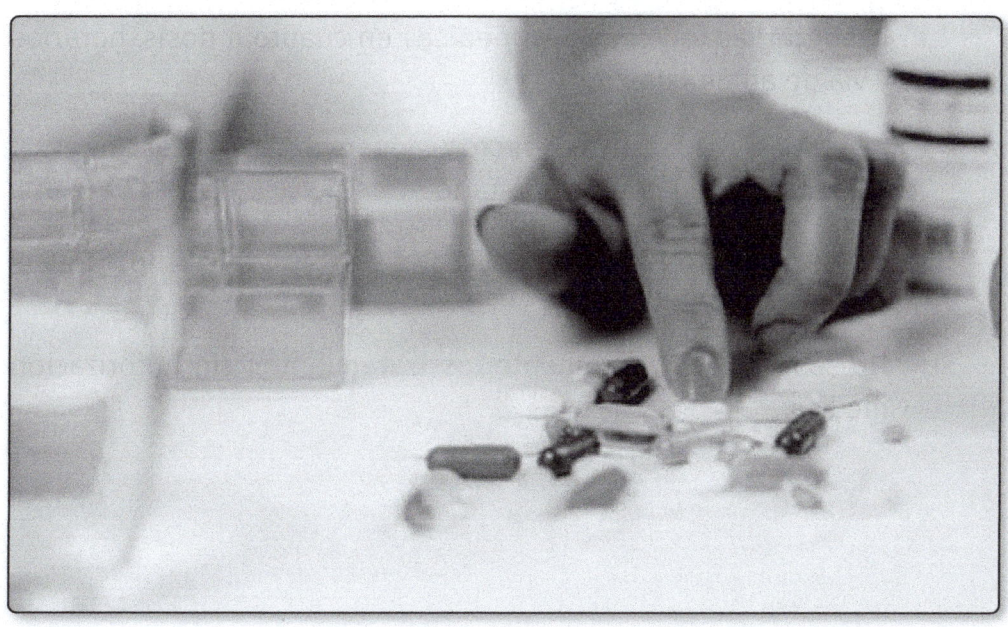

Ejemplo

Un usuario con insuficiencia renal crónica debe recibir ajustes en la dosis de ciertos medicamentos para evitar toxicidad, ya que su cuerpo los elimina más lentamente.

Los usuarios con enfermedades crónicas deben realizar **controles médicos periódicos** para ajustar sus tratamientos según su evolución.

Por último, es necesario tener presente algunas medidas para la prevención de riesgos en la medicación, entre las cuales, destacan:

- ▼ **Revisar la medicación periódicamente** para evitar la acumulación de fármacos innecesarios.

- ▼ **Confirmar siempre la identidad del usuario** antes de administrar un medicamento.

- ▼ **Respetar las indicaciones médicas** en cuanto a dosis, horarios y vía de administración.

- ▼ **Supervisar signos de efectos adversos o interacciones** y comunicarlos al equipo sanitario.

- ▼ **Fomentar el uso de pastilleros organizadores** para mejorar el control de la medicación.

- ▼ **No suspender bruscamente los tratamientos** sin autorización médica.

Ejemplo

En usuarios con Alzheimer, se recomienda monitorizar la medicación para evitar omisiones o sobredosis accidentales.

5.9 PREVENCIÓN DE RIESGOS LABORALES EN LAS TAREAS SANITARIAS

El desempeño de tareas sanitarias en el ámbito sociosanitario implica una serie de **riesgos laborales** que pueden afectar tanto a los profesionales como a los usuarios. La prevención de estos riesgos es fundamental para garantizar un entorno seguro y reducir la posibilidad de accidentes, lesiones o enfermedades derivadas del trabajo.

Los riesgos en las tareas sanitarias pueden clasificarse en **riesgos biológicos, ergonómicos, químicos, psicosociales y mecánicos**, y su prevención requiere el cumplimiento de normativas, protocolos de seguridad y el uso de medidas de protección adecuadas.

5.9.1 Riesgos biológicos

Los profesionales del ámbito sociosanitario están expuestos a **microorganismos patógenos** (bacterias, virus, hongos, parásitos) a través del contacto con sangre, fluidos corporales, secreciones o materiales contaminados.

Algunos ejemplos de riesgos biológicos son los siguientes:

- Contagio de **enfermedades infecciosas** (hepatitis, VIH, tuberculosis).

- Contacto con **heridas abiertas o material contaminado**.

- Exposición a **gotículas respiratorias** de usuarios con infecciones contagiosas.

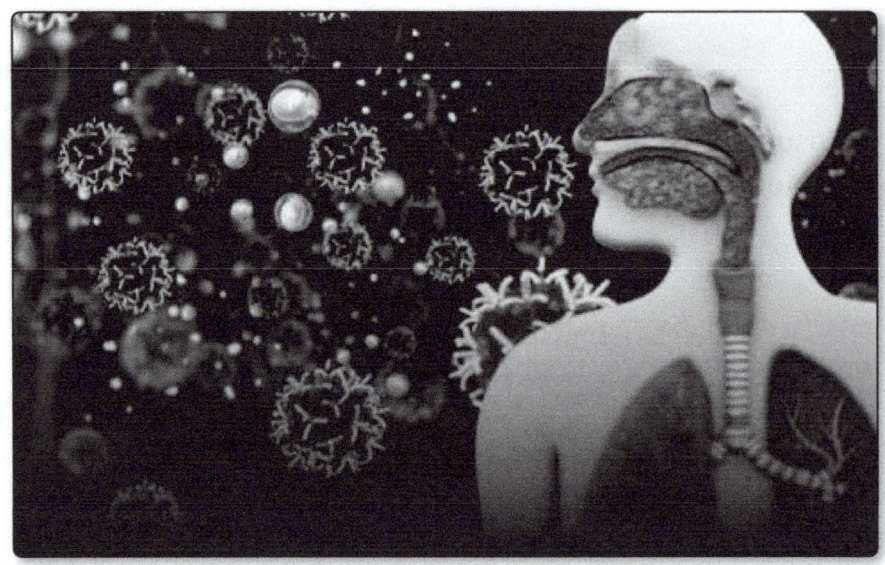

Se deben, por tanto, considerar las siguientes medidas de prevención:

▼ **Uso de Equipos de Protección Individual (EPI):** guantes, mascarillas, gafas de protección, batas.

▼ **Higiene de manos frecuente:** antes y después de cada procedimiento.

▼ **Vacunación del personal sanitario:** contra hepatitis B, gripe y otras enfermedades infecciosas.

▼ **Manejo seguro de residuos sanitarios:** eliminación adecuada de agujas, gasas y fluidos biológicos.

Ejemplo

Un trabajador que atiende a un usuario con gripe debe usar mascarilla y guantes, además de lavarse las manos tras la asistencia para evitar el contagio.

5.9.2 Riesgos ergonómicos

Las tareas sanitarias implican movimientos repetitivos, posturas forzadas y esfuerzos físicos que pueden provocar **lesiones musculoesqueléticas**.

Algunos de los principales ejemplos de riesgos ergonómicos son los siguientes:

▼ **Movilización y traslado de usuarios** con movilidad reducida.

▼ **Posturas incorrectas** al realizar curas o administrar medicación.

▼ **Cargas de peso inadecuadas**, como levantar a un usuario sin ayuda técnica.

Por ello, se deben tener en cuenta algunas medidas de prevención:

▼ **Aplicar técnicas de movilización seguras:** uso de mecánica corporal y ayudas técnicas.

▼ **Utilizar grúas o sillas de traslado** para reducir el esfuerzo físico.

▼ **Realizar pausas activas y ejercicios de estiramiento** para prevenir lesiones.

Ejemplo

Un trabajador que moviliza a un usuario encamado sin ayuda técnica puede sufrir una lesión lumbar. Para prevenirlo, debe usar una grúa de transferencia o aplicar técnicas de mecánica corporal.

5.9.3 Riesgos químicos

El personal sociosanitario puede estar expuesto a **productos químicos peligrosos**, como desinfectantes, fármacos y agentes esterilizantes.

Algunos ejemplos de riesgos químicos son:

- ⚑ Contacto con **sustancias irritantes** (lejía, amonio cuaternario).

- ⚑ Inhalación de **vapores tóxicos** de desinfectantes o gases medicinales.

- ⚑ Manipulación de **medicación citotóxica** en tratamientos oncológicos.

Las medidas de prevención ante los riesgos químicos son:

- ⚑ **Uso de guantes y mascarillas** al manipular productos químicos.

- ⚑ **Ventilación adecuada** en áreas donde se usen desinfectantes o medicamentos en aerosol.

- ⚑ **Almacenamiento seguro de sustancias químicas** según normativas.

Ejemplo

Un trabajador que limpia un área de aislamiento con desinfectantes fuertes debe usar guantes, mascarilla y asegurarse de ventilar el espacio para evitar intoxicaciones.

5.9.4 Riesgos psicosociales

El estrés laboral y la sobrecarga emocional pueden afectar la salud mental de los profesionales sanitarios.

Los riesgos psicosociales pueden ser:

- ▼ **Estrés y agotamiento emocional** por la carga de trabajo elevada.

- ▼ **Turnos rotativos y nocturnos**, que alteran el descanso.

- ▼ **Conflictos con usuarios o familiares** en situaciones de alta tensión.

Para enfrentar estos riesgos, se deben tomar una serie de medidas:

- ▼ **Fomentar un ambiente de trabajo positivo y con apoyo emocional.**

- ▼ **Organizar turnos equilibrados** que permitan un descanso adecuado.

- ▼ **Capacitación en manejo del estrés y técnicas de comunicación efectiva.**

Ejemplo

Un trabajador que atiende a usuarios con demencia puede experimentar agotamiento emocional. Es recomendable que cuente con pausas programadas y apoyo psicológico si es necesario.

5.9.5 Riesgos mecánicos y de seguridad

Por último, los accidentes en el entorno sanitario pueden deberse a **caídas, cortes o golpes** con materiales o equipos.

Algunos ejemplos de riesgos mecánicos son:

- ▼ **Cortes con bisturíes, agujas o material punzante.**
- ▼ **Resbalones en suelos mojados o con productos de limpieza.**
- ▼ **Uso inadecuado de equipos sanitarios**, como grúas o sillas de ruedas.

Las medidas a tomar frente a estos riesgos son:

- ▼ **Uso adecuado de dispositivos de seguridad en el manejo de agujas.**
- ▼ **Mantenimiento y revisión de equipos médicos periódicamente.**
- ▼ **Señalización de zonas resbaladizas y limpieza inmediata de líquidos derramados.**

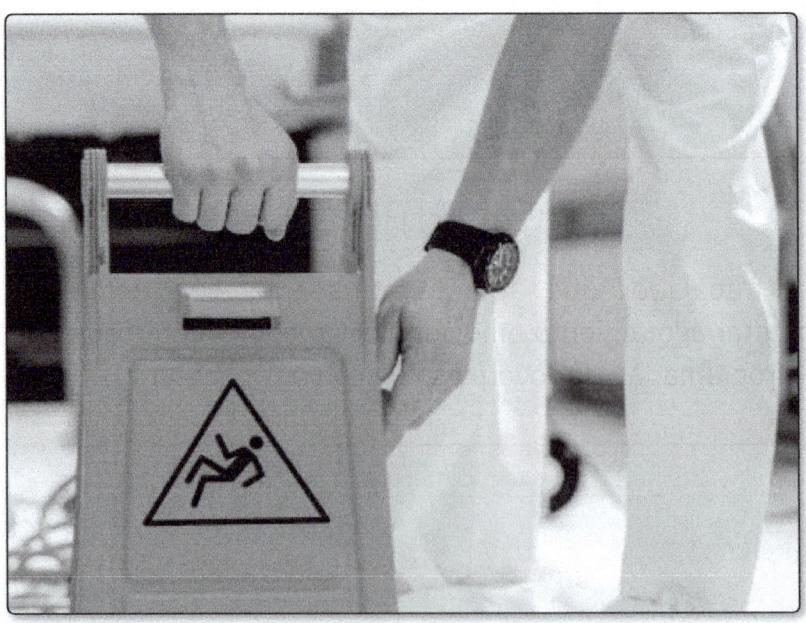

Ejemplo

Un trabajador que manipula agujas contaminadas sin desecharlas correctamente en el contenedor de bioseguridad puede sufrir un pinchazo accidental, aumentando el riesgo de infección.

Por lo tanto, considerando todo lo anterior, es posible resumir las siguientes medidas generales de prevención en tareas sanitarias:

- **Cumplir con los protocolos de bioseguridad** en todas las tareas sanitarias.

- **Utilizar siempre los equipos de protección personal (EPI).**

- **Evitar posturas forzadas y emplear ayudas técnicas** en la movilización de usuarios.

- **Seguir las normativas de manipulación y almacenamiento de productos químicos.**

- **Garantizar la correcta eliminación de residuos sanitarios.**

- **Promover el bienestar emocional** del personal sanitario con pausas activas y apoyo psicológico.

Caso clínico

Actuación ante una hipoglucemia grave en un usuario diabético

Juan, de 68 años, tiene diabetes tipo 2 y recibe tratamiento con insulina. Durante la merienda, el personal nota que se encuentra desorientado, suda en exceso y tiene dificultad para hablar. Se realiza una medición de glucosa y su nivel es de 48 mg/dL, indicando hipoglucemia grave.

¿Cuál es la intervención en este caso?

1. Se administra inmediatamente glucosa oral en forma de zumo.

2. Se monitoriza su estado durante los siguientes minutos.

3. Al no mostrar mejoría en 10 minutos, se administra una inyección de glucagón intramuscular.

4. Una vez estabilizado, se le proporciona una comida con hidratos de carbono de absorción lenta para evitar una nueva bajada de glucosa.

5. Se informa al equipo médico y se revisa su pauta de insulina para prevenir futuros episodios.

Los cuidadores deben estar entrenados en la identificación rápida de una hipoglucemia, ya que, si no se actúa con prontitud, el usuario podría entrar en coma hipoglucémico. La aplicación de primeros auxilios adecuados puede salvar vidas en estos casos.

6

Movilización, traslado y deambulación de los usuarios

La **movilización, traslado y deambulación** de los usuarios en el ámbito sociosanitario es una tarea esencial para garantizar su bienestar, prevenir complicaciones derivadas de la inmovilidad y fomentar la autonomía en la medida de lo posible. La correcta aplicación de técnicas de movilización, por un lado, protege la seguridad del usuario, y, por otro, previene lesiones musculoesqueléticas en los profesionales y cuidadores.

La participación en estas actividades requiere **conocimiento anatómico, biomecánico y técnicas adecuadas de manipulación**, asegurando la comodidad del usuario y evitando riesgos como caídas, contracturas o úlceras por presión.

ⓘ IMPORTANTE

La movilización inadecuada de un usuario puede causar lesiones tanto en el usuario como en el profesional. Por ello, es fundamental aplicar métodos ergonómicos y ayudas técnicas para reducir el esfuerzo y mejorar la seguridad.

6.1 PRINCIPIOS ANATOMOFISIOLÓGICOS DE SOSTÉN Y MOVIMIENTO DEL CUERPO HUMANO. PATOLOGÍA MÁS FRECUENTE. BIOMECÁNICA DE LAS ARTICULACIONES

Para realizar una movilización segura, es esencial comprender la **estructura del aparato locomotor**, que permite el movimiento del cuerpo a través de la interacción de huesos, músculos, articulaciones y sistema nervioso.

El cuerpo humano se sostiene y se mueve gracias a la interacción de tres componentes principales:

▸ **Sistema óseo:** formado por **206 huesos**, proporciona soporte, protección y puntos de anclaje para los músculos.

▸ **Sistema muscular:** constituido por más de **600 músculos**, permite el movimiento a través de contracciones voluntarias e involuntarias.

▸ **Sistema articular:** las **articulaciones** son los puntos de unión entre los huesos y permiten el movimiento con distintos grados de movilidad.

Ejemplo

La columna vertebral es la principal estructura de soporte del cuerpo. Está compuesta por vértebras que permiten la flexión, extensión y rotación del tronco. Sin embargo, un mal movimiento al movilizar a un usuario puede generar lesiones en la espalda del cuidador.

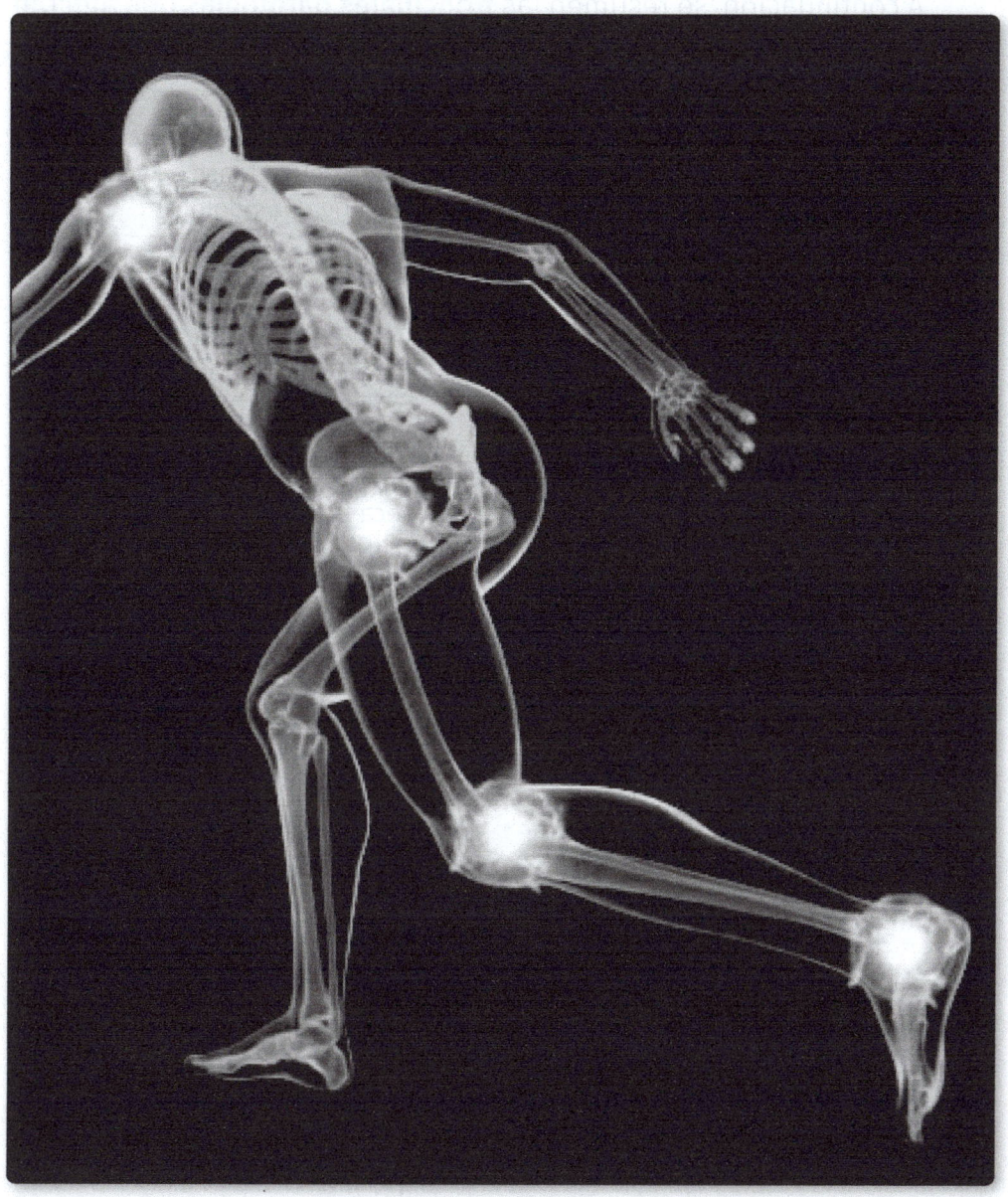

Las personas dependientes pueden presentar enfermedades que afectan la movilidad y la estabilidad, requiriendo técnicas específicas para su traslado y deambulación.

A continuación, se resumen las **principales patologías que afectan la movilidad:**

Categoría	Enfermedad	Descripción
Enfermedades osteoarticulares	Artrosis	Desgaste del cartílago articular que provoca rigidez y dolor.
	Osteoporosis	Fragilidad ósea que aumenta el riesgo de fracturas, especialmente en cadera y columna.
Enfermedades neuromusculares	Accidente cerebrovascular (ictus)	Puede causar parálisis parcial o total en un lado del cuerpo.
	Enfermedad de Parkinson	Provoca temblores, rigidez muscular y alteraciones en la marcha.
	Esclerosis múltiple	Afecta la coordinación y la fuerza muscular.
Patologías traumatológicas	Fracturas de cadera o fémur	Comunes en personas mayores y requieren rehabilitación prolongada.
	Hernia discal	Puede causar dolor lumbar intenso y limitación en la movilidad.

Ejemplo

Un usuario con Parkinson avanzado puede necesitar apoyo en la deambulación debido a la rigidez y los temblores, lo que implica el uso de ayudas técnicas como bastones o andadores.

Por su parte, en usuarios con osteoporosis, los movimientos bruscos pueden aumentar el riesgo de fracturas. Es fundamental realizar traslados suaves y con apoyo adecuado.

La **biomecánica** es la disciplina que estudia el movimiento del cuerpo humano y la forma en que los músculos, articulaciones y huesos interactúan en cada acción. Comprender su funcionamiento permite **realizar movilizaciones seguras y reducir el riesgo de lesiones**.

Entre los principales tipos de articulaciones según su movilidad se encuentran:

- **Articulaciones fijas (sinartrosis):** no tienen movilidad (ejemplo: cráneo).

- **Articulaciones semimóviles (anfiartrosis):** permiten movimientos limitados (ejemplo: columna vertebral).

- **Articulaciones móviles (diartrosis):** presentan gran movilidad (ejemplo: caderas, hombros, rodillas).

Los movimientos principales de las articulaciones móviles son:

- **Flexión y extensión:** doblado y estiramiento de una articulación (ejemplo: rodilla, codo).

- **Abducción y aducción:** movimiento de alejamiento y acercamiento al eje del cuerpo (ejemplo: cadera, hombros).

- **Rotación:** giro de una articulación sobre su eje (ejemplo: cuello, cadera).

Ejemplo

En usuarios con movilidad reducida, la realización de ejercicios pasivos (movilización asistida de articulaciones) evita la rigidez y mejora la circulación sanguínea.

Es importante tener en cuenta que los **movimientos forzados o bruscos pueden dañar ligamentos y tendones**, por lo que es fundamental realizar movilizaciones controladas y progresivas.

El uso adecuado de la biomecánica en la movilización y traslado de personas dependientes **minimiza el esfuerzo del profesional y protege al usuario** de posibles lesiones. A continuación, se exponen los **principios básicos de movilización segura:**

- ▼ **Mantener una postura correcta:** espalda recta, piernas flexionadas y peso distribuido.

- ▼ **Evitar giros bruscos de la columna vertebral.**

- ▼ **Usar la fuerza de las piernas en lugar de la espalda.**

- ▼ **Aprovechar el peso del usuario y su impulso natural para facilitar el movimiento.**

- ▼ **Utilizar ayudas técnicas** (grúas, cinturones de transferencia) cuando sea necesario.

Ejemplo

Al levantar a un usuario encamado para cambiar su postura, el profesional debe flexionar las rodillas y acercarse al usuario para evitar lesiones en la zona lumbar.

El uso de **técnicas de movilización adecuadas** también previene lesiones profesionales, como la **lumbalgia crónica** en los cuidadores.

Por todo ello, el conocimiento de la anatomofisiología del aparato locomotor, las patologías más frecuentes y la biomecánica de las articulaciones es clave para realizar movilizaciones y traslados de manera segura y eficiente.

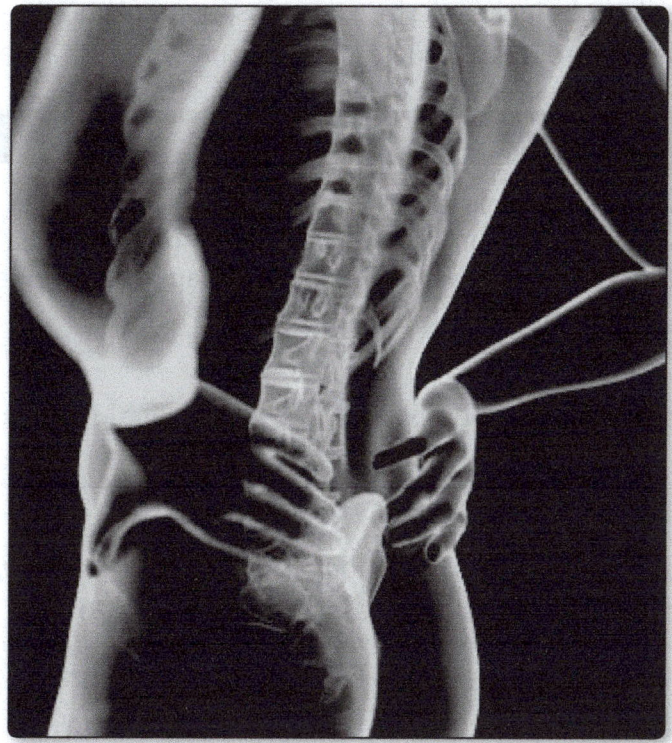

Aplicar estos principios permite:

▼ **Reducir el riesgo de caídas y lesiones en el usuario.**

▼ **Minimizar el esfuerzo físico del profesional.**

▼ **Garantizar la comodidad y seguridad durante el traslado.**

▼ **Fomentar la autonomía y movilidad del usuario en la medida de lo posible.**

6.2 PRINCIPIOS ANATOMOFISIOLÓGICOS DEL SISTEMA NERVIOSO

El **sistema nervioso** es el encargado de controlar y coordinar todas las funciones del cuerpo humano, incluyendo el movimiento, la sensibilidad y la respuesta a estímulos. En el ámbito sociosanitario, comprender su estructura y funcionamiento es fundamental para la movilización, el traslado y la deambulación de los usuarios, especialmente en aquellos con patologías neurológicas que afectan su movilidad y autonomía.

> **ⓘ NOTA**
>
> Muchas alteraciones del sistema nervioso pueden influir en la capacidad del usuario para moverse, mantener el equilibrio o responder a estímulos, por lo que la asistencia en la movilidad debe adaptarse a sus necesidades específicas.

El sistema nervioso se divide en **dos componentes principales**.

6.2.1 Sistema Nervioso Central (SNC)

Es el centro de procesamiento y control del organismo, encargado de recibir, interpretar y enviar señales. Está compuesto por:

1. **Encéfalo:** coordina todas las funciones del cuerpo y se divide en:

   - **Cerebro:** controla el pensamiento, el movimiento voluntario y la percepción sensorial.

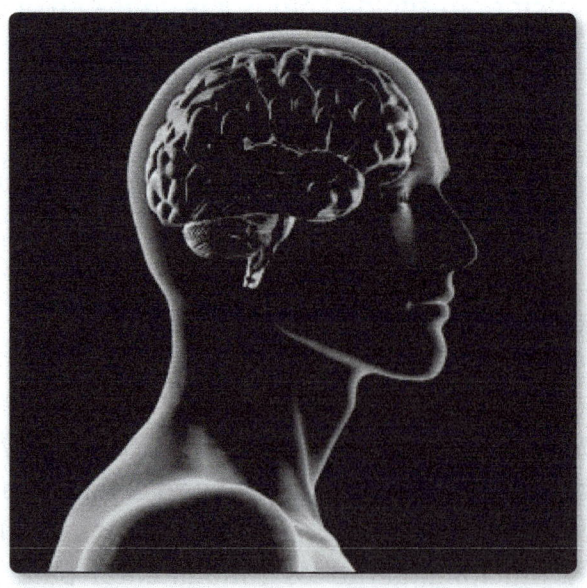

- **Cerebelo:** regula el equilibrio, la coordinación y la postura.

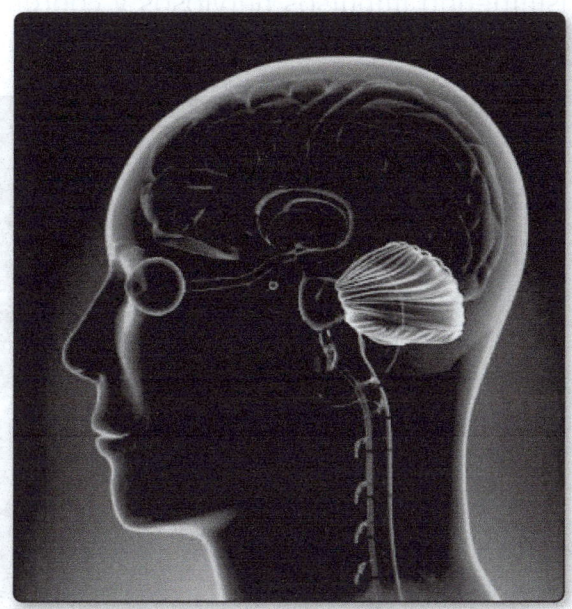

- **Tronco encefálico:** controla funciones vitales como la respiración y la frecuencia cardíaca.

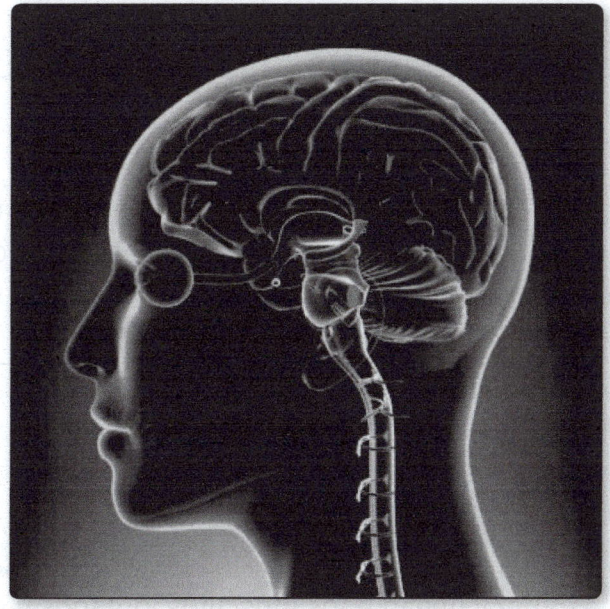

2. **Médula espinal:** conecta el cerebro con el resto del cuerpo, transmitiendo impulsos nerviosos y coordinando movimientos reflejos.

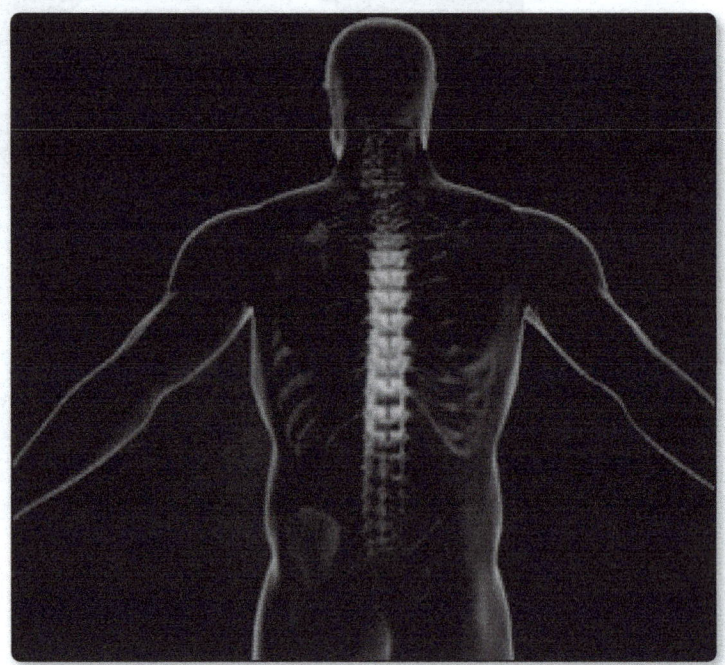

Ejemplo

Un usuario con un ictus que afecta el hemisferio derecho del cerebro puede presentar hemiplejia izquierda, lo que significa que necesitará asistencia para movilizar la parte afectada de su cuerpo.

6.2.2 Sistema Nervioso Periférico (SNP)

Este sistema está formado por los nervios que salen del **cerebro y la médula espinal** y llegan a los músculos, órganos y piel.

Se divide en:

1. **Sistema nervioso somático:** controla los movimientos voluntarios del cuerpo y la sensibilidad.

2. **Sistema nervioso autónomo:** regula funciones involuntarias, como la respiración, la digestión y la frecuencia cardíaca.

Ejemplo

En personas con lesiones medulares, la interrupción de las señales entre el sistema nervioso central y los músculos puede provocar parálisis parcial o total, dificultando su movilidad.

El **cerebelo y el sistema nervioso periférico** son esenciales en la coordinación del movimiento. Cuando estos se ven afectados, el usuario puede presentar alteraciones en la marcha y el equilibrio.

Por otro lado, el **movimiento del cuerpo** es el resultado de una interacción entre el cerebro, la médula espinal y los músculos.

Las fases del movimiento controladas por el sistema nervioso son esencialmente tres:

1. **Planificación:** el cerebro decide qué movimiento se va a realizar.

2. **Ejecución:** se envían impulsos eléctricos a los músculos para iniciar la acción.

3. **Corrección:** el cerebelo ajusta la postura y la coordinación para que el movimiento sea fluido.

Si alguna de estas fases se ve afectada por una **lesión neurológica**, la movilidad del usuario puede deteriorarse.

Ejemplo

Un usuario con enfermedad de Parkinson puede presentar dificultades para iniciar el movimiento y rigidez muscular, necesitando asistencia para la deambulación.

La movilización de usuarios con afectación neurológica debe realizarse **con suavidad y paciencia**, permitiendo que el usuario **tome su tiempo para responder a los estímulos**.

Muchas enfermedades del sistema nervioso pueden provocar **pérdida de fuerza, coordinación o equilibrio**, afectando la capacidad del usuario para moverse de forma independiente. En este sentido, las patologías neurológicas más frecuentes en el ámbito sociosanitario son las siguientes:

- ▸ **Accidente cerebrovascular (ictus):** puede causar **parálisis en un lado del cuerpo** (hemiplejia) y problemas de equilibrio.

- ▸ **Enfermedad de Parkinson:** provoca **rigidez muscular, temblores y dificultad para iniciar la marcha**.

- ▸ **Esclerosis múltiple:** afecta la conducción nerviosa, generando **debilidad muscular y problemas de coordinación**.

- ▸ **Lesiones medulares:** pueden provocar **paraplejia (parálisis de piernas) o tetraplejia (parálisis de brazos y piernas)**.

- ▸ **Neuropatías periféricas:** como la neuropatía diabética, que disminuye la sensibilidad y aumenta el riesgo de caídas.

Ejemplo

Un usuario con ictus en el hemisferio izquierdo puede presentar hemiplejia derecha y dificultad para hablar, por lo que necesitará apoyo en el traslado y la comunicación.

Es importante tener en cuenta que, en personas con **daño neurológico**, de debe **estimular la movilidad pasiva y activa** para prevenir la rigidez muscular y mejorar la circulación sanguínea.

Por otra parte, el sistema nervioso desempeña un papel fundamental en la capacidad de caminar y mantener el equilibrio. Los factores que influyen en la deambulación son:

- ▼ **Coordinación del cerebelo:** asegura que los movimientos sean fluidos y precisos.

- ▼ **Control postural:** se ajusta constantemente para evitar caídas.

- ▼ **Percepción sensorial:** la vista, el oído y el sentido del equilibrio ayudan a mantener una marcha estable.

Ejemplo

Un usuario con esclerosis múltiple puede tener dificultad para levantar los pies al caminar, aumentando el riesgo de tropiezos y caídas.

El uso de **ayudas técnicas como bastones, andadores o sillas de ruedas** puede facilitar la movilidad en personas con alteraciones neurológicas.

Por último, se deben considerar una serie de recomendaciones para la movilización segura de usuarios con alteraciones neurológicas:

- ▼ **Fomentar la independencia:** permitir que el usuario participe en su movilidad en la medida de lo posible.

- ▼ **Usar órdenes sencillas y claras:** las personas con daño neurológico pueden necesitar **más tiempo para procesar las instrucciones**.

- ▼ **Asegurar una postura estable:** evitar movimientos bruscos y permitir que el usuario **ajuste su equilibrio** antes de desplazarse.

- ▼ **Adaptar la velocidad de la marcha:** no apresurar al usuario, ya que muchas alteraciones neurológicas provocan **dificultades para coordinar los movimientos**.

- ▼ **Emplear ayudas técnicas si es necesario:** andadores, sillas de ruedas o cinturones de transferencia pueden mejorar la seguridad.

Ejemplo

Un usuario con Parkinson puede necesitar ayuda para iniciar el paso, por lo que es recomendable animarle a balancearse ligeramente antes de caminar.

Es importante recordar que, en usuarios con **deterioro cognitivo**, la movilización debe hacerse con **paciencia y refuerzo positivo**, evitando situaciones que generen ansiedad o confusión.

> ### ⓘ RECUERDA
>
> El sistema nervioso es el centro de control de la movilidad y el equilibrio, por lo que cualquier alteración en su funcionamiento puede afectar la capacidad del usuario para moverse con normalidad. Comprender la anatomofisiología del sistema nervioso permite adaptar la asistencia en la movilización según las necesidades de cada usuario.

6.3 POSICIONES ANATÓMICAS

Las **posiciones anatómicas** son las diferentes posturas en las que puede encontrarse el cuerpo humano y que se emplean en el ámbito sociosanitario para facilitar la movilización, la asistencia en los cuidados y la comodidad del usuario. Estas posiciones son fundamentales para realizar **procedimientos médicos, cambios posturales y traslados seguros**, evitando complicaciones como úlceras por presión o contracturas musculares.

> ### ⓘ NOTA
>
> La correcta colocación del usuario en la posición adecuada facilita su bienestar, mejora la circulación sanguínea y previene problemas asociados a la inmovilidad prolongada.

A continuación, se expone una tabla con las principales posiciones anatómicas en el ámbito sociosanitario:

Posición anatómica	Descripción	Uso	Precauciones
Posición anatómica estándar	El cuerpo está erguido, con los brazos a los lados y las palmas hacia adelante.	Referencia para describir otras posiciones.	Ninguna específica.
Decúbito supino (boca arriba)	El usuario está tumbado sobre su espalda, con la cabeza alineada y los brazos a los lados.	Cirugías, descanso prolongado, exploraciones médicas.	Realizar cambios posturales frecuentes para evitar úlceras por presión.
Decúbito prono (boca abajo)	El usuario está tumbado sobre el abdomen, con la cabeza girada hacia un lado.	Terapias respiratorias, drenaje postural.	Evitar en usuarios con problemas respiratorios o lesiones en la columna vertebral.
Decúbito lateral (de lado)	El usuario se apoya sobre uno de sus costados, con la pierna superior flexionada para mayor estabilidad.	Cambios posturales en personas encamadas, descanso.	Alternar los lados para evitar presión excesiva en una zona del cuerpo.
Fowler (semiincorporado)	El usuario está reclinado con el respaldo de la cama entre 30° y 90°.	Facilita la respiración en personas con insuficiencia respiratoria, alimentación en usuarios encamados.	Controlar la posición de la cabeza y cuello para evitar lesiones cervicales.

Posición anatómica	Descripción	Uso	Precauciones
Trendelenburg	El usuario está en decúbito supino con los pies elevados por encima de la cabeza.	Situaciones de shock, cirugía abdominal.	Contraindicado en personas con problemas cardíacos o hipertensión.
Genupectoral (rodillas-pecho)	El usuario se apoya sobre las rodillas y el pecho, con la cabeza inclinada hacia un lado.	Exploraciones ginecológicas, rectales y tratamientos específicos.	Puede ser incómoda y generar fatiga.

Ejemplo

Un usuario con insuficiencia respiratoria puede beneficiarse de la posición Fowler para facilitar la expansión pulmonar y mejorar su respiración.

6.4 PRINCIPIOS DE MECÁNICA CORPORAL

La **mecánica corporal** es el conjunto de principios que regulan la forma correcta de mover, levantar y transportar objetos o personas sin causar daño a los músculos, articulaciones o columna vertebral. Su correcta aplicación es fundamental en el ámbito sociosanitario para **prevenir lesiones tanto en los usuarios como en los profesionales que los asisten**.

ⓘ NOTA

La aplicación de técnicas de mecánica corporal reduce el riesgo de lesiones musculoesqueléticas, especialmente en la zona lumbar, que es una de las más afectadas en el personal sociosanitario.

Los principios básicos de la mecánica corporal son los siguientes:

1. **Mantener una postura correcta:**

   - Mantener la espalda recta y las rodillas ligeramente flexionadas al levantar peso.

   - Evitar doblar la columna al inclinarse.

2. **Distribuir el peso correctamente:**

   - Usar la fuerza de las piernas en lugar de la espalda para levantar objetos o personas.

   - Mantener los pies separados a la altura de los hombros para mayor estabilidad.

3. **Aprovechar la fuerza del cuerpo:**

   - Usar movimientos suaves y coordinados en lugar de movimientos bruscos.

   - Mantener los objetos cerca del cuerpo para reducir la carga sobre la espalda.

4. **Evitar giros bruscos del tronco:**

   - Girar todo el cuerpo en bloque en lugar de torcer la columna.

5. **Utilizar ayudas técnicas:**

   - Emplear grúas, cinturones de transferencia, sillas de ruedas o tablas deslizantes cuando sea necesario.

Ejemplo

Para movilizar a un usuario encamado, el profesional debe flexionar las rodillas, acercarse al usuario y usar el peso del cuerpo para facilitar el movimiento sin esfuerzo excesivo.

A continuación, se distinguen algunas técnicas seguras para levantar y trasladar usuarios:

a) **Levantamiento desde la cama:**

- Acercarse al usuario y flexionar las rodillas.

- Colocar un brazo detrás de su espalda y otro bajo sus rodillas.

- Levantar usando la fuerza de las piernas y no de la espalda.

b) **Ayuda para la deambulación:**

- Colocarse al lado del usuario y ofrecerle un punto de apoyo.

- Animarle a usar un andador o bastón si es necesario.

- Evitar empujarlo bruscamente o tirar de sus brazos.

c) **Movilización en silla de ruedas:**

- Asegurar que la silla tenga los frenos activados.

- Facilitar la transferencia usando un cinturón de sujeción si es necesario.

- Colocar la silla en ángulo para que el usuario pueda girar con menos esfuerzo.

Ejemplo

Si un usuario necesita levantarse de la cama, el profesional debe ayudarle a girar hacia un lado, colocar sus pies en el suelo y luego ayudarle a incorporarse lentamente.

Hay que **evitar levantar o trasladar a un usuario sin ayuda** si el peso o la condición física del profesional no lo permite. Es mejor solicitar apoyo o usar dispositivos de asistencia.

6.5 TÉCNICAS DE MOVILIZACIÓN, TRASLADO Y DEAMBULACIÓN

El traslado, la movilización y la deambulación de personas dependientes son tareas fundamentales en el ámbito sociosanitario, ya que permiten mejorar la autonomía del usuario, prevenir complicaciones derivadas de la inmovilidad y garantizar su seguridad.

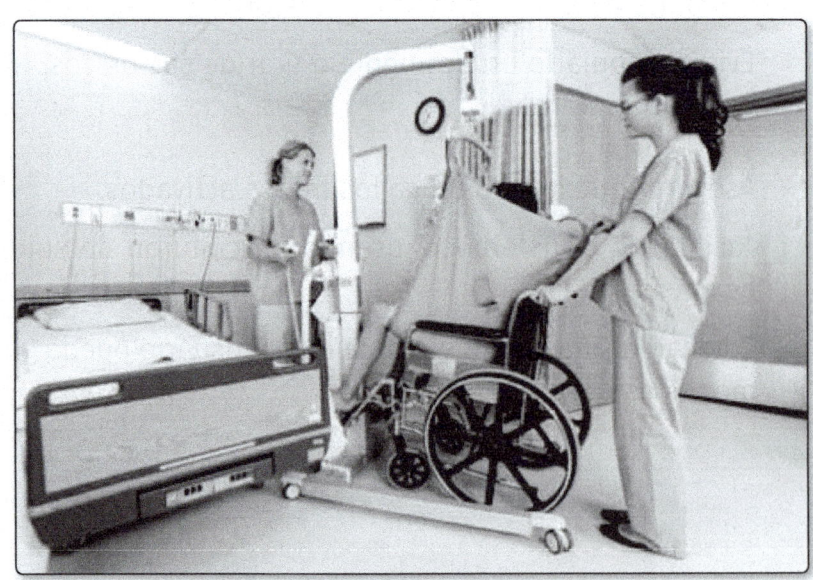

La correcta aplicación de estas técnicas requiere **conocimiento anatómico, coordinación y uso adecuado de ayudas técnicas**, minimizando el esfuerzo del cuidador y reduciendo el riesgo de lesiones tanto en el usuario como en el profesional.

6.5.1 Preparación para el traslado

Antes de realizar cualquier traslado, es fundamental asegurarse de que **tanto el usuario como el profesional están preparados** para la maniobra. Los pasos previos al traslado deben ser:

1. **Evaluar la condición del usuario:** nivel de dependencia, fuerza, equilibrio y capacidad de cooperación.

2. **Explicar el procedimiento:** informar al usuario sobre la maniobra para reducir su ansiedad y fomentar su participación.

3. **Comprobar el entorno:** asegurar que no haya obstáculos, superficies resbaladizas o muebles en el camino.

4. **Usar la mecánica corporal adecuada:** mantener la espalda recta, flexionar las rodillas y utilizar la fuerza de las piernas.

5. **Preparar ayudas técnicas si son necesarias:** bastones, andadores, grúas o sillas de ruedas.

Ejemplo

Antes de trasladar a un usuario desde la cama a una silla de ruedas, es importante colocar la silla en ángulo, activar los frenos y asegurarse de que el usuario tenga un buen apoyo en los pies.

6.5.2 Movilización de personas dependientes

La movilización es necesaria en usuarios con movilidad reducida para **evitar rigidez muscular, mejorar la circulación y prevenir úlceras por presión**. A continuación, se exponen las técnicas básicas de movilización:

a) **Movilización en cama:**

- **Giro lateral asistido:** para cambiar de postura a usuarios encamados y prevenir úlceras.

- **Incorporación a posición sentada:** para preparar al usuario antes del traslado a una silla.

a) **Transferencias:**

- **De la cama a la** silla: ayudar al usuario a girarse, colocar los pies en el suelo y levantarse con apoyo.

- De la silla al inodoro: movilización con o sin ayuda técnica para facilitar la higiene personal.

a) **Uso de grúas y cinturones de transferencia:**

- **Grúas eléctricas o** manuales: para usuarios con dependencia total.

- Cinturones de sujeción: para facilitar la estabilidad durante la movilización.

- Sábanas deslizan**tes o de transferencia:** se utilizan para facilitar el movimiento lateral de un usuario encamado, ayudando a girarlo, reposicionarlo o trasladarlo de una camilla a otra con menor esfuerzo físico.

Ejemplo

Un usuario con parálisis parcial en un lado del cuerpo necesita movilizarse con apoyo lateral, ayudándole a desplazar su peso hacia el lado sano antes de la transferencia.

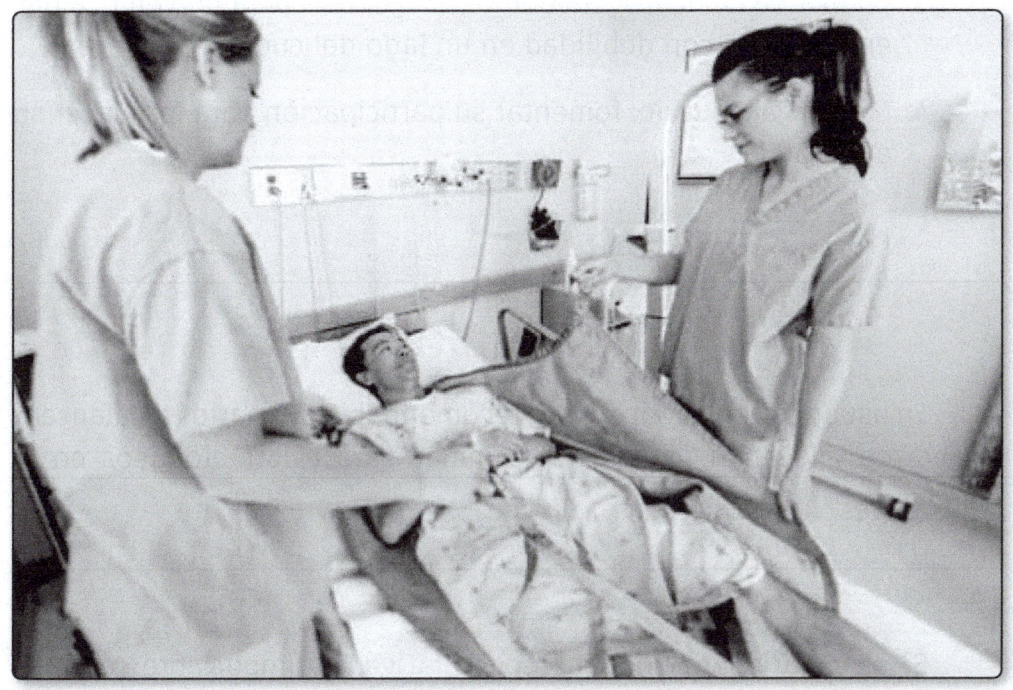

La movilización debe realizarse **de forma progresiva y controlada**, evitando movimientos bruscos que puedan generar inseguridad en el usuario.

6.5.3 Acompañamiento en la deambulación

El apoyo en la deambulación es esencial para fomentar la independencia de los usuarios con **movilidad reducida o inestabilidad**. Las pautas para un acompañamiento seguro son las siguientes:

1. **Asegurar un punto de apoyo adecuado:** uso de pasamanos, andadores o bastones.

2. **Caminar al ritmo del usuario:** sin apresurar el paso ni tirar de su cuerpo.

3. **Colocarse en el lado afectado del usuario:** para prevenir caídas en personas con debilidad en un lado del cuerpo.

4. **Motivar al usuario:** fomentar su participación para fortalecer su autonomía.

Ejemplo

En usuarios con Parkinson, es recomendable animarlos a balancear los brazos y levantar los pies al caminar para evitar bloqueos en la marcha.

Si el usuario presenta **mareos o fatiga**, es importante **permitir pausas** y asegurarse de que tiene un sitio donde sentarse si es necesario.

6.5.4 Prevención de caídas y accidentes del usuario

Las caídas son una de las principales causas de lesiones en personas dependientes. La **identificación de riesgos y la aplicación de medidas preventivas** son esenciales para garantizar la seguridad del usuario.

Los principales factores de riesgo de caídas son:

a) **Factores físicos:** debilidad muscular, alteraciones en el equilibrio, problemas de visión.

b) **Factores ambientales:** suelos resbaladizos, iluminación insuficiente, alfombras sueltas.

c) **Uso inadecuado de ayudas técnicas:** andadores o bastones mal ajustados.

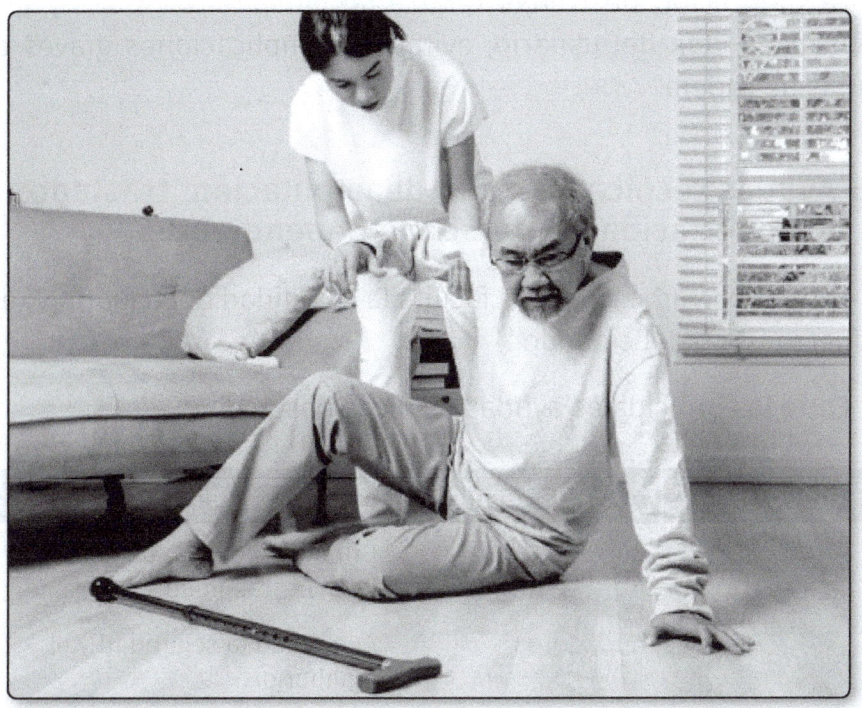

Algunas medidas para prevenir caídas son las siguientes:

▸ **Mantener los espacios despejados y bien iluminados.**

▸ **Usar calzado adecuado y evitar suelas resbaladizas.**

▸ **Colocar pasamanos en pasillos, baños y escaleras.**

▸ **Supervisar al usuario durante los traslados y la deambulación.**

Ejemplo

Un usuario con osteoporosis tiene alto riesgo de fracturas si sufre una caída. Es fundamental asegurar que su entorno esté libre de obstáculos y utilizar ayudas técnicas adecuadas.

La prevención de caídas **reduce las hospitalizaciones y mejora la calidad de vida del usuario**, evitando complicaciones graves como fracturas de cadera.

6.5.5 Ayudas técnicas para la deambulación, traslado y movilización en personas dependientes

El uso de **ayudas técnicas** facilita la movilidad del usuario y reduce el esfuerzo físico del cuidador.

Entre las principales ayudas técnicas destacan:

Categoría	Ayuda técnica	Descripción
Para la deambulación	Bastones	Brindan apoyo en personas con leve inestabilidad.
	Andadores	Aumentan la seguridad y el equilibrio.
	Muletas	Permiten descargar peso de una pierna en personas con lesiones o cirugías.
Para el traslado y movilización	Grúas de transferencia	Permiten trasladar a usuarios con dependencia total.
	Cinturones de sujeción	Ayudan a estabilizar al usuario durante el traslado.
	Tablas de deslizamiento	Facilitan la transferencia de la cama a la silla sin esfuerzo.
	Sillas de ruedas	Esenciales en usuarios con movilidad reducida permanente.

Ejemplo

Un usuario con debilidad muscular en las piernas puede beneficiarse de un andador con ruedas y asiento, que le permite descansar cuando lo necesite.

Es importante recordar que el uso de **ayudas técnicas debe adaptarse a las necesidades del usuario**, asegurando que sean cómodas y seguras para su nivel de movilidad.

Por lo tanto, aplicar técnicas adecuadas de movilización, traslado y deambulación implican una serie de beneficios fundamentales:

- **Reduce el riesgo de lesiones en el usuario y en el cuidador.**

- **Favorece la independencia del usuario en la medida de sus posibilidades.**

- **Previene caídas y complicaciones asociadas a la inmovilidad.**

- **Mejora la eficiencia en los traslados y la seguridad en la asistencia.**

Actividad

Elaborar un protocolo de actuación para la movilización y traslado de usuarios en diferentes niveles de dependencia, contemplando la planificación, ejecución y evaluación del proceso. Se deberá clasificar la asistencia en independiente, asistida o dependiente, adaptando las técnicas y medidas de seguridad a las necesidades de cada usuario y al contexto sociosanitario en el que se realice la intervención.

6.6 PREVENCIÓN DE RIESGOS LABORALES EN LAS TAREAS DE DEAMBULACIÓN, TRASLADO Y MOVILIZACIÓN

El traslado, la movilización y la deambulación de personas dependientes son actividades que conllevan **riesgos laborales** tanto para los profesionales sociosanitarios como para los propios usuarios. La aplicación de **medidas preventivas y técnicas seguras** es esencial para minimizar lesiones musculoesqueléticas, caídas y otros accidentes que puedan comprometer la seguridad y el bienestar de ambas partes.

> **ⓘ NOTA**
>
> Un gran porcentaje de las bajas laborales en el sector sociosanitario está relacionado con lesiones en la espalda y en las articulaciones derivadas de una movilización inadecuada.

A continuación, se definen los principales riesgos laborales en la movilización, traslado y deambulación:

6.6.1 Riesgos ergonómicos

Son los más comunes y derivan de **movimientos repetitivos, posturas inadecuadas y esfuerzos físicos excesivos**.

Algunos ejemplos de riesgos ergonómicos son los siguientes:

- Levantar y trasladar usuarios sin ayuda técnica.
- Mantener posturas forzadas durante largos períodos.
- Realizar giros bruscos de la columna vertebral.
- Uso inadecuado de la mecánica corporal.

Ejemplos de acciones de prevención pueden ser:

- Aplicar **técnicas seguras de movilización** y mecánica corporal.
- Usar **ayudas técnicas** para reducir el esfuerzo físico.
- Flexionar las rodillas y utilizar la fuerza de las piernas, no de la espalda.
- Alternar posturas y realizar pausas activas para evitar sobrecarga muscular.

Ejemplo

Un profesional que traslada a un usuario sin flexionar las rodillas y sin acercarlo a su cuerpo puede sufrir una lesión lumbar por una mala distribución del peso.

6.6.2 Riesgos de caídas y accidentes

Las caídas representan un **peligro tanto para el usuario como para el profesional**, pudiendo generar lesiones graves.

¿Qué suele implicar riesgos de caídas?

- Suelos resbaladizos o con obstáculos.
- Falta de puntos de apoyo adecuados.
- Uso inadecuado de sillas de ruedas o andadores.
- Movilización brusca del usuario.

Para evitarlos, se pueden considerar aspectos como:

- Mantener **espacios despejados y bien iluminados**.

- Usar **calzado antideslizante** para el usuario y el profesional.

- Asegurar que los **dispositivos de ayuda (andadores, sillas de ruedas) estén en buen estado**.

- Explicar el movimiento al usuario y asegurarse de que coopera antes de la movilización.

Ejemplo

Un usuario con movilidad reducida que camina sin supervisión en un suelo mojado puede caerse y sufrir una fractura de cadera.

Es importante recordar que **es mejor prevenir una caída que atender sus consecuencias**. Adaptar el entorno y usar medidas de seguridad reduce estos riesgos significativamente.

6.6.3 Riesgos biomecánicos y musculoesqueléticos

Movilizar y trasladar usuarios implica **cargas de peso** que pueden generar lesiones en músculos, articulaciones y columna vertebral.

Algunos ejemplos de riesgos biomecánicos son los siguientes:

- Cargar con usuarios sin usar ayudas técnicas.

- Movimientos repetitivos que generan fatiga muscular.

- Posturas incorrectas en tareas de larga duración.

¿Cómo prevenirlos?

▼ **Distribuir correctamente el peso** del usuario al trasladarlo.

▼ **Evitar torsiones bruscas** de la espalda y girar todo el cuerpo en bloque.

▼ **No levantar más peso del recomendado**, usar grúas o cinturones de transferencia si es necesario.

▼ **Realizar estiramientos y ejercicios para fortalecer la musculatura lumbar y dorsal.**

Ejemplo

Un profesional que traslada a un usuario de la cama a la silla sin flexionar las rodillas ni acercarlo a su cuerpo puede sufrir una contractura lumbar.

Se debe considerar la importancia de un buen entrenamiento en **mecánica corporal y ergonomía,** ya que es clave para prevenir lesiones laborales.

6.6.4 Riesgos psicosociales

El estrés, la sobrecarga de trabajo y el trato con usuarios con movilidad reducida pueden generar **fatiga mental y emocional**.

Algunos ejemplos de riesgos psicosociales son los siguientes:

▼ Estrés por la carga de trabajo y la presión de los tiempos.

▼ Ansiedad en la movilización de usuarios con discapacidad severa.

▼ Fatiga por turnos largos y falta de pausas.

▼ Conflictos con usuarios que no colaboran en su movilización.

Algunas acciones de prevención son:

- Planificar pausas y alternar tareas para reducir la fatiga.
- Recibir **formación en manejo del estrés y comunicación efectiva**.
- Fomentar un ambiente laboral con apoyo entre compañeros.
- Aplicar técnicas de **relajación y autocuidado**.

Ejemplo

Un profesional que moviliza a varios usuarios sin descansos puede experimentar agotamiento físico y emocional, aumentando el riesgo de errores y lesiones.

Es fundamental recordar que la salud mental del personal sociosanitario **es tan importante como su salud física**. Mantener un buen ambiente de trabajo y apoyo emocional reduce los riesgos psicosociales.

ⓘ RECUERDA

Podemos resumir las medidas generales de prevención en la movilización, traslado y deambulación en las siguientes:

1. Aplicar la mecánica corporal correcta en todas las tareas de movilización.
2. Usar equipos de ayuda como grúas, sillas de ruedas y cinturones de transferencia.
3. Realizar pausas activas y ejercicios de estiramiento para evitar sobrecargas musculares.
4. Capacitación continua en prevención de riesgos y técnicas de movilización.
5. Evaluar siempre el entorno y las condiciones del usuario antes de iniciar un traslado.

Caso clínico

Movilización de un usuario con hemiparesia tras un ictus

María, de 80 años, ha sufrido un ictus isquémico que le ha provocado hemiparesia izquierda. Su movilidad está reducida y requiere ayuda para trasladarse de la cama a la silla de ruedas. Su musculatura se encuentra débil y tiene riesgo de caídas.

¿Cuál es la intervención en este caso?

1. Se evalúa su grado de autonomía mediante la Escala de Barthel.

2. Se le aplica una técnica de movilización con grúa para evitar sobrecarga del cuidador y garantizar la seguridad de la usuaria.

3. Se utilizan ayudas técnicas como cinturón de marcha y férula ortopédica para favorecer su recuperación.

4. Se le anima a participar en ejercicios de rehabilitación con el fisioterapeuta.

5. Se refuerza la educación postural para prevenir caídas y mejorar su independencia.

El uso de técnicas adecuadas de movilización reduce el riesgo de lesiones en el usuario y en los cuidadores, y también favorece la recuperación funcional, promoviendo una mayor autonomía en personas con movilidad reducida.

7

Prestación de primeros auxilios en situaciones de urgencia

En el ámbito sociosanitario, la **prestación de primeros auxilios** es fundamental para actuar con rapidez y eficacia en situaciones de emergencia que pueden comprometer la vida o la salud de los usuarios. Los primeros auxilios no sustituyen la atención médica profesional, pero **pueden marcar la diferencia entre la recuperación y una complicación grave**.

El personal sociosanitario debe estar preparado para **identificar situaciones de riesgo, aplicar medidas inmediatas y solicitar asistencia profesional** cuando sea necesario.

> ### ⓘ NOTA
> La correcta actuación en una emergencia puede reducir el impacto de una lesión o enfermedad y prevenir complicaciones mayores.

7.1 RECONOCIMIENTO DE LAS SITUACIONES DE RIESGO: PROTOCOLOS Y NORMAS SOBRE CUÁNDO INTERVENIR. AVISOS A LAS PROFESIONALES RESPONSABLES

Las emergencias pueden presentarse de forma **repentina o progresiva**, y es fundamental reconocerlas a tiempo para **evitar que se agraven**.

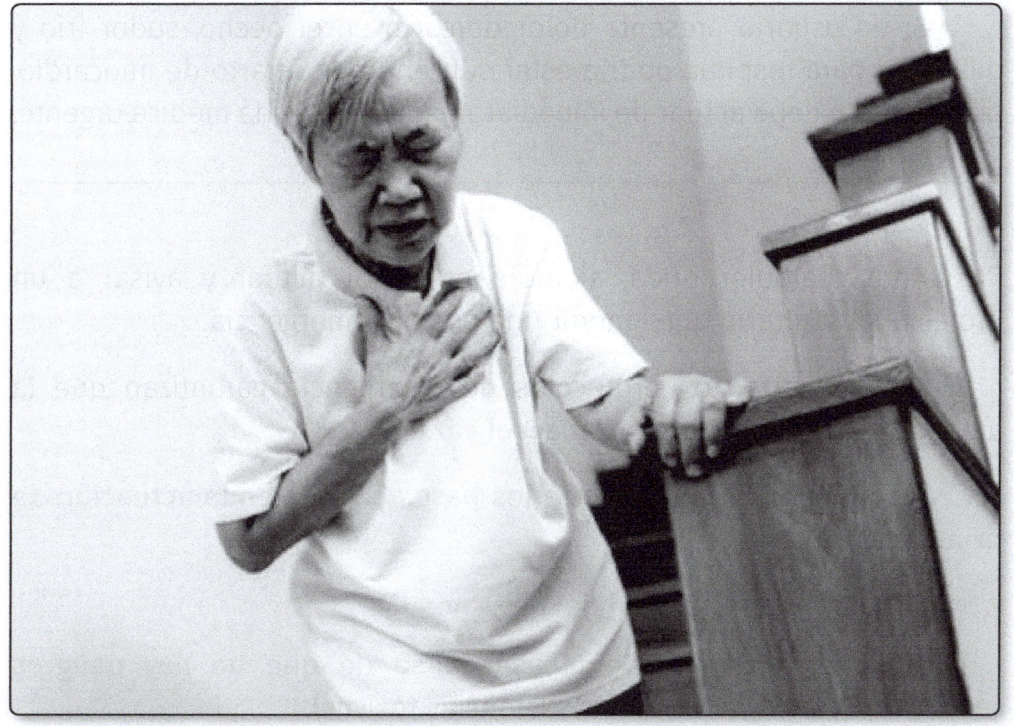

¿Cuáles son los signos de una situación de emergencia?

▶ **Pérdida de conciencia o desmayo.**
▶ **Dificultad respiratoria o ausencia de respiración.**
▶ **Dolor torácico intenso o síntomas de infarto.**
▶ **Hemorragias abundantes.**
▶ **Convulsiones o crisis epilépticas.**

▼ **Atragantamiento con obstrucción de las vías respiratorias.**

▼ **Quemaduras graves.**

▼ **Caídas con fracturas o traumatismos craneoencefálicos.**

▼ **Reacciones alérgicas severas (anafilaxia).**

Ejemplo

Si un usuario presenta dolor opresivo en el pecho, sudor frío y dificultad para respirar, podría estar sufriendo un infarto de miocardio, por lo que se debe actuar de inmediato y solicitar ayuda médica urgente.

Ante cualquier duda, siempre es mejor actuar y avisar a un profesional sanitario que ignorar una posible emergencia.

Por su parte, los protocolos de emergencia garantizan que la actuación sea **rápida, organizada y eficaz**.

A continuación, se exponen los **pasos básicos en la actuación de primeros auxilios:**

1. **Valorar la seguridad del entorno:**

   - Antes de intervenir, asegurarse de que **no hay peligros** (electricidad, fuego, sustancias tóxicas).

   - Evitar ponerse en riesgo al ayudar al usuario.

2. **Evaluar el estado del usuario:**

   - Comprobar si **está consciente, respira y tiene pulso**.

   - Identificar signos de sangrado, fracturas o problemas respiratorios.

3. **Activar los servicios de emergencia (112 o número institucional interno):**

   - Informar con **precisión** sobre lo ocurrido:
     - Ubicación exacta.
     - Estado del usuario.
     - Acciones realizadas.

4. **Aplicar las medidas de primeros auxilios adecuadas:**

   - **Soporte vital básico (RCP)** si no hay respiración ni pulso.
   - **Presión sobre heridas** para controlar hemorragias.
   - **Colocación en posición lateral de seguridad** si el usuario está inconsciente, pero respira.
   - **Manejo de crisis epilépticas** sin restringir los movimientos del usuario.
   - **Desobstrucción de las vías respiratorias** en caso de atragantamiento.

5. **Acompañar al usuario hasta la llegada del equipo médico:**

   - Mantener la calma y brindar apoyo emocional.
   - **Registrar lo sucedido** y transmitirlo a los sanitarios para facilitar la atención posterior.

Ejemplo

Si un usuario sufre una caída con fractura visible, es muy importante no moverlo bruscamente, inmovilizar la zona afectada y esperar la asistencia médica para evitar complicaciones.

Es fundamental recordar que seguir un protocolo estructurado **reduce el margen de error y mejora las probabilidades de recuperación del usuario**.

Nota

Las crisis epilépticas pueden presentarse de diversas formas, desde episodios de ausencia hasta convulsiones generalizadas. Una actuación adecuada es clave para garantizar la seguridad del usuario y minimizar riesgos.

Qué hacer durante la crisis

1. Mantener la calma y asegurar un entorno seguro, alejando objetos con los que la persona pueda golpearse.

2. Colocar a la persona de lado (posición lateral de seguridad) para facilitar la respiración y evitar la aspiración de saliva o vómito.

3. Proteger la cabeza con algo blando (un cojín o prenda doblada) para evitar golpes contra el suelo.

4. Observar la duración de la crisis y signos de alarma. Si la convulsión dura más de 5 minutos, ocurre una segunda crisis sin recuperación, o hay dificultad para respirar, llamar de inmediato a los servicios de emergencia (112).

5. Permanecer junto a la persona hasta que recupere la consciencia, explicándole lo sucedido de manera tranquila y sin agobiarla.

Por otro lado, en un entorno institucional, la coordinación con el equipo sanitario es esencial para una **atención rápida y eficaz**.

El **procedimiento para la comunicación interna** debe regirse por:

1. **Identificar la urgencia**: diferenciar entre situaciones leves y graves.

2. **Notificar al personal responsable** de inmediato (enfermería, médico de guardia o supervisor).

3. **Registrar el incidente** en el informe del usuario (hora, síntomas, acciones realizadas).

4. **Informar a los familiares** si la institución lo requiere.

ⓘ IMPORTANTE

En todas las instituciones debe existir un plan de emergencias y evacuación, que el personal debe conocer y seguir en caso de necesidad.

Estar capacitado o capacitada en primeros auxilios es fundamental porque implica:

- ▼ **Reducción de complicaciones** en situaciones de emergencia.
- ▼ **Mayor seguridad para usuarios y profesionales.**
- ▼ **Mejora en la coordinación institucional en caso de incidentes.**
- ▼ **Aumento de la confianza del personal en la atención de urgencias.**

ⓘ RECUERDA

La correcta identificación de situaciones de riesgo, la aplicación de protocolos de emergencia y la comunicación eficiente con los profesionales sanitarios son esenciales para garantizar una respuesta rápida y efectiva en cualquier situación de urgencia dentro de las instituciones sociosanitarias.

7.2 TÉCNICAS DE ACTUACIÓN URGENTE EN CASO DE

Las emergencias en el ámbito sociosanitario requieren una **actuación inmediata y organizada** para evitar complicaciones y garantizar la seguridad del usuario.

En todos los casos, es fundamental **mantener la calma, evaluar la situación y activar los servicios de emergencia** si es necesario.

7.2.1 Intoxicaciones

La **intoxicación** ocurre cuando una persona ingiere, inhala o entra en contacto con una sustancia tóxica que afecta su organismo. Puede deberse a medicamentos, productos químicos, alimentos en mal estado o gases tóxicos.

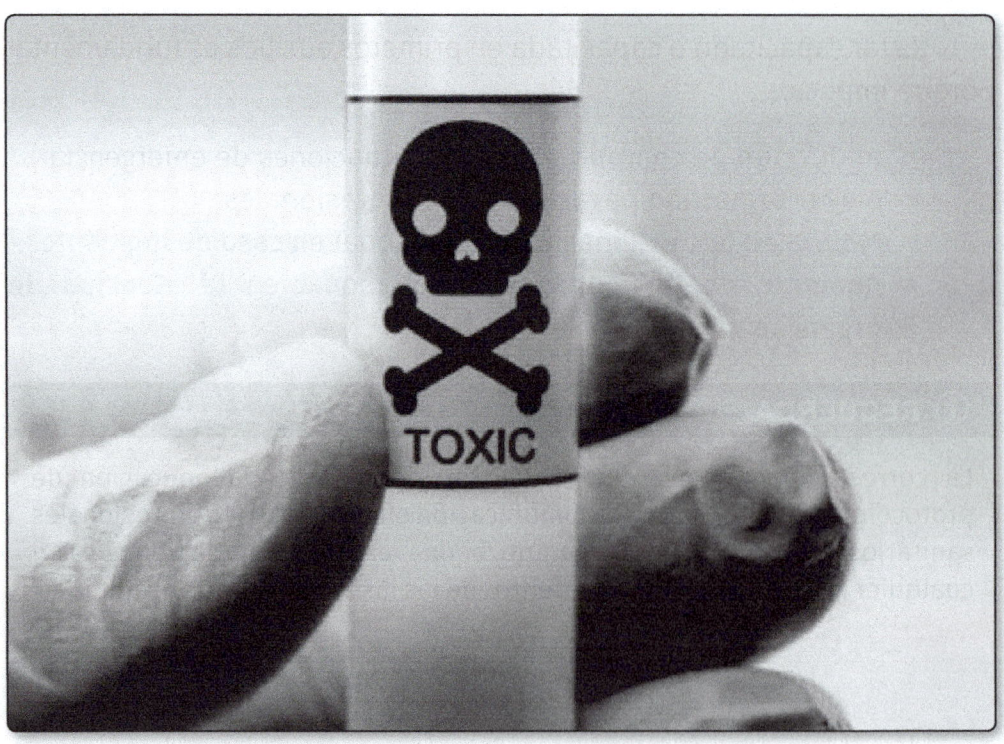

¿Cuáles son los tipos de intoxicaciones más frecuentes?

▼ **Por ingestión:** medicamentos, productos de limpieza, alimentos contaminados.

▼ **Por inhalación:** monóxido de carbono, gases tóxicos.

▼ **Por contacto cutáneo o mucoso:** sustancias corrosivas o irritantes.

Los principales signos y síntomas de intoxicación son:

▼ Náuseas, vómitos o diarrea.

▼ Dificultad respiratoria.

▼ Alteraciones neurológicas (mareo, confusión, convulsiones).

▼ Pérdida de conciencia.

¿Cuál debe ser la actuación en caso de intoxicación?

a) **Si la intoxicación es por ingestión:**

Identificar la sustancia ingerida y su cantidad.

No inducir el vómito, salvo indicación médica.

Llamar al **112 o al Instituto Nacional de Toxicología** (91 562 04 20 en España).

Si el usuario está consciente, darle pequeños sorbos de agua para diluir la sustancia.

b) **Si la intoxicación es por inhalación de gases:**

Ventilar inmediatamente la zona y retirar al usuario del ambiente contaminado.

Aflojar la ropa y verificar su respiración.

Si no respira, aplicar **reanimación cardiopulmonar (RCP)**.

Ejemplo

Un usuario ha ingerido accidentalmente lejía. Se debe evitar que vomite, darle agua para diluir el tóxico y avisar a emergencias indicando el producto exacto que ha ingerido.

Un aspecto relevante es que **nunca se debe administrar leche o bicarbonato** en intoxicaciones, ya que pueden reaccionar con el tóxico y empeorar la situación.

7.2.2 Ingestión de cuerpos extraños, atragantamiento

El **atragantamiento** ocurre cuando un objeto o alimento obstruye total o parcialmente la vía respiratoria, impidiendo la entrada de oxígeno.

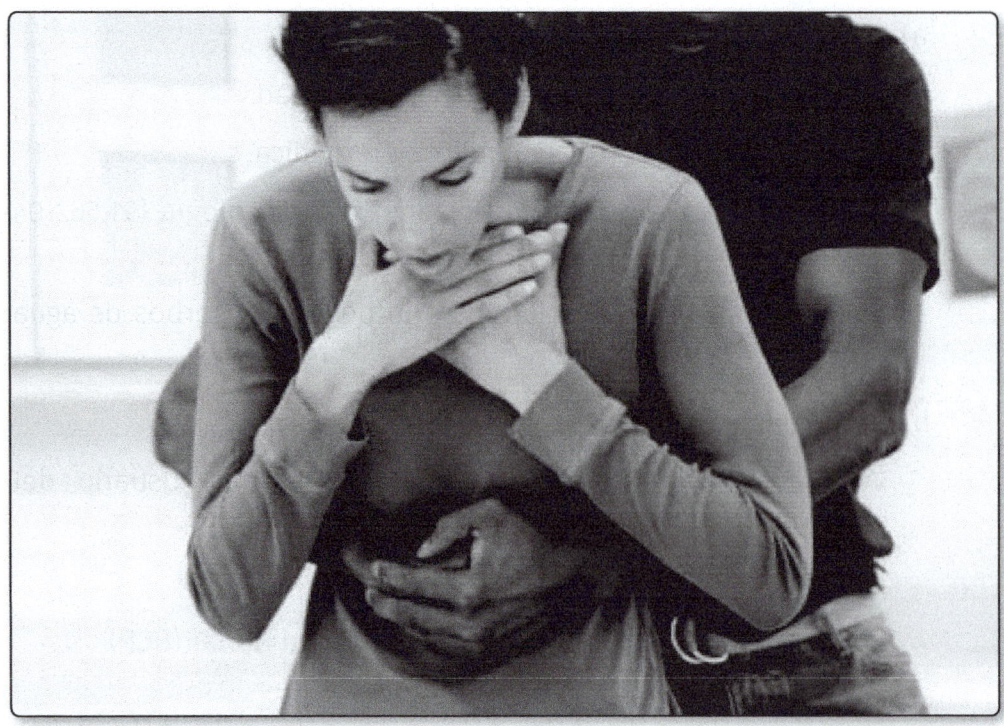

¿Cuáles son los signos de atragantamiento?

▶ **Obstrucción parcial:** tos fuerte, dificultad para hablar, sonidos al respirar.

▶ **Obstrucción total:** no puede respirar ni hablar, piel azulada, pérdida de conciencia.

¿Cuál debe ser la actuación en caso de atragantamiento?

a) **Si el usuario está consciente y tose:**

- **Animarle a seguir tosiendo**, ya que es la mejor forma de expulsar el objeto.
- No golpear la espalda si la tos es efectiva.

b) **Si el usuario no puede respirar ni toser: maniobra de Heimlich:**

1. Colocarse detrás del usuario y rodearlo con los brazos.
2. Hacer un **puño con una mano** y colocarla en la boca del estómago (por encima del ombligo).
3. Sujetar el puño con la otra mano y realizar **compresiones abdominales hacia dentro y hacia arriba**.
4. Repetir hasta que el objeto sea expulsado o el usuario pierda la conciencia.

c) **Si el usuario queda inconsciente:**

- Colocarlo en el suelo y llamar al **112**.
- **Realizar RCP** hasta la llegada de los servicios de emergencia.

Ejemplo

Un usuario mayor se atraganta con un trozo de pan y no puede toser. Se debe aplicar la maniobra de Heimlich inmediatamente para evitar la asfixia.

En **bebés o personas frágiles**, se deben realizar **golpes interescapulares y compresiones torácicas suaves** en lugar de la maniobra de Heimlich.

7.2.3 Traumatismos. Vendajes e inmovilizaciones

Los **traumatismos** incluyen golpes, esguinces, fracturas y contusiones. La correcta **inmovilización y vendaje** ayuda a reducir el dolor y prevenir complicaciones.

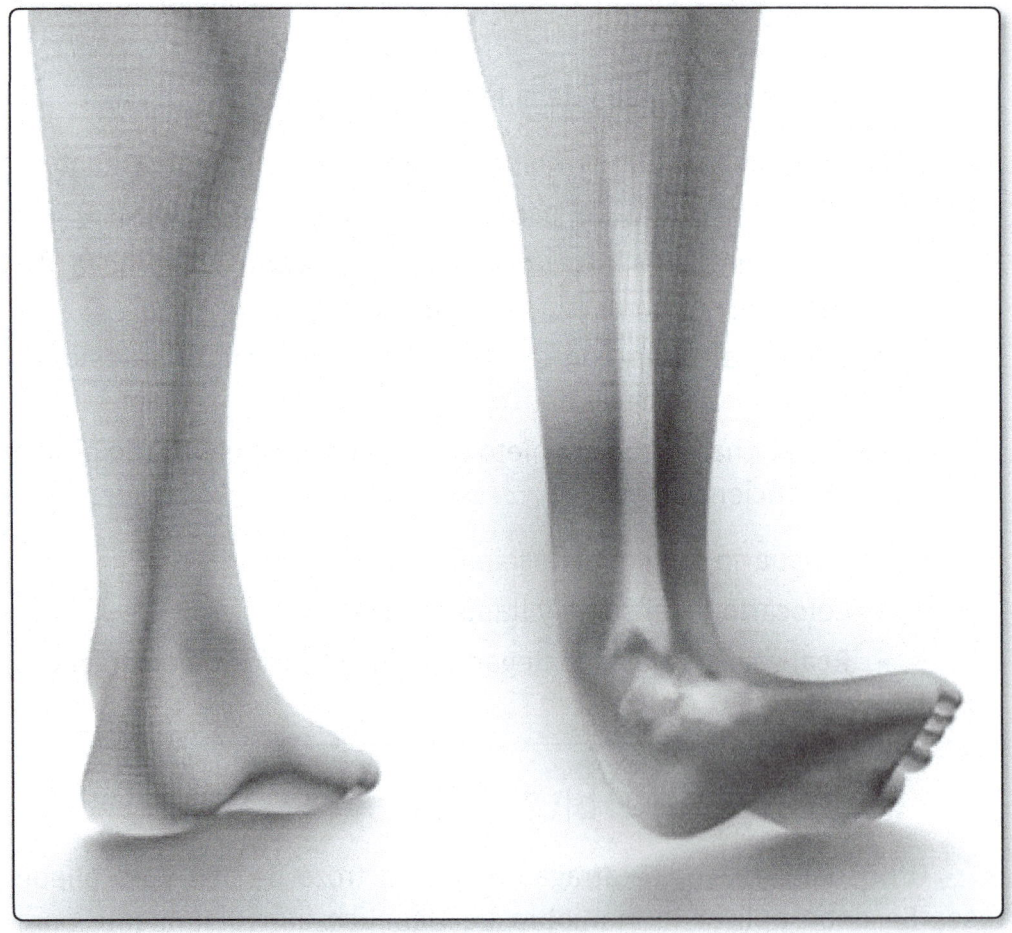

¿Cuáles son los tipos de traumatismos?

▸ **Contusiones:** golpes sin fractura, pero con inflamación o hematoma.

▸ **Esguinces:** lesión de los ligamentos por un movimiento forzado.

▸ **Fracturas:** rotura parcial o total de un hueso.

A continuación, se expone la **actuación en caso de traumatismo:**

a) **Si hay contusión o esguince:**

- Aplicar **hielo envuelto en un paño** durante 15 minutos para reducir la inflamación.
- Elevar la zona afectada y mantener reposo.
- Usar un **vendaje compresivo** si hay hinchazón.

b) **Si hay fractura:**

- **No mover la zona afectada** y mantenerla en la posición encontrada.
- Aplicar una férula **o inmovilizador** (tablilla, pañuelo en caso de brazo).
- Si hay hemorragia, **cubrir la herida con un apósito estéril** sin presionar en exceso.
- Avisar a emergencias (**112**).

Ejemplo

Un usuario sufre una caída y su muñeca queda deformada. Se debe inmovilizar con una férula improvisada y evitar el movimiento hasta la llegada del equipo sanitario.

Es importante recordar que **nunca se debe intentar recolocar un hueso fracturado**, ya que puede causar más daño.

7.2.4 Reanimación cardiopulmonar

La **reanimación cardiopulmonar (RCP)** es una técnica que permite mantener la circulación y la oxigenación en una persona en parada cardiorrespiratoria hasta la llegada de los servicios médicos.

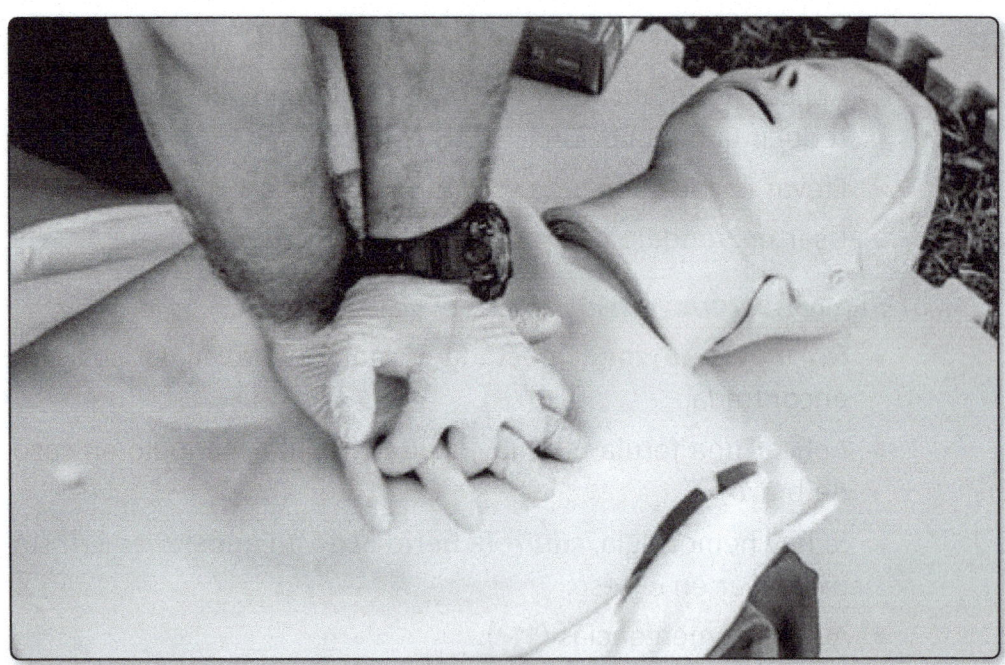

¿Cuándo realizar la RCP?

- ▸ Si el usuario **no responde y no respira**.
- ▸ Si sufre **paro cardíaco** (pérdida de conciencia repentina).

¿Cómo es la técnica de RCP en adultos?

1. **Verificar la conciencia y la respiración:**

   - Sacudir suavemente al usuario y preguntar en voz alta si está bien.

   - Si no responde, comprobar si respira durante **10 segundos**.

   - Si no hay respiración, iniciar RCP.

2. **Llamar al 112 y pedir un Desfibrilador Externo Automático (DEA).**

3. **Realizar compresiones torácicas (30 compresiones, 2 ventilaciones).**

   - Colocar las manos en el centro del pecho, con los brazos estirados.

   - Realizar **compresiones firmes y rápidas (100-120 por minuto).**

   - Alternar con **2 ventilaciones boca a boca** cada 30 compresiones.

4. **Continuar hasta la llegada de los servicios de emergencia.**

Ejemplo

Un usuario sufre un infarto y pierde la conciencia. Se debe iniciar RCP inmediatamente y usar un DEA si está disponible.

En el caso de **niños y lactantes**, se usan solo **dos dedos para las compresiones** y se realiza una ventilación cada **15 compresiones**.

El **desfibrilador externo automático (DEA)** es un dispositivo diseñado para analizar el ritmo cardíaco y administrar una descarga eléctrica en caso de fibrilación o taquicardia ventriculares sin pulso. Su uso oportuno puede **salvar vidas** en situaciones de **paro cardíaco**.

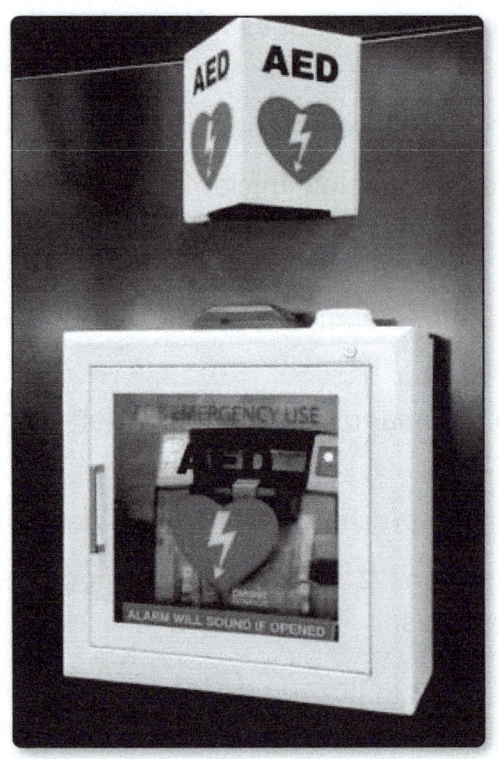

¿Cuándo utilizar un DEA?

Se debe emplear en situaciones de **paro cardíaco súbito**, cuando la persona:

- No responde a estímulos.
- No respira o presenta una respiración anormal (boqueo).
- No tiene pulso detectable.

No debe usarse si la persona está consciente o si presenta signos de vida evidentes.

¿Cuáles son los pasos para utilizar un DEA en una RCP?

1. **Confirmar la situación:**

   - Evaluar la conciencia del usuario (sacudir suavemente y hablarle).

   - Comprobar si respira y tiene pulso.

   - Si no hay signos de vida, pedir ayuda y llamar al **112** (servicios de emergencia).

2. **Iniciar la RCP mientras se obtiene el DEA:**

   - Comenzar **compresiones torácicas** (ritmo de **100-120 compresiones por minuto**) y ventilaciones en una proporción **30:2**.

   - Pedir a otra persona que traiga un DEA si está disponible.

3. **Encender el DEA y seguir sus instrucciones:**

   - Encender el dispositivo y escuchar las indicaciones de voz.

   - Retirar la ropa del pecho del usuario y asegurarse de que la piel esté seca.

4. **Colocar los parches en el pecho:**

   - Uno **debajo de la clavícula derecha**.

   - Otro **en el costado izquierdo, debajo del pecho**. (Si el usuario es muy pequeño o es un niño, pueden colocarse en la parte delantera y trasera del tórax).

5. **Dejar que el DEA analice el ritmo cardíaco:**

   - **No tocar a la persona** mientras el DEA analiza el ritmo.

   - Si el dispositivo recomienda una descarga, **asegurarse de que nadie toque al usuario** antes de presionar el botón de choque.

6. **Administrar la descarga si es necesario**:

- Si el DEA indica "**Descarga recomendada**", presionar el botón de descarga cuando lo indique el dispositivo.

- Si el DEA indica "**No se recomienda descarga**", continuar con la RCP hasta que lleguen los servicios de emergencia.

7. **Reanudar la RCP**:

- Tras la descarga, reanudar de inmediato la **RCP durante 2 minutos** antes de que el DEA vuelva a analizar el ritmo.

- Continuar el proceso hasta que lleguen los servicios de emergencia o el usuario recupere la conciencia.

Se deben considerar una serie de **precauciones al usar un DEA**:

- No usar en **superficies mojadas** o si el usuario está sumergido en agua. Secarlo antes de aplicar los parches.

- No colocar los parches sobre **marcapasos o dispositivos médicos implantados**.

- Si el usuario tiene mucho **vello en el pecho**, se deben rasurar las zonas donde irán los parches.

- En caso de **niños menores de 8 años**, se deben usar electrodos pediátricos si están disponibles.

ⓘ RECUERDA

El DEA es una herramienta de fácil uso y acceso público que aumenta significativamente la probabilidad de supervivencia en casos de paro cardíaco. Seguir estos pasos y actuar con rapidez es clave para salvar vidas.

7.2.5 Hemorragias externas

Las **hemorragias externas** ocurren cuando hay una lesión en la piel o en los vasos sanguíneos, provocando la salida de sangre al exterior.

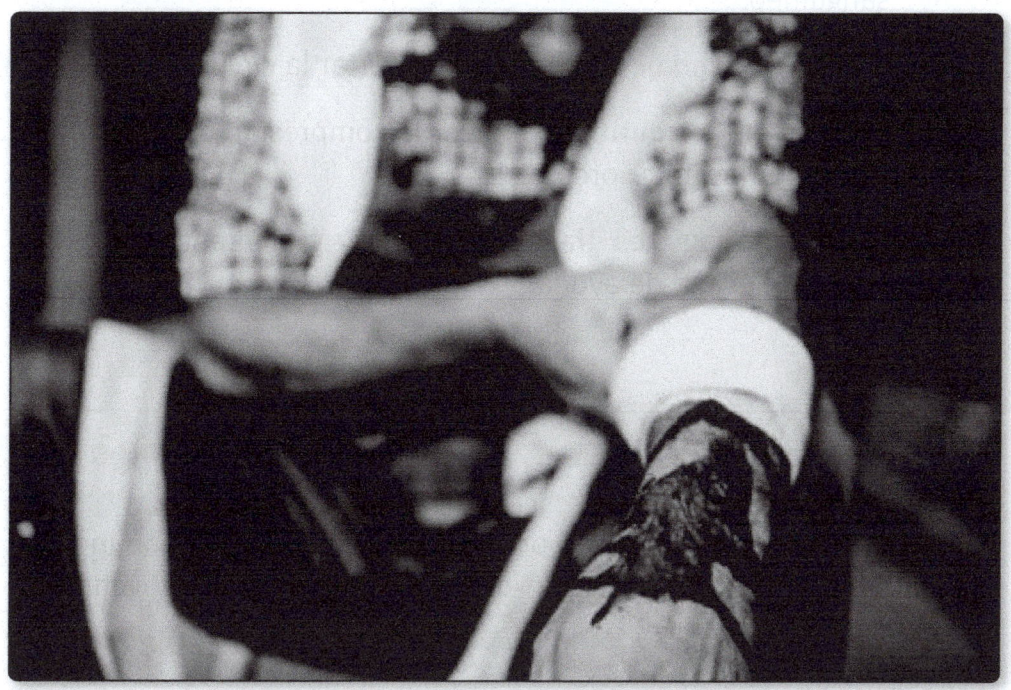

Dependiendo de la gravedad, pueden clasificarse en:

- ► **Hemorragia capilar:** sangrado leve, generalmente superficial (raspones).

- ► **Hemorragia venosa:** sangrado continuo y de color rojo oscuro, proveniente de una vena.

- ► **Hemorragia arterial:** sangrado abundante y pulsátil, de color rojo brillante, proveniente de una arteria (más peligrosa).

La actuación en caso de hemorragia externa debe ser la siguiente:

1. **Presionar la herida** con un apósito limpio o una gasa estéril.

2. **Elevar la zona afectada** (si no hay fractura) para reducir el flujo sanguíneo.

3. **Aplicar un vendaje compresivo** sin cortar la circulación.

4. **Si el sangrado continúa**, reforzar la compresión con más gasas sin retirar las anteriores.

5. **Si la hemorragia es grave**, avisar al **112** y mantener la presión hasta la llegada de ayuda.

Ejemplo

Un usuario sufre un corte profundo en la pierna con abundante sangrado. Se debe aplicar presión directa, elevar la pierna y vendar la herida firmemente.

Es importante recordar que **nunca se debe usar un torniquete salvo en casos extremos**, ya que puede cortar la circulación y causar necrosis.

7.2.6 Quemaduras

Las **quemaduras** pueden ser causadas por calor, productos químicos, electricidad o radiación, y se clasifican según su gravedad:

▸ **Quemaduras de primer grado:** enrojecimiento y dolor superficial (ejemplo: quemaduras solares).

▼ **Quemaduras de segundo grado:** ampollas y dolor intenso (afectan la dermis).

▼ **Quemaduras de tercer grado:** piel carbonizada o blanca, sin dolor (afectan los tejidos profundos y pueden ser mortales).

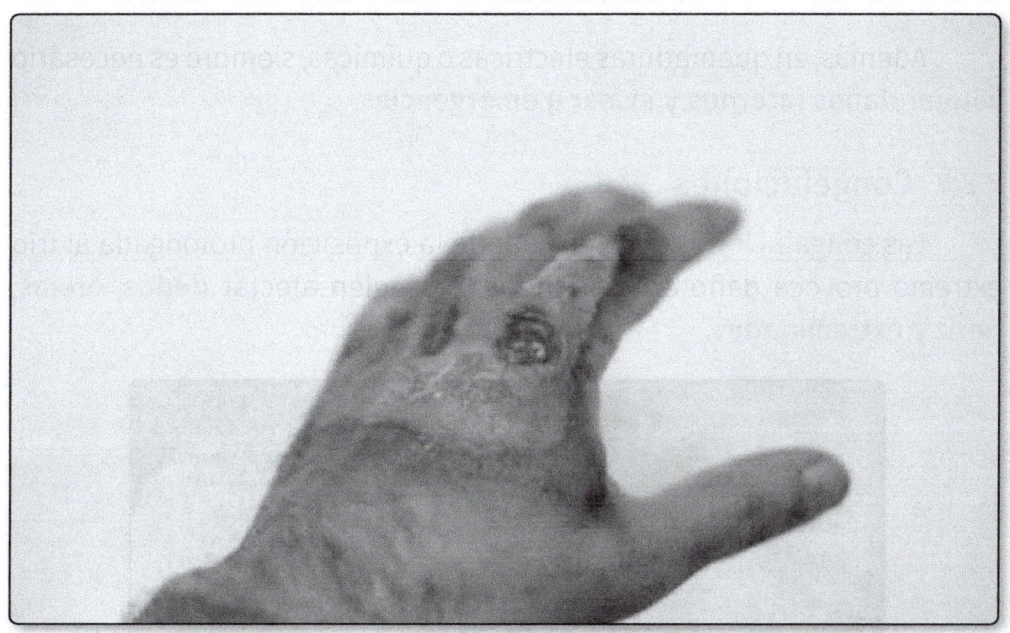

La actuación en caso de quemadura debe ser la siguiente:

a) **Si la quemadura es leve (1er o 2º grado):**

- **Enfriar la zona** con agua corriente durante 10-15 minutos.
- **No aplicar hielo ni cremas caseras** (pueden agravar la lesión).
- **Cubrir con una gasa estéril sin apretar.**

b) **Si la quemadura es grave (2º o 3º grado):**

- **No retirar la ropa adherida a la piel.**
- **No reventar ampollas** para evitar infecciones.
- **Cubrir la zona con un paño limpio y húmedo.**
- **Avisar a emergencias (112) inmediatamente.**

Ejemplo

Un usuario derrama agua hirviendo en su brazo. Se debe enfriar con agua, evitar aplicar cremas y cubrir con una gasa limpia.

Además, en quemaduras eléctricas o químicas, siempre es necesario **valorar daños internos y avisar a emergencias**.

7.2.7 Congelaciones

Las **congelaciones** ocurren cuando la exposición prolongada al frío extremo provoca daño en los tejidos. Se suelen afectar **dedos, orejas, nariz y extremidades**.

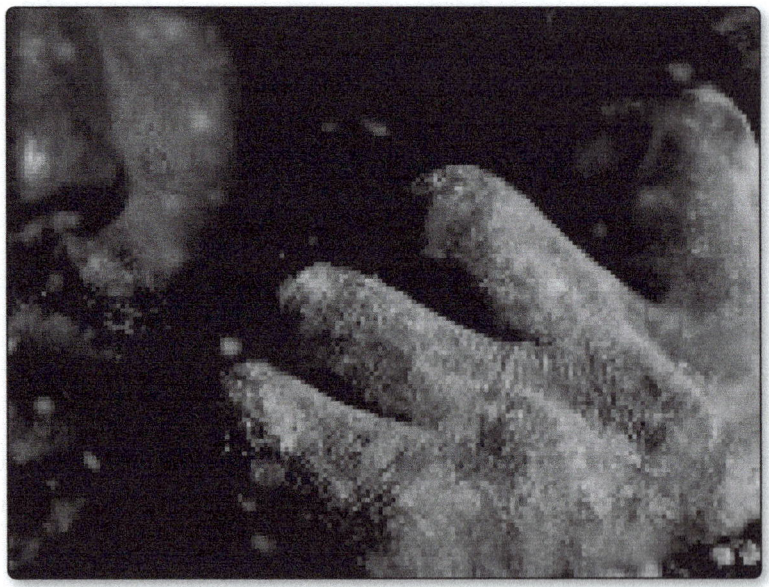

¿Cuáles son los signos de congelación?

- Piel pálida, dura y fría.
- Pérdida de sensibilidad en la zona afectada.
- Cambio de color (blanco, azul o negro en casos graves).

¿Cómo debe ser la actuación en caso de congelación?

▸ **Trasladar al usuario a un lugar cálido** lo antes posible.

▸ **Sumergir la zona en agua tibia (nunca caliente)** entre 37-40°C.

▸ **Cubrir con mantas** para evitar la pérdida de calor.

ⓘ IMPORTANTE

Qué NO hacer en caso de congelación:

■ No frotar la piel congelada (puede agravar el daño).

■ No exponer la zona al calor directo (radiadores, fuego, agua caliente).

■ No administrar alcohol o café.

Por otro lado, en casos de **hipotermia** (temperatura corporal por debajo de 35°C), es necesario el **aviso inmediato a emergencias**.

7.2.8 Descargas eléctricas

Las **descargas eléctricas** pueden causar desde leves molestias hasta paro cardíaco y quemaduras graves.

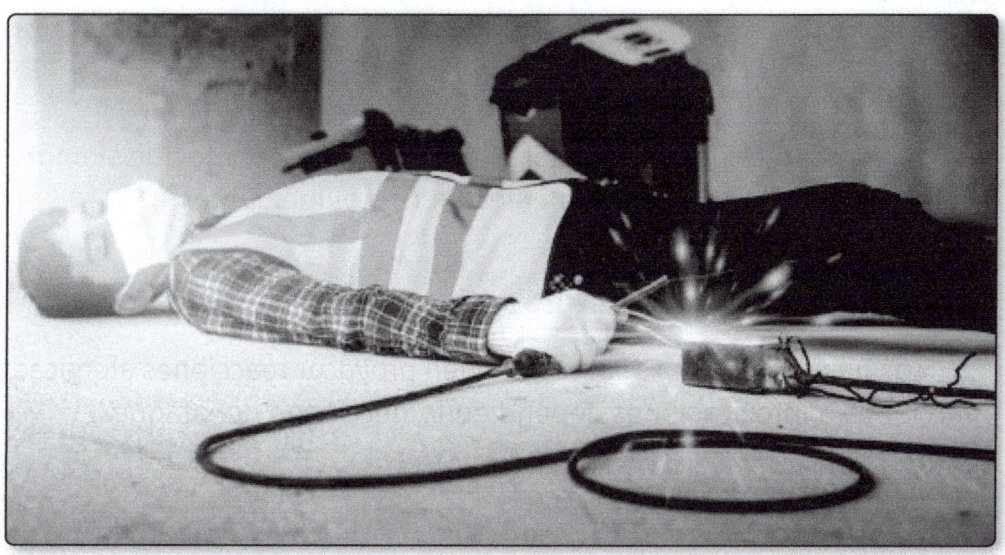

La actuación en caso de descarga eléctrica es la siguiente:

• **PASO 1.** **Cortar la fuente de electricidad**:

▼ **Desenchufar el aparato** o cortar la corriente desde el cuadro eléctrico.

▼ **No tocar al usuario si sigue en contacto con la corriente**.

• **PASO 2.** **Valorar el estado del usuario**:

▼ Si está inconsciente y no respira, **iniciar RCP y llamar al 112**.

▼ Si está consciente, **colocarlo en posición de seguridad y vigilar signos de quemaduras o lesiones internas**.

Ejemplo

Un usuario sufre una descarga eléctrica al manipular un enchufe. Se debe cortar la corriente antes de acercarse a él y valorar si necesita RCP.

Las descargas pueden afectar el ritmo cardíaco, por lo que **siempre es recomendable una evaluación médica tras el incidente**.

7.2.9 Picaduras y mordeduras

Las **picaduras y mordeduras** pueden provocar reacciones alérgicas, infecciones o intoxicaciones dependiendo del origen del ataque.

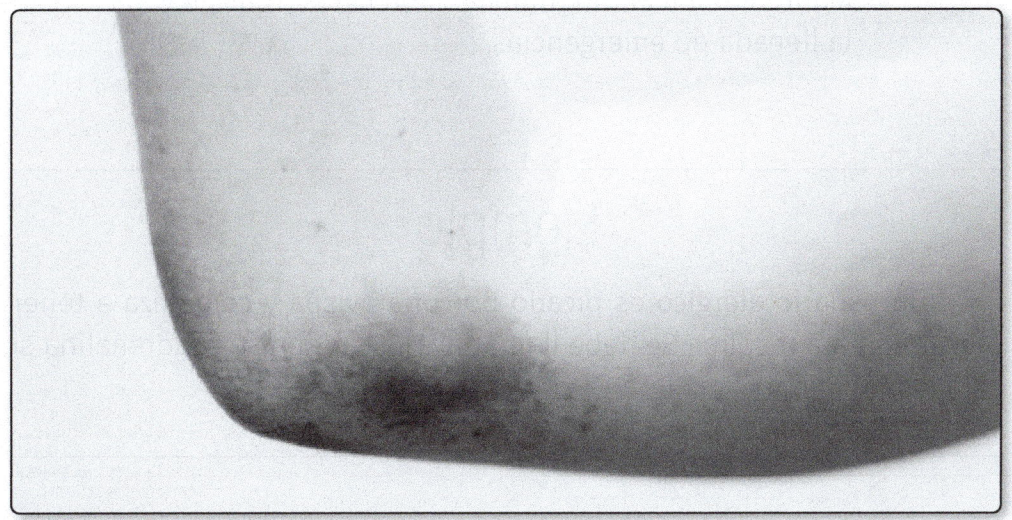

Los tipos de picaduras y mordeduras más comunes son las siguientes:

- ▼ **Picaduras de insectos:** abejas, avispas, mosquitos.

- ▼ **Mordeduras de animales domésticos:** perros, gatos.

- ▼ **Mordeduras de animales venenosos:** serpientes, arañas.

La actuación en caso de picadura de insectos es:

a) **Si hay reacción leve:**

- • **Lavar la zona con agua y jabón.**

- • **Aplicar frío para reducir la hinchazón.**

b) **Si hay reacción alérgica grave (anafilaxia):**

- • **Llamar al 112** inmediatamente.

- • Administrar **adrenalina (EpiPen) si el usuario la tiene prescrita**.

- Mantener al usuario tumbado con las piernas elevadas hasta la llegada de emergencias.

Ejemplo

Un usuario alérgico es picado por una avispa y comienza a tener dificultad para respirar. Se debe llamar al 112 y administrar adrenalina si está disponible.

Por su parte, la actuación en caso de mordeduras de animales es la siguiente:

a) **Si es una mordedura leve:**

- **Lavar con agua y jabón** para prevenir infecciones.
- **Aplicar un antiséptico y cubrir con una gasa limpia.**

b) **Si es una mordedura grave:**

- **Detener la hemorragia con presión directa.**
- **Consultar a un médico para administrar la vacuna antitetánica y/o antibióticos.**

Ejemplo

Un usuario es mordido por un perro en la pierna. Se debe limpiar la herida, controlar el sangrado y evaluar si necesita atención médica por riesgo de infección.

Es importante recordar que, si la mordedura es de un animal salvaje, es imprescindible acudir al médico para valorar la vacuna contra la rabia.

7.3 MANTENIMIENTO DE BOTIQUINES

El **botiquín de primeros auxilios** es un elemento esencial en cualquier institución sociosanitaria, ya que permite actuar rápidamente ante emergencias médicas menores y estabilizar a los usuarios en situaciones críticas hasta la llegada del personal sanitario especializado. Para garantizar su eficacia, es imprescindible **un mantenimiento adecuado**, que incluya **revisión periódica, reposición de material y almacenamiento en condiciones óptimas**.

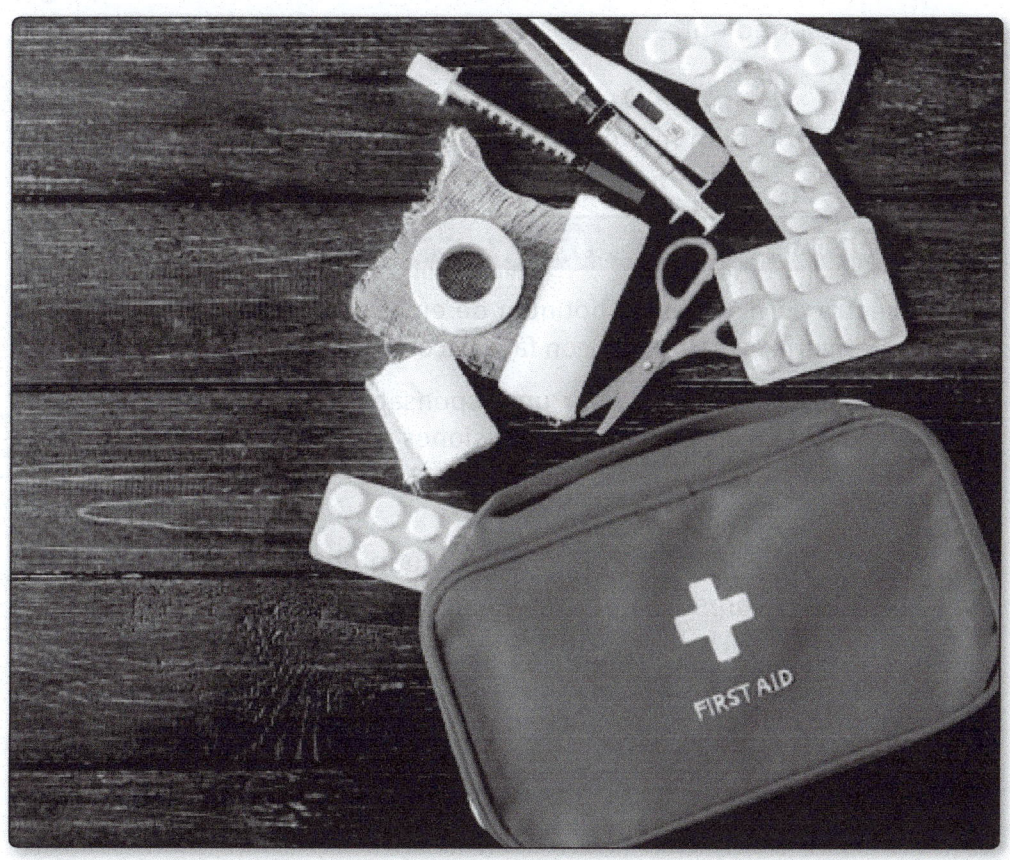

ⓘ **NOTA**

Un botiquín bien organizado y abastecido reduce el tiempo de respuesta ante una emergencia y evita complicaciones derivadas de la falta de material sanitario.

Un botiquín debe ser:

▼ **Accesible:** ubicado en un lugar de fácil acceso para el personal autorizado.

▼ **Visible y señalizado:** identificado con el símbolo de primeros auxilios.

▼ **Ordenado y clasificado:** con cada material en su lugar correspondiente.

▼ **Controlado periódicamente:** revisado para reponer material caducado o en mal estado.

ⓘ **IMPORTANTE**

En un centro de mayores, el botiquín de emergencia debe estar ubicado en la enfermería, señalizado y con fácil acceso para el personal sanitario.

En cada institución debe existir un responsable del mantenimiento del botiquín, quien se encargue de las revisiones y reposiciones.

El contenido de un botiquín varía según el tipo de institución y el nivel de asistencia prestado, pero algunos elementos son imprescindibles:

Categoría	Material	Descripción / Uso
Material de curas y desinfección	Gasas estériles	Para cubrir heridas y evitar infecciones.
	Apósitos adhesivos (tiritas)	Protección de heridas pequeñas.
	Vendas elásticas	Para compresión y sujeción de vendajes.
	Esparadrapo y cinta adhesiva hipoalergénica	Fijación de gasas y vendajes sin irritar la piel.
	Suero fisiológico	Limpieza de heridas y lavado ocular.
	Antisépticos (clorhexidina, povidona yodada)	Desinfección de heridas y piel.
	Tijeras de punta roma y pinzas estériles	Para cortar vendajes y manipular material estéril.
Material para inmovilización y soporte	Férulas para inmovilización de extremidades	Para estabilizar fracturas y esguinces.
	Vendajes de compresión	Control de inflamaciones y sujeción de articulaciones.
	Cinturón de sujeción para traslado	Ayuda a la estabilidad en el traslado de pacientes.
Material para control de hemorragias	Guantes desechables	Protección ante el contacto con sangre y fluidos.
	Compresas estériles	Para control de sangrado en heridas abiertas.
	Torniquete (solo para emergencias graves)	Detención de hemorragias severas.

Categoría	Material	Descripción / Uso
Material para reanimación y soporte vital	Mascarilla para reanimación cardiopulmonar (RCP)	Protección en maniobras de RCP.
	Desfibrilador externo automático (DEA)	Reanimación en casos de paro cardíaco (según disponibilidad de la institución).
Material para emergencias específicas	Bolsas de frío instantáneo	Para reducir inflamaciones y tratar traumatismos.
	Jeringas y agujas	Administración de medicamentos o extracción de sangre.
	Medicación de emergencia (adrenalina, glucosa, etc.)	Según protocolo de la institución para reacciones alérgicas, hipoglucemias, entre otros.

Ejemplo

En un centro sociosanitario, el botiquín debe contener adrenalina en jeringas precargadas para casos de anafilaxia y glucosa oral para hipoglucemias en personas diabéticas.

Por otro lado, **no se deben incluir medicamentos sujetos a prescripción médica**, salvo que exista personal sanitario autorizado para administrarlos.

El mantenimiento del botiquín debe realizarse de manera **sistemática y regular** para garantizar que su contenido está en buen estado y cumple con las normativas de seguridad.

¿Qué hacer para un buen mantenimiento?

1. **Revisión periódica del contenido:**

   - Comprobar que **todos los materiales están completos y en buen estado**.

   - Verificar que **no haya productos caducados o en mal estado**.

   - Sustituir de inmediato cualquier elemento agotado.

2. **Organización del botiquín:**

   - Mantener **cada elemento en su compartimento correspondiente**.

   - Colocar los productos con **fecha de caducidad más próxima en primer lugar**.

   - Etiquetar correctamente los materiales y medicamentos disponibles.

3. **Registro de control del botiquín:**

   - Llevar un **inventario actualizado** con el contenido y su fecha de caducidad.

   - Anotar cada vez que se utilice material y reponerlo lo antes posible.

4. **Ubicación y señalización:**

   - Asegurar que el botiquín está en un lugar **visible, accesible y libre de humedad**.

   - Informar a todo el personal sobre su localización y el protocolo de uso.

Ejemplo

Se debe revisar el botiquín mensualmente, asegurando que todas las vendas, gasas y soluciones desinfectantes estén dentro de su fecha de validez.

Cada botiquín debe tener **un listado de contenido actualizado** para facilitar la reposición del material.

Dependiendo del entorno donde se encuentre, el botiquín debe adaptarse a las necesidades específicas:

- **Botiquín en centros de mayores**: debe incluir material para **control de heridas, apósitos para úlceras por presión y medicación de emergencia** (glucosa, adrenalina).

- **Botiquín en centros educativos o guarderías**: debe contener productos específicos para **golpes, caídas y alergias** (antihistamínicos, apósitos infantiles).

- **Botiquín en entornos laborales**: debe contar con material para **accidentes laborales, quemaduras y cortes**.

Ejemplo

En un centro educativo, el botiquín debe incluir hielo instantáneo para golpes y material para tratar picaduras de insectos.

Caso clínico

Prevención de úlceras por presión en un usuario encamado

Manuela, de 85 años, sufrió una fractura de cadera y lleva tres semanas en cama con movilidad reducida. Se ha detectado enrojecimiento en la piel de su sacro y talones, lo que indica un riesgo elevado de desarrollar úlceras por presión.

¿Cuál es la intervención en este caso?

1. Se implementa un cambio postural cada dos horas para reducir la presión en las zonas afectadas.

2. Se utiliza un colchón antiescaras y cojines de alivio de presión.

3. Se aplica hidratación en la piel con productos específicos para prevenir la sequedad y fragilidad cutánea.

4. Se fomenta la alimentación rica en proteínas y líquidos para favorecer la regeneración de tejidos.

5. Se supervisa la evolución de la piel y se informa al equipo sanitario si aparecen signos de lesión más avanzada.

La prevención de úlceras por presión es fundamental en usuarios encamados. Una estrategia basada en movilización, cuidados de la piel y una nutrición adecuada permite evitar complicaciones graves como infecciones o necrosis tisular.

8

Normas de limpieza de materiales e instrumentos sanitarios

La **limpieza y desinfección de los materiales e instrumentos sanitarios** es una tarea fundamental en el ámbito sociosanitario para prevenir infecciones, garantizar la seguridad de los usuarios y cumplir con las normativas de higiene establecidas.

El cumplimiento de estas normas permite:

- ▼ **Reducir la propagación de microorganismos patógenos.**
- ▼ **Proteger la salud de los usuarios y del personal sanitario.**
- ▼ **Garantizar el correcto funcionamiento del material sanitario.**
- ▼ **Cumplir con la normativa en materia de higiene y prevención de infecciones.**

ⓘ NOTA

La desinfección inadecuada de los materiales sanitarios puede ser una de las principales causas de infecciones nosocomiales (infecciones adquiridas en centros sanitarios).

8.1 APLICACIÓN DE OPERACIONES DE LIMPIEZA DE MATERIALES SANITARIOS

La **limpieza de los materiales sanitarios** es el primer paso en la eliminación de microorganismos antes de su desinfección o esterilización. Para garantizar su eficacia, es necesario aplicar **técnicas adecuadas y utilizar productos específicos**.

Para que la limpieza sea efectiva, se deben cumplir las siguientes condiciones:

- ▼ **Realizar la limpieza inmediatamente después del uso** del material sanitario.

- ▼ **Utilizar productos de limpieza adecuados** según el tipo de material.

- ▼ **Evitar la contaminación cruzada**, separando los materiales limpios de los sucios.

- ▼ **Usar equipo de protección personal (EPP)** para evitar el contacto con residuos contaminantes.

Ejemplo

El material utilizado en una cura debe ser lavado y desinfectado inmediatamente para evitar la proliferación de bacterias.

Además, el personal encargado de la limpieza de materiales sanitarios **debe estar capacitado** en protocolos de desinfección para garantizar una manipulación segura y efectiva.

Las fases de la limpieza de materiales sanitarios son las siguientes:

1. **Eliminación de residuos visibles:**

   - Retirar restos orgánicos o medicamentos con una solución jabonosa.

   - Descartar correctamente el material desechable.

2. **Lavado con detergente y agua caliente:**

   - Sumergir el material en una solución detergente específica.

   - Usar cepillos para eliminar restos adheridos.

3. **Aclarado y secado:**

   - Enjuagar con abundante agua limpia para eliminar residuos de detergente.

   - Secar completamente con paños estériles o aire comprimido.

4. **Desinfección o esterilización:**

   - Aplicar el método adecuado según el tipo de material (ver apartado 5.2).

Ejemplo

Los instrumentos quirúrgicos deben lavarse, desinfectarse y posteriormente esterilizarse para su reutilización en intervenciones.

El material sanitario se clasifica en tres grupos según su nivel de contacto con el usuario:

a) **Material crítico:**

- Contacto con tejidos internos o sangre (bisturíes, pinzas quirúrgicas).

- **Debe esterilizarse después de cada uso.**

b) **Material semicrítico:**

- Contacto con mucosas sin penetrar tejidos internos (endoscopios, sondas).

- **Debe desinfectarse de alto nivel o esterilizado.**

c) **Material no crítico:**

- Contacto con piel intacta (termómetros, tensiómetros).

- **Debe desinfectarse de bajo nivel con productos específicos.**

Ejemplo

Un termómetro debe limpiarse y desinfectarse tras cada uso, mientras que un bisturí requiere esterilización completa.

Aplicar el nivel adecuado de limpieza y desinfección **según el tipo de material garantiza la seguridad del usuario** y evita infecciones.

Los productos y métodos empleados en la limpieza de material sanitario son los siguientes:

Categoría	Producto / Método	Descripción / Uso
Productos más utilizados	Detergentes enzimáticos	Eliminan restos orgánicos y grasas sin dañar el material.
	Desinfectantes químicos (hipoclorito, glutaraldehído)	Eliminan microorganismos en instrumentos semicríticos.
	Alcohol isopropílico (70%)	Se usa para desinfectar superficies y materiales no críticos.
	Autoclave y óxido de etileno	Métodos de esterilización para instrumentos críticos.
Métodos de limpieza	Limpieza manual	Se realiza con cepillos y detergentes enzimáticos (para material delicado).
	Limpieza mecánica	Uso de lavadoras de material sanitario (para grandes volúmenes).
	Ultrasonidos	Método eficaz para limpiar instrumentos quirúrgicos con zonas de difícil acceso.

Ejemplo

Un endoscopio se limpia con detergente enzimático y luego se somete a desinfección de alto nivel.

Es importante **no mezclar productos químicos** sin consultar las indicaciones del fabricante, ya que algunos pueden ser corrosivos o perder eficacia.

Recuerda

El cumplimiento de las normas de limpieza en el ámbito sociosanitario tiene una serie de beneficios claves:

1. Previene la transmisión de infecciones y enfermedades.

2. Protege al personal sanitario y a los usuarios.

3. Asegura la eficacia de los tratamientos médicos.

4. Cumple con las normativas sanitarias y de seguridad.

El cumplimiento riguroso de las normas de limpieza y desinfección en el ámbito sociosanitario reduce el riesgo de infecciones y garantiza un entorno seguro para todos.

8.2 PROCESO DE DESINFECCIÓN. MÉTODOS Y MATERIALES

La **desinfección** es el proceso mediante el cual se eliminan la mayoría de los microorganismos patógenos de los materiales e instrumentos sanitarios, evitando la transmisión de enfermedades infecciosas. No siempre elimina esporas bacterianas, por lo que en algunos casos es necesario recurrir a la **esterilización**.

> ⓘ **IMPORTANTE**
>
> La desinfección es fundamental en materiales semicríticos y no críticos, como sondas, termómetros o superficies de contacto frecuente.

Los métodos de desinfección se dividen en **químicos y físicos**, según el procedimiento utilizado para eliminar los microorganismos.

8.2.1 Desinfección química

Consiste en el uso de **sustancias desinfectantes** para eliminar microorganismos en materiales y superficies.

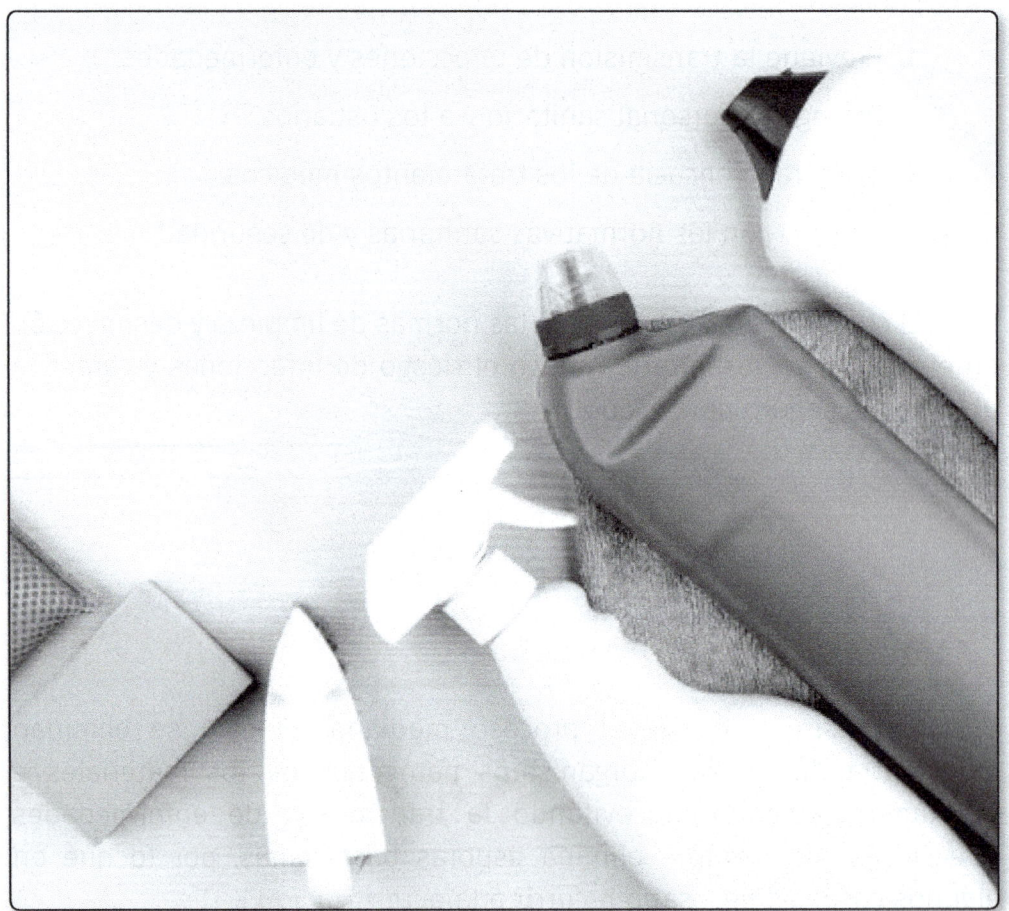

Diferenciamos:

▸ **Alcohol etílico o isopropílico (70%)**

- Se usa para la desinfección de **superficies y termómetros**.
- Actúa rápidamente, pero no es efectivo contra esporas.

- **Hipoclorito de sodio (lejía diluida 1:10)**
  - Se emplea en **superficies y materiales no críticos**.
  - Mata bacterias, virus y hongos, pero **puede ser corrosivo** en algunos materiales.
- **Glutaraldehído y ortoftalaldehído (OPA)**
  - Desinfectantes de **alto nivel**, usados en **endoscopios y material semicrítico**.
  - Necesitan **tiempo de exposición prolongado** para ser efectivos.
- **Peróxido de hidrógeno y ácido peracético**
  - Se emplean en desinfección de alto nivel, eliminando bacterias, virus y esporas.
  - Son **menos tóxicos y corrosivos** que otros desinfectantes.

8.2.2 Desinfección física

Utiliza métodos de **calor o radiación** para eliminar microorganismos.

Se distinguen:

- **Desinfección por calor húmedo (agua caliente o vapor)**
  - Se usa para la limpieza de **ropa de cama, instrumental metálico y superficies resistentes al calor**.
  - Se recomienda **lavado a temperaturas superiores a 60°C**.
- **Luz ultravioleta (UV-C)**
  - Se usa para **desinfección de ambientes y superficies** en áreas críticas.
  - No reemplaza la limpieza manual, pero **reduce la carga microbiana**.

Ejemplo

Un termómetro reutilizable se limpia con agua y jabón, y luego se desinfecta con alcohol al 70% antes de ser utilizado por otro usuario.

Es importante recordar que el **uso de guantes no sustituye la desinfección de superficies y materiales**, ya que los guantes pueden estar contaminados.

¿Cuáles son los pasos para una desinfección efectiva?

1. **Limpieza previa:** eliminar restos orgánicos con agua y detergente.

2. **Aplicación del desinfectante:** sumergir o pulverizar el producto según indicaciones del fabricante.

3. **Tiempo de contacto:** respetar el tiempo de exposición recomendado.

4. **Aclarado y secado:** enjuagar si es necesario y secar completamente.

5. **Almacenamiento en lugar limpio:** guardar en condiciones adecuadas hasta su uso.

Ejemplo

Un endoscopio debe lavarse con detergente enzimático, sumergirse en desinfectante de alto nivel y aclararse con agua estéril antes de su reutilización.

Un material mal desinfectado puede convertirse en un **foco de infecciones cruzadas**, poniendo en riesgo a los usuarios.

8.3 PROCESO DE ESTERILIZACIÓN. MÉTODOS Y MATERIALES

La **esterilización** es el procedimiento mediante el cual se **eliminan todos los microorganismos, incluidas las esporas bacterianas**, asegurando que los materiales sean completamente seguros para su uso. Se aplica principalmente a **materiales críticos**, como bisturíes, pinzas quirúrgicas o catéteres.

Además, la esterilización es **obligatoria** para cualquier material que entre en contacto con **tejidos internos o sangre**.

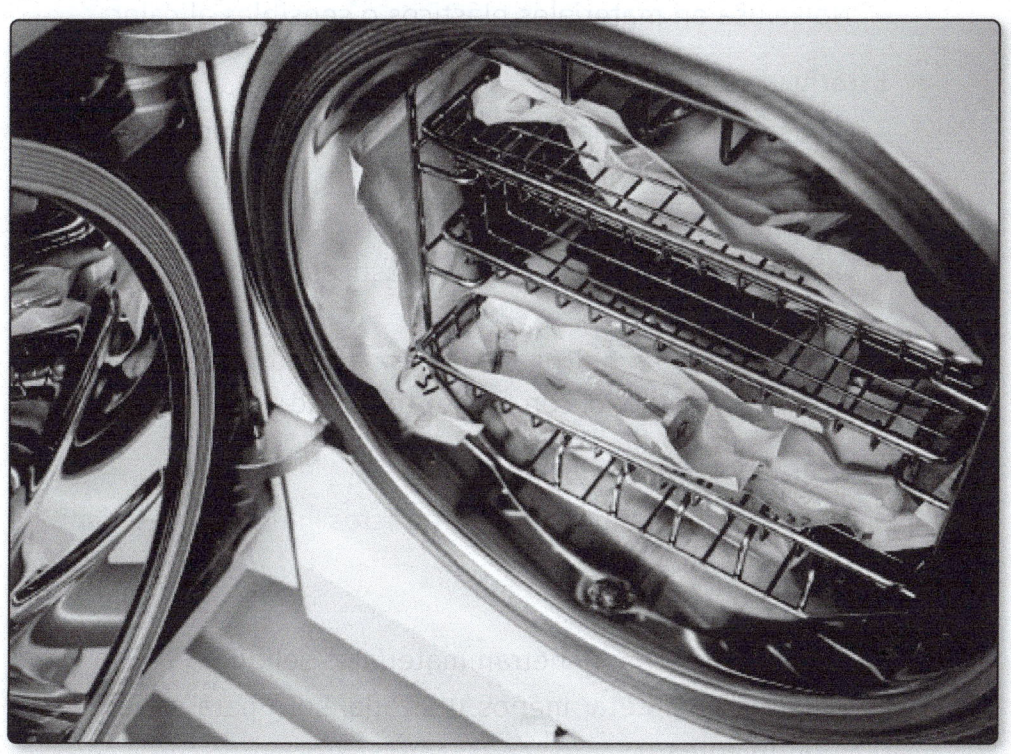

Existen diferentes métodos para esterilizar materiales sanitarios, dependiendo del tipo de material y su resistencia al calor o a sustancias químicas:

- ▸ **Esterilización por calor húmedo (autoclave):**
  - **Método más eficaz y utilizado en hospitales.**
  - Se realiza con **vapor de agua a alta presión (121-134°C).**
  - Se usa en **instrumental quirúrgico, ropa quirúrgica, guantes reutilizables.**
  - No apto para materiales sensibles al calor.

- ▸ **Esterilización por calor seco:**
  - Se realiza en hornos a temperaturas de **160-180°C.**
  - Se usa en **material de vidrio, bisturíes metálicos y tijeras.**
  - No se usa en materiales plásticos o sensibles al calor.

- ▸ **Esterilización química:**
  - Se usa para materiales **sensibles al calor**, como endoscopios o catéteres.
  - Métodos más comunes:
    - **Óxido de etileno:** eficaz en plásticos, textiles y materiales electrónicos.
    - **Peróxido de hidrógeno (plasma):** alternativa segura al óxido de etileno, con menor toxicidad.

- ▸ **Esterilización por radiación:**
  - Se usa principalmente en **productos médicos desechables** (jeringas, apósitos).
  - Métodos:
    - **Rayos gamma:** penetran materiales sellados.
    - **Luz ultravioleta:** menos utilizada, solo para superficies y ambientes.

Ejemplo

Un bisturí reutilizable debe limpiarse, desinfectarse y luego esterilizarse en autoclave antes de su siguiente uso.

Por otro lado, los materiales que se han esterilizado **deben mantenerse sellados y almacenados en condiciones estériles** hasta su uso.

Los pasos para una correcta esterilización son los siguientes:

1. **Limpieza y desinfección previa:** eliminar restos orgánicos y desinfectar el material.

2. **Selección del método de esterilización adecuado:** según el tipo de material.

3. **Colocación en envases adecuados:** uso de **bolsas estériles o cajas metálicas perforadas**.

4. **Exposición al agente esterilizante:** tiempo y temperatura controlados.

5. **Almacenamiento en condiciones estériles:** en zonas limpias y cerradas hasta su uso.

Ejemplo

Un catéter debe esterilizarse con óxido de etileno para evitar daños en su material plástico y garantizar su seguridad antes de su uso en un paciente.

Un material **incorrectamente esterilizado** puede causar **infecciones graves en los usuarios**, comprometiendo su salud y seguridad.

A continuación, se resumen las diferencias entre limpieza, desinfección y esterilización:

Concepto	Definición	Objetivo	Métodos utilizados	Ejemplos específicos
Limpieza	Eliminación de **suciedad visible** (polvo, restos orgánicos e inorgánicos) de superficies, objetos o piel.	Reducir la carga microbiana y prevenir infecciones superficiales.	Uso de agua y detergente o productos de limpieza comunes.	Lavado de manos con agua y jabón. Limpieza de mesas, camillas o barandillas con agua y jabón. Lavado de material médico reutilizable antes de la desinfección.
Desinfección	Eliminación de **microorganismos patógenos** (bacterias, virus y hongos), pero **no de esporas**.	Reducir el riesgo de infecciones, evitando la propagación de patógenos.	Uso de productos químicos desinfectantes (alcohol, lejía, amonios cuaternarios) o métodos físicos (radiación UV).	Aplicación de alcohol al 70% en termómetros. Uso de toallitas desinfectantes en equipos médicos no críticos. Desinfección de baños y superficies de alto contacto con hipoclorito de sodio.

Concepto	Definición	Objetivo	Métodos utilizados	Ejemplos específicos
Esterilización	Proceso que **elimina todos los microorganismos**, incluidas bacterias, virus, hongos y esporas.	Garantizar la **ausencia total de microorganismos**, especialmente en equipos que penetran el cuerpo o tejidos.	Uso de calor (autoclave), óxido de etileno, peróxido de hidrógeno o radiación gamma.	Esterilización de bisturís y pinzas quirúrgicas en autoclave. Uso de gas de óxido de etileno para esterilizar material termosensible. Esterilización de jeringas desechables mediante radiación gamma.

8.4 PREVENCIÓN DE INFECCIONES

La **prevención de infecciones** en el ámbito sociosanitario es fundamental para garantizar la seguridad de los usuarios y del personal. La correcta aplicación de medidas de higiene y desinfección reduce el riesgo de **infecciones nosocomiales** (adquiridas en centros sanitarios) y evita la propagación de microorganismos patógenos.

ⓘ NOTA

Las infecciones pueden transmitirse por contacto directo con pacientes, superficies contaminadas, materiales sanitarios o a través del aire. Implementar protocolos adecuados disminuye significativamente estos riesgos.

A continuación, se revisan los principales tipos de infecciones en el ámbito sociosanitario.

8.4.1 Infecciones nosocomiales

Son aquellas adquiridas en hospitales o centros sanitarios, afectando principalmente a **personas inmunodeprimidas o con enfermedades crónicas**.

Algunos ejemplos de infecciones nosocomiales son:

- ▼ Neumonía asociada a ventilación mecánica.
- ▼ Infecciones urinarias por uso de sondas.
- ▼ Infecciones por catéteres intravenosos.

8.4.2 Infecciones cruzadas

Ocurren cuando un microorganismo se transmite **de un usuario a otro a través del personal, superficies o instrumentos contaminados**. Por ejemplo, un termómetro mal desinfectado puede transmitir **virus o bacterias** de un usuario a otro.

ⓘ RECUERDA

El lavado de manos es la medida más eficaz para prevenir infecciones cruzadas.

Para reducir el riesgo de infecciones, es imprescindible aplicar **protocolos de higiene y control de infecciones** en todos los procedimientos sociosanitarios, entre los que destacan:

8.4.3 Higiene de manos

El lavado de manos es una de las medidas más eficaces para **evitar la transmisión de microorganismos**.

¿Cuáles son los momentos claves para la higiene de manos?

- ▶ Antes y después de atender a un usuario.

- ▶ Antes de realizar procedimientos invasivos (curas, administración de medicamentos).

- ▶ Después del contacto con fluidos corporales o superficies contaminadas.

Se debe realizar un lavado con agua y jabón (mínimo 40-60 segundos). Se puede hacer **uso de soluciones hidroalcohólicas** cuando no haya acceso a agua y jabón.

Ejemplo

Un profesional sociosanitario debe lavarse las manos antes y después de cambiar un vendaje para evitar la contaminación de la herida.

Además, el personal sanitario debe utilizar **equipos de protección** según el nivel de exposición al riesgo. Algunos ejemplos son:

- ▶ **Guantes:** para contacto con sangre o fluidos corporales.

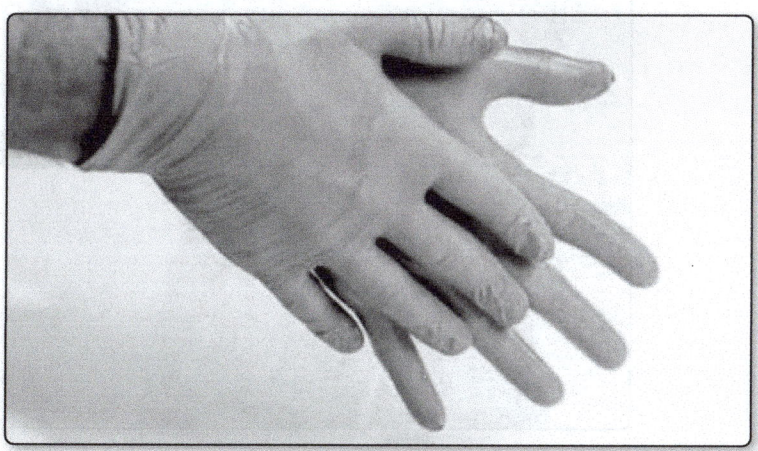

▼ **Mascarillas y pantallas faciales:** para prevenir infecciones respiratorias.

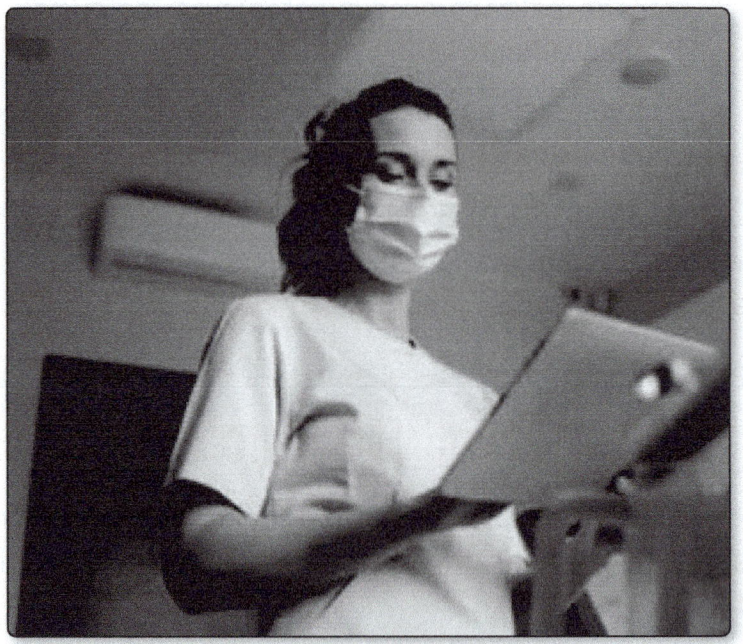

▼ **Batas desechables:** en procedimientos donde haya riesgo de salpicaduras.

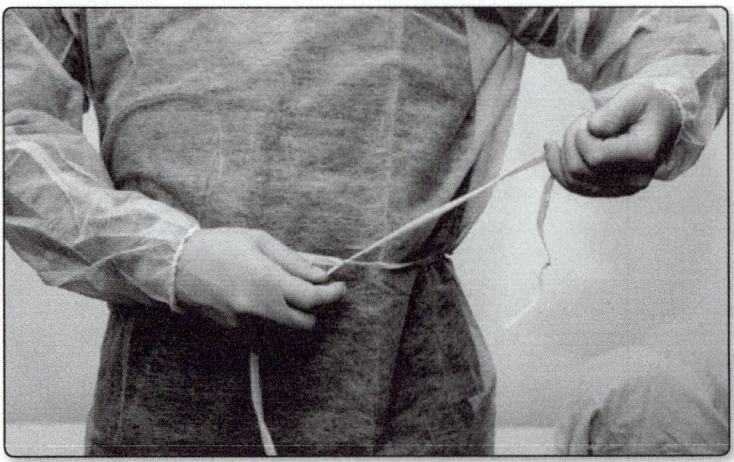

Ejemplo

En un centro de atención a personas con enfermedades respiratorias, el uso de mascarillas y guantes es obligatorio para el personal.

Además, los **EPI deben ser utilizados y desechados correctamente** para evitar la contaminación.

Por otro lado, el material sanitario debe **limpiarse, desinfectarse o esterilizarse** según el nivel de riesgo de transmisión de infecciones. El procedimiento es el siguiente:

- ▼ **Desinfectar superficies y equipos** con productos adecuados.
  Esterilizar material crítico (bisturíes, catéteres) antes de su uso.
  Evitar la reutilización de material desechable.

> ### ⓘ IMPORTANTE
>
> El incumplimiento de las normas de desinfección puede provocar brotes de infecciones en centros sociosanitarios.

Por otra parte, el manejo adecuado de residuos evita la propagación de infecciones en el entorno sanitario. Los residuos sanitarios se pueden clasificar de la siguiente manera:

- ▼ **Residuos biológicos** (gasas, apósitos con sangre).
  Material punzante (agujas, bisturíes).
  Residuos farmacéuticos (medicamentos caducados).

Ejemplo

Las agujas usadas deben desecharse en contenedores rígidos para evitar pinchazos accidentales.

Por su parte, el control de infecciones en el entorno implica:

▸ **Ventilar las habitaciones y espacios comunes** regularmente.

▸ **Limpiar y desinfectar superficies de contacto frecuente** (barandillas, sillas de ruedas).

▸ **Separar a los usuarios con enfermedades infecciosas** cuando sea necesario.

Ejemplo

En una residencia de mayores, las habitaciones deben ventilarse a diario y las superficies desinfectarse con hipoclorito.

Es importante recordar que las infecciones respiratorias pueden propagarse rápidamente si no se aplican medidas de aislamiento adecuadas.

ⓘ RECUERDA

El cumplimiento de las normas de prevención de infecciones es clave porque supone:

■ Una disminución del riesgo de infecciones en usuarios y profesionales.

■ Una reducción del uso de antibióticos y resistencia bacteriana.

■ Una mayor seguridad en los procedimientos sociosanitarios.

Actividad

Diseñar un plan de prevención de infecciones en un centro sociosanitario, estableciendo medidas de higiene, desinfección y uso de Equipos de Protección Individual (EPI), clasificándolas como obligatorias, recomendadas u opcionales según el riesgo de contagio. Se deberá adaptar la transmisión de las normas a las características de los usuarios para garantizar su cumplimiento y efectividad.

8.5 ELIMINACIÓN DE RESIDUOS SANITARIOS

La **eliminación de residuos sanitarios** es una parte fundamental en la prevención de infecciones y en la gestión segura de los materiales utilizados en el ámbito sociosanitario. Los residuos generados en domicilios, centros sanitarios e instituciones asistenciales pueden contener microorganismos patógenos, sustancias químicas peligrosas o materiales punzantes, por lo que su correcta manipulación y eliminación es **esencial para proteger la salud de los usuarios, del personal sanitario y del medio ambiente**.

> ### ⓘ IMPORTANTE
>
> Un manejo inadecuado de los residuos sanitarios puede provocar contaminación ambiental, accidentes laborales y transmisión de enfermedades.

Los residuos sanitarios se dividen en **diferentes categorías según su nivel de riesgo y su tratamiento requerido**.

8.5.1 Residuos sanitarios no peligrosos

Son aquellos que **no representan un riesgo biológico o químico** y pueden eliminarse como residuos urbanos.

Algunos ejemplos son:

▼ Material de oficina (papel, cartón, envases).
▼ Residuos de cocina o alimentación en centros asistenciales.

8.5.2 Residuos sanitarios peligrosos

Son aquellos que contienen **sustancias infecciosas, químicas o radioactivas** y requieren una gestión especial. Pueden ser:

▼ **Residuos biológicos e infecciosos:**

- Gasas, apósitos y vendajes con sangre o fluidos corporales.
- Cultivos y muestras biológicas de laboratorios.

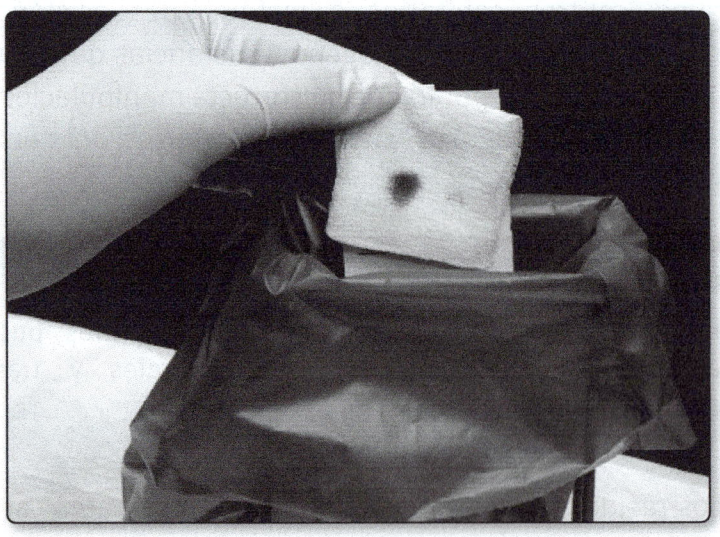

▶ **Material punzante o cortante:**

- Agujas, bisturíes, lancetas y jeringas usadas.
- Vidrio roto contaminado con material biológico.

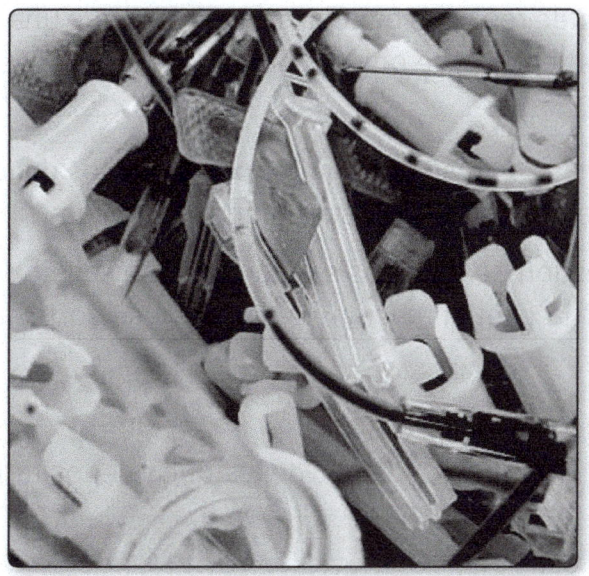

▶ **Residuos químicos y farmacéuticos:**

- Medicamentos caducados o sobrantes.
- Desinfectantes y productos de limpieza tóxicos.

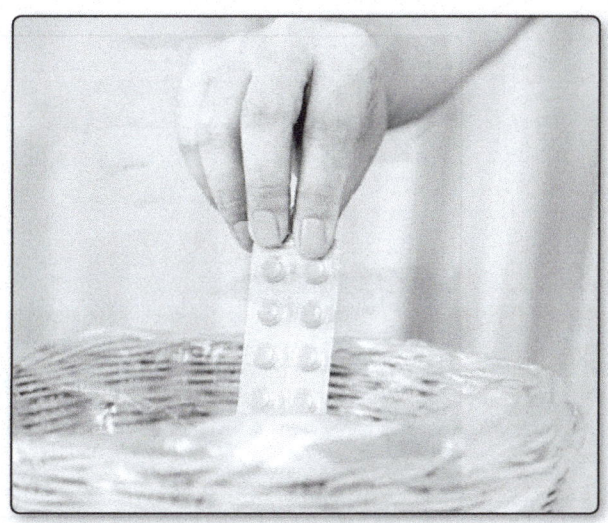

Ejemplo

Una gasa con sangre usada en una cura debe depositarse en un contenedor de residuos biológicos, mientras que una jeringa usada debe ir en un contenedor de objetos punzantes.

Además, los residuos sanitarios peligrosos deben ser tratados por empresas autorizadas para su eliminación segura.

La gestión de residuos sanitarios debe seguir **protocolos estrictos** para evitar la contaminación y garantizar su correcta eliminación. Esto implica:

1. **Separación y clasificación de residuos:**
   - Identificar cada tipo de residuo y depositarlo en el **contenedor adecuado**.
   - Usar **bolsas de colores y contenedores específicos** según el tipo de residuo.

2. **Uso de contenedores específicos:**
   - **Contenedores de color rojo o amarillo:** para residuos biológicos y punzantes.

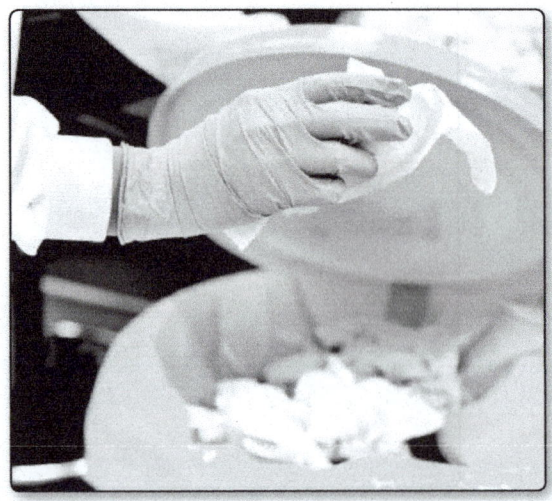

- **Bolsas negras o verdes:** para residuos no peligrosos.

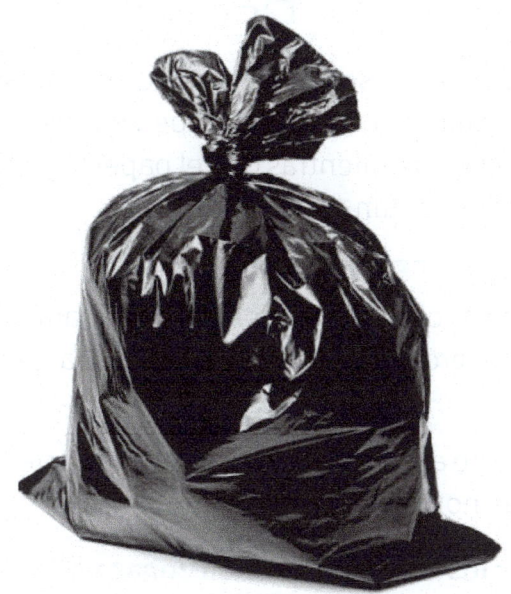

- **Contenedores de residuos químicos:** para fármacos y sustancias tóxicas.

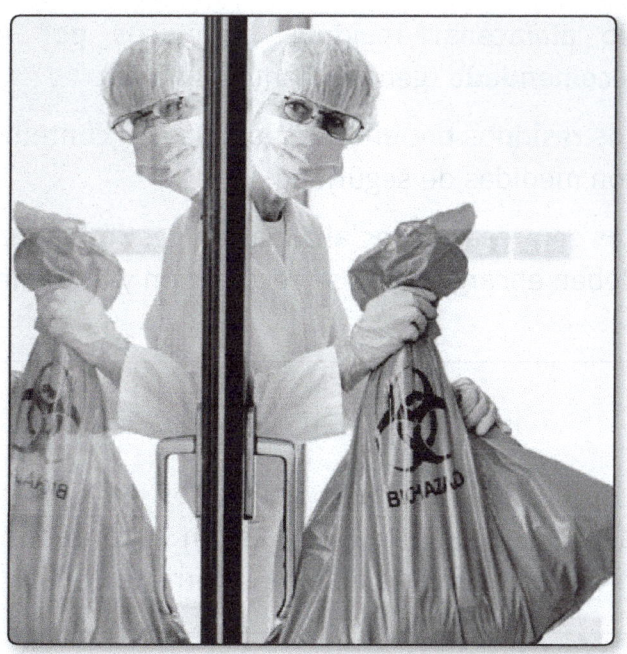

Ejemplo

En una residencia sociosanitaria, los guantes y gasas usados en la higiene de un usuario con heridas deben depositarse en un contenedor de residuos biológicos, mientras que el papel higiénico puede desecharse en un contenedor común.

Además, es obligatorio cerrar correctamente los contenedores de residuos peligrosos antes de su retirada para evitar derrames y contaminación.

Con respecto al almacenamiento y transporte de residuos sanitarios, existen algunas normas importantes:

- ▼ **Ubicar los contenedores en zonas ventiladas y accesibles solo para personal autorizado.**

- ▼ **Etiquetar correctamente los recipientes** con la fecha y tipo de residuo.

- ▼ **No almacenar residuos biológicos por más tiempo del recomendado** (generalmente 48 horas).

- ▼ **Los residuos deben transportarse en contenedores cerrados** y con medidas de seguridad.

- ▼ **Las empresas especializadas en gestión de residuos sanitarios** deben encargarse de su recolección y tratamiento final.

Ejemplo

Los residuos infecciosos generados en una clínica deben ser recogidos por una empresa de gestión autorizada, evitando que se acumulen o se eliminen de manera incorrecta.

El incumplimiento de las normas de almacenamiento y transporte de residuos puede generar sanciones legales y riesgos sanitarios.

Por su parte, los residuos peligrosos requieren un **tratamiento especial antes de su eliminación** para reducir su impacto ambiental y sanitario.

Los métodos de tratamiento de residuos sanitarios son los siguientes:

a) **Incineración:**

- Método utilizado para eliminar residuos infecciosos y farmacéuticos.
- Destruye microorganismos y reduce el volumen de los residuos.

b) **Autoclave:**

- Utiliza **vapor a alta presión** para esterilizar residuos biológicos antes de su eliminación.
- Seguro y respetuoso con el medio ambiente.

c) **Tratamiento químico:**

- Se emplean productos desinfectantes para neutralizar residuos infecciosos.

d) **Encapsulación de objetos punzantes:**

- Jeringas y bisturíes se sellan en contenedores especiales antes de su eliminación.

Ejemplo

Los medicamentos caducados deben eliminarse en farmacias o puntos de recogida autorizados, nunca en la basura común.

8.6 PREVENCIÓN DE RIESGOS LABORALES EN LAS TAREAS DE LIMPIEZA DE MATERIAL SANITARIO

La limpieza y desinfección del **material sanitario** es una tarea fundamental en el ámbito sociosanitario, pero también **implica riesgos laborales** para el personal encargado de estas funciones. La exposición a productos químicos, el manejo de objetos punzantes y la posible transmisión de enfermedades infecciosas son algunos de los peligros a los que se enfrentan los trabajadores.

Para **minimizar estos riesgos**, es imprescindible aplicar **protocolos de seguridad, uso adecuado de equipos de protección individual (EPI) y formación específica** en prevención de riesgos laborales.

ⓘ RECUERDA

El incumplimiento de las normas de seguridad en la limpieza de material sanitario puede provocar accidentes laborales, intoxicaciones y contagios de enfermedades infecciosas.

A continuación, se exponen los principales riesgos laborales en la limpieza de material sanitario.

8.6.1 Riesgos biológicos

¿Qué lo provocan?

- ▶ Contacto con **sangre, fluidos corporales y microorganismos patógenos**.

- ▶ Posibilidad de **contagio de infecciones** por contacto directo o inhalación.

¿Cómo pueden prevenirse?

- Uso obligatorio de **guantes, mascarilla y gafas de protección**.

- Lavado de manos **antes y después** de manipular material contaminado.

- Evitar **salpicaduras y aerosoles** al limpiar instrumentos.

Ejemplo

Un trabajador que limpia instrumental quirúrgico sin guantes se expone a infecciones transmitidas por sangre.

Es recomendable recordar que el uso de guantes no sustituye la higiene de manos tras la manipulación de materiales sanitarios.

8.6.2 Riesgos químicos

¿Qué lo provocan?

- Exposición a productos de limpieza y desinfección que pueden ser **tóxicos o corrosivos**.

- Inhalación de vapores irritantes o contacto con la piel y mucosas.

¿Cómo pueden prevenirse?

- Uso de **EPI adecuados** (guantes, gafas, mascarilla).

- Manipulación de productos en **zonas bien ventiladas**.

- **Almacenamiento seguro** de productos químicos en envases etiquetados.

ⓘ IMPORTANTE

Nunca mezclar productos químicos sin consultar las fichas de seguridad, ya que pueden generar reacciones peligrosas.

8.6.3 Riesgos ergonómicos

¿Qué lo provocan?

- ▼ Movimientos repetitivos y posturas inadecuadas pueden generar **lesiones musculoesqueléticas**.

- ▼ Transporte manual de materiales pesados o voluminosos.

¿Cómo pueden prevenirse?

- ▼ Aplicar **técnicas de mecánica corporal adecuadas** al mover cargas.

- ▼ Usar **carros de transporte** para evitar cargar peso excesivo.

- ▼ Alternar tareas para evitar sobrecarga en articulaciones.

Ejemplo

Un trabajador que transporta grandes cantidades de material sin ayuda puede desarrollar dolor lumbar y lesiones musculares.

8.6.4 Riesgos físicos

¿Qué lo provocan?

- ▼ Cortes o pinchazos con **instrumental médico contaminado**.

- ▼ Resbalones en suelos mojados o mal señalizados.

¿Cómo pueden prevenirse?

▸ **Usar guantes resistentes a cortes** al manipular bisturíes o agujas.

▸ **No reencapuchar agujas** tras su uso (se deben desechar directamente en contenedores de seguridad).

▸ Mantener **los suelos secos y bien señalizados** tras la limpieza.

Los objetos punzantes deben depositarse en contenedores rígidos de seguridad para evitar accidentes.

A continuación, se revisan las principales medidas preventivas en la limpieza del material sanitario:

Categoría	Medida preventiva	Descripción / Uso
Uso de Equipos de Protección Individual (EPI)	Guantes de nitrilo o látex	Protección contra fluidos corporales y productos químicos.
	Mascarilla y gafas de seguridad	Previenen inhalación de aerosoles y salpicaduras.
	Batas impermeables	Para evitar el contacto con sustancias contaminadas.
Protocolos de manipulación segura de materiales	Desinfectar todo el material antes de su limpieza manual.	Previene la contaminación cruzada.
	Evitar tocar la parte afilada de bisturíes, agujas y objetos cortantes.	Reduce el riesgo de cortes y pinchazos accidentales.
	No agitar el material contaminado.	Evita la dispersión de partículas infecciosas en el aire.

Categoría	Medida preventiva	Descripción / Uso
Almacenamiento y eliminación de residuos	Separar los residuos según su tipo (biológico, punzante, químico).	Garantiza su correcta eliminación y evita riesgos de contaminación.
	Etiquetar correctamente los contenedores de desechos peligrosos.	Facilita la identificación y gestión segura de residuos.
	Nunca mezclar residuos biológicos con residuos comunes.	Previene la propagación de infecciones y contaminación ambiental.

Además, es muy importante que el personal encargado de la limpieza de material sanitario reciba formación específica en:

▼ Medidas de bioseguridad y control de infecciones.

▼ Manipulación segura de productos químicos.

▼ Uso adecuado de equipos de protección individual (EPI).

▼ Gestión de residuos sanitarios y prevención de accidentes.

ⓘ RECUERDA

Existen múltiples beneficios de la prevención de riesgos laborales en la limpieza de material sanitario:

■ Reducción del riesgo de infecciones en el personal y en los usuarios.

■ Menos accidentes laborales por cortes, pinchazos o intoxicaciones.

■ Mayor eficacia en la limpieza y desinfección del material sanitario.

■ Cumplimiento de normativas de seguridad laboral y bioseguridad.

Caso clínico

Control de infecciones en la limpieza y desinfección de materiales sanitarios

El centro sociosanitario ha detectado un aumento de infecciones urinarias en varios usuarios que requieren sondaje vesical permanente. Tras una inspección, se observó que el personal no estaba desinfectando adecuadamente el material reutilizable ni almacenando correctamente los guantes estériles.

¿Cuál es la intervención en este caso?

1. Se realiza una revisión del protocolo de higiene y desinfección, identificando los errores.

2. Se capacita al personal en técnicas correctas de desinfección y esterilización, incluyendo el uso de autoclave y productos desinfectantes.

3. Se implementa un registro de control para verificar que los procedimientos de limpieza se cumplen en cada turno.

4. Se reorganiza el área de almacenamiento para garantizar la separación entre material limpio y material contaminado.

5. Se refuerza la importancia del uso adecuado de guantes estériles y el cambio frecuente de sábanas en usuarios con sondas urinarias.

Un protocolo estricto y supervisado de limpieza y desinfección es clave para prevenir infecciones asociadas a la atención sanitaria. La formación del personal y la implementación de registros de control reducen los riesgos para los usuarios.

SÍGUENOS EN INSTAGRAM Y ACCEDE GRATIS A NUESTRA BIBLIOTECA DIGITAL DURANTE 30 DÍAS.

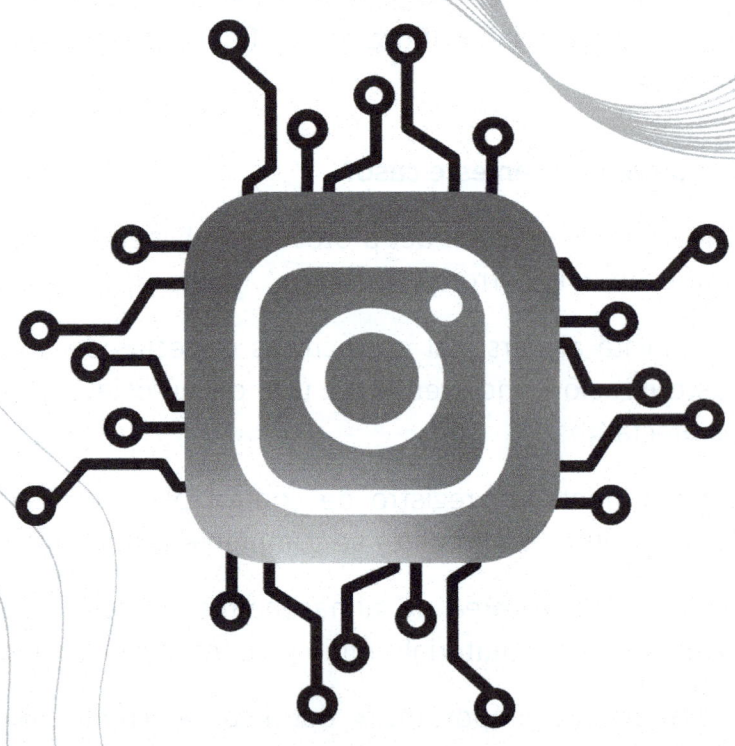

@grupoeditorialrama

¡ENVIANOS TU MAIL POR PRIVADO!

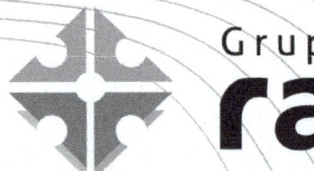

Grupo Editorial
ra-ma

40 ANIVERSARIO